青囊逸方

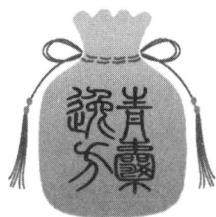

单验秘方
临床验证
与体会

蒋健 著

人民卫生出版社
·北京·

图书在版编目（CIP）数据

青囊逸方 ：单验秘方临床验证与体会 / 蒋健著.
北京 ： 人民卫生出版社，2025. 3. -- ISBN 978-7-117
-37313-5

Ⅰ. R289. 2

中国国家版本馆 CIP 数据核字第 20243C93F8 号

人卫智网 www.ipmph.com	医学教育、学术、考试、健康，	
	购书智慧智能综合服务平台	
人卫官网 www.pmph.com	人卫官方资讯发布平台	

青囊逸方——单验秘方临床验证与体会
Qingnang Yifang——Danyanmifang Linchuang
Yanzheng yu Tihui

著　　者：蒋　健
出版发行：人民卫生出版社（中继线 010-59780011）
地　　址：北京市朝阳区潘家园南里 19 号
邮　　编：100021
E - mail：pmph @ pmph.com
购书热线：010-59787592　 010-59787584　 010-65264830
印　　刷：北京汇林印务有限公司
经　　销：新华书店
开　　本：710×1000　1/16　 印张：24
字　　数：367 千字
版　　次：2025 年 3 月第 1 版
印　　次：2025 年 4 月第 1 次印刷
标准书号：ISBN 978-7-117-37313-5
定　　价：79.00 元
打击盗版举报电话：010-59787491　 E-mail：WQ @ pmph.com
质量问题联系电话：010-59787234　 E-mail：zhiliang @ pmph.com
数字融合服务电话：4001118166　　 E-mail：zengzhi @ pmph.com

内容提要

本书收载单验秘方 50 余首,皆为作者在临床验证后,确认疗效显著,久传不衰之方。全书由单方掇菁、外治撷华、验方复验、秘方揭秘、时方蔓枝、中方西用、古方今用、奕安私方八章组成,涵盖内、外、妇、五官科常见疾病的治疗方药,并附有医案及作者临床应用体会。

单方掇菁 以单方治疗目痛目糊、舌痛、梅核气、咳嗽、不寐、胃痛、便秘等各科病证。只要辨病识药精准,一药可愈,不必复方。

外治撷华 以外治法治疗牙疼、脐疮、阴痒、湿疹、皮炎、口疮等病证。外治法药物经皮渗透、直达患处,取效迅捷,为内服药所难取代。

验方复验 介绍秘验方临床疗效的验证过程,包括云鬟饮治脱发、口疮饮治口疮、亢痿灵治阳痿等。

秘方揭秘 介绍一些鲜为人知的秘方效验,计有石膏煎治舌痛、荆芥连翘汤治耳病、清空膏及救破汤治头痛等的疗效验证过程并附临床运用经验。

时方蔓枝 时方虽然众所周知,仅侧重介绍龙胆泻肝汤治疗色汗症、血府逐瘀汤治疗低热及并无瘀血征象的病证等临床心得。

中方西用 以过敏煎为例,介绍现代中医所创之方治疗过敏相关性疾病的疗效验证与临床经验。中医可以辨病论治。

古方今用 根据芍药甘草汤的现代药理作用及西医学疾病发病机制,介绍运用芍药甘草汤治疗与平滑肌、横纹肌张力失调有关诸病的临床尝试。

奕安私方 介绍著者自拟方治疗腰腿痛、慢性前列腺炎、失眠、痛证、尿路感染临床及实验研究结果。

本书以"正本清源,发皇古义,衷中参西,融汇新知"为宗旨,对启迪读者思路,开拓视野,建立宽厚扎实的传统中医思想及其临证思维,提高临床治疗水平大有裨益。本书可供中医临床人员,特别是基层中医临床工作者、自学中医者学习选用。

自序

据说华佗被杀前,为报一吴姓狱吏侍奉之恩,将所用医书装满一青囊送他。华佗死后,狱吏改行行医,使华佗的部分医术流传下来。也有传说佗死之后,狱吏辞去差役回家,欲取青囊书看习,只见其妻正将书在那里焚烧。吴押狱大惊,连忙上前抢夺,全卷已被烧毁,只剩得一两页。妻曰:"纵然学得与华佗一般神妙,只落得死于牢中,要他何用?"吴押狱只得嗟叹而止。因此,华佗青囊书不曾传于世,但从此"青囊"便代指中医。唐代刘禹锡《闲坐忆乐天以诗问酒熟未》:"案头开缥帙,肘后检青囊。唯有达生理,应无治老方。"清代吴敬梓《移家赋》:"爰负耒而横经,治青囊而业医。""逸"除有"安乐安闲""逃跑"之意外,这里取其"超逸,逸群绝伦""避世隐居""散失,失传"的意思。曹操之子曹植《玄畅赋》曰:"逸千载而流声,超贵黎而度俗。"南北朝谢灵运《会吟行》云:"东方就旅逸,梁鸿去桑梓。"《后汉书·儒林传序》:"采求阙文,补缀漏逸。"故"逸方"是指隐逸散失不传之效验良方。

工欲善其事,必先利其器;医欲治其病,必揣青囊方。古籍医书浩如烟海,而当代中医教科书所载方药不过其沧海之一粟,更有许多良方潜于暗处;历代医方辗转流传人云亦云者多、融入医者亲验者少;尤其当今市井出版许多秘验单方更是鱼龙混杂、良莠不齐,夸大效验、言过其实者不在少数。方药犹医者武器,武器既少且又性能粗糙,医者欲祛病除疾,未知其可也。故善为医者,必善觅方,旁搜远绍,爬罗剔抉;必善验方,去粗取精,去伪存真;必善识方,对证处药,十效八九。不觅方无以验方,不验方无以识方,不识方无以成良医。

验方即验证药方的有效性,必须方法严谨、结论客观、疗效可靠。不仅要验其所验、证其所证、发其所发,而且还要验其所未验、证其所未证、发其所未发。从某种意义来说,只有验其所未验、证其所未证、发其所未发,才能真正做到验其所验、证其所证、发其所发。惟其如此,方药运用才能真正达到圆机活法的程度。

验方离不开医案。司马迁《史记·扁鹊仓公列传》中关于扁鹊与淳于意之诊籍是中医学医案之滥觞，南宋张杲《医说》亦涉医案，明代江瓘《名医类案》萃集上自秦越人、淳于意、华佗、张仲景、褚澄，下迄元明诸家共 193 家案论，辑录许叔微《伤寒九十论》、薛立斋《薛氏医案》、汪机《石山医案》等医案专著之案例，又搜集经史子集稗官野史有关内容，计 2 400 余则，为中医医案学奠基之作。清代魏之琇《续名医类案》以《名医类案》所收历代医家诊治病案之未备，广录清初及以前三百余家名医临床验案、家藏秘方及地方志中有关医药资料，分 345 门计录医案 5 800 多则。之后又有著名的《临证指南医案》，由叶天士门人撰写而成。至于到了现当代，医家撰著出版医案类书更是蔚然成风。

张山雷《古今医案评议》说："多读医案，绝胜于随侍名医，直不啻聚古今之良医，而相与晤对一堂，从上下其议论，何快如之。"但许多古今医案记录过于简单，读后令人难以模仿。窃以为撰写医案必须尽量具备以下要素。

1. 一般信息。包括人口学资料、舌脉及必要的实验室检查。

2. 主诉病情描述必须详尽。以头痛为例，应交代病史病程，头痛发作频率、程度、持续时间，发病诱因，治疗经过及服用止痛药的种类、剂量及效果，等等，这些都关系到治疗难易及疗效评价。

3. 尽可能给出中西医诊断。

4. 处方用药必须标注剂量与服药剂数，必须注明是否合并运用其他中西药物。

5. 客观展示诊疗过程，不避漏诊漏治，毋讳误诊误治。

6. 诊疗日期与服药剂数时间节点必须彼此吻合。

7. 疗效评价尽可能采用定量、半定量描述，定性描述切忌模糊含混；必要时提示疗效与药物加减之间的因果关系。

8. 疗程明确。必须明确治疗持续时间与病情改善的关系，观察其用药与撤药尤其是多次用药与撤药以后的疗效得失变化。

9. 重视随访。随访距治疗结束时间相隔越长越好。

10. 医案应在诊疗现场记录，医案整理不可日后凭记忆补写，所有信息资料必须能够溯源。

11. 注解中矢，要言不烦。切忌动辄自《黄帝内经》《难经》《诸病源候论》而下泛泛而论病因病机，切忌赘述众所周知的方解。

12. 疗效可以重复。以上所有要素就是为了使读者在规定条件下能够重复得出疗效，并得到启迪。

多中心、大样本、双盲、随机对照临床试验具有甚高循证医学价值，但实事求是地讲，这类方法并不总是适合具有个体化特色的中医诊疗。病例报告及医案被现代循证医学列为V级证据，处于证据金字塔的底部，认为"可靠性差，仅供参考"，但当医案具备了以上要素时，便能有助于减少或降低个案偏倚、自愈、偶然性及安慰剂效应的可能性。尤其运用同一药方在多个患者身上反复验证其疗效，其所得结果的真实性与可靠性就相对更高。

基于以上理念，本书十分重视验方的应用过程，往往运用同一药方在不同的患者个体进行多次反复的验证，这是出于类似多基线设计的考量。所追求的目标是，希望读者运用这些药方至少能够重复得出70%以上的疗效。

著者出生于姑苏，曾有吴门学派中医前辈对学生时代的著者说过这么一句话："为医一世，一病、一方、一药，足矣。"意思是说，作为一名中医医师行医一辈子，哪怕只会治疗一种病证而能做到手到病除，哪怕只会运用一首药方而能屡起沉疴，甚至哪怕只善运用一味药而能使病情化险为夷，夫复何求。其中三昧颇值咀嚼。

怀揣单验秘方夹私自重，沽名钓誉，贪图钱财，卖弄玄虚，皆非仁医之所为。今著者不吝将所集部分良方的验方过程呈现同道，期望更好造福恫瘝，乃吾所愿。

癸卯年海上蒋健奕安甫别号石羽全人题于浦江之畔玉一斋

目录

第 一 章　**单方掇菁**

第二章　外治撷华

第三章　验方复验

第四章 秘方揭秘

第五章 时方蔓枝

第一章

单方掇菁

务博则散漫无穷,守约则简易可寻。方剂分类有大、小、缓、急、奇、偶、复七类。大方治病,君一臣三佐九,仪仗肃穆,阵势威严,然则大队群药未必皆能奏效,即便有效亦有不知其效之所以然者。小方是指药味少或药量轻以治病邪较轻浅者,单方则是小方中之最小者,是指由单味药组成的方剂,是相对于复方而言的;但其所治未必皆是轻浅之疾,独参汤即是著名的单方,可治濒死危急重症。因此,不可小觑单味药治病的作用。单方独味用得好,照样能治愈疾病,故历来有"单方一味气死名医"之说。

遥想在远古中医药肇始的洪荒年代,神农尝百草一日而遇七十二毒,当为一草一叶地尝单味药。由此可知,以草药治病之初,必从单味药开始,必从"辨病论治"开始。随着医疗实践的不断深入与临证经验的日益积累,后来才逐渐发现仅靠单味药无法治愈复杂的疾病,于是便产生了以复方"临病辨证,凭候施治"的治疗方法,也就是今日所谓"辨证论治"的方法。但是无论如何,中药单方治病的事实不可忽视,中药单方治病对医学发展的贡献不容抹杀。

单方治病具有针对性强、成本低廉、使用方便等优点,为先贤医圣所重视。张仲景《伤寒论》即以甘草汤治咽痛,葛洪《肘后备急方》即以青蒿截疟,都是应用单方的典范。我国第一次获得诺贝尔生理学或医学奖的项目就是屠呦呦教授受《肘后备急方》启发而发明的治疗疟疾的青蒿素。这一事件足以证明,祖国医学单方治病对世界医药学的贡献不在复方之下。即使到了今日,不能因为已经形成了辨证论治的体系,就以为单味药辨病论治已经过时了。

明代名臣、文学家王鏊(1450—1525)有感于斯,为汇集了散见于自汉晋至明代的效验单方所辑成的《古单方》一书特作序曰:"予读《大观本草》,见汉晋以来神医名方往往俱在,间取试之,应手而难。乃知药忌群队,信单方之为神也。而世不及见,穷乡下邑,独以海上方为良,不知古方固犹在乎。而散见杂出,仓卒之际,未易捡寻。予在翰林多日暇,手自抄录为一编,对病检方,较若画一,不敢自秘,因梓刻以传。于乎群队之患,非独医药也,用人用兵,盖莫不然。有能得是方而治之其可少廖已乎?"善哉斯言!大方群药或因药性互相掣肘而影响药效,单方对病一桴一鼓,尤其适用于缺医少药的穷乡僻壤或危急时刻。

今之医者处方遣药越来越多,十数味稀松平常,往往多达数十味。其中,或确为病情所需;或也与医者对病证、对药性缺乏精准认识、精确把握有关;或还有其他别的原因掺杂作祟,未可知也。著者一年轻同事患单纯习惯性便秘,某日告余曰:服某医处方已有数月,服则有效,停服则便秘依旧。余索其方一览,但见洋洋洒洒合计有41味药,内中含有大承气汤。遂语同事曰:余只需用其中4味药,管保效同41味药,如何?同事支支吾吾曰:那位医生求诊者甚众……遂复顾左右而言他。呜呼!今日大方之流弊、小方之维艰,原因岂全在医者一边而已哉!在著者临床实践中,因开单方小方而招致患者不悦者并不鲜见,益见当代以单方治病的难处。

无论世道世风如何变化,大医治病,无欲无求,无作功夫形迹之心,不得起一念蒂芥,是孙思邈大医精诚之所训也。在同等相类疗效的情况下,处方药味越少,表明医术越高。至若能用单方治病,更需医生对病性有精准的判断、对药性有透彻的了解。说得极端一点,窃以为在必要的场合下,医者如不能运用单方治病达二三十种,难说是一位有造诣的医师。

本章展示著者以单方治疗咳嗽、不寐、胃痛、便秘、手指麻木、痛证等内科病证,阴痒、带下、痛经等妇科病证,肛痛、肛旁脓肿等肛肠科病证,湿疹、神经性皮炎等皮肤科病证,骨刺疼痛、痈疖、淋巴结肿痛等骨伤科及外科病证。洵非炫技,乃为鼓吹精简用药。

第一节　肉桂治痛经

案　陈女,18岁,2008年3月4日就诊。主诉:素有痛经多年,月经来临时持续疼痛1~2天,伴胃脘疼痛、恶心。顷诊经水即将来临,苔薄黄,舌下静脉迂曲,脉细。

处方:肉桂末10g,嘱于痛经欲作时,吞服2g;1日内再痛可再服。

二诊(3月11日):遵嘱于痛经欲作时吞服肉桂末2g,痛经程度甚轻,半小时之内即止,无胃痛、恶心发生;诉为数年来未曾有过如此轻度之痛经。

后因痛经不再,故未再服药。

【按】　原发性痛经以胞宫寒凝血瘀较为多见。著者以肉桂粉吞服治疗痛经和胃痛常可得手。本案痛经伴随胃痛，正可以肉桂止痛一石二鸟。以肉桂粉吞服治疗原发性痛经及胃痛，多获良效。大学时期吴门医派老师曾谓：肉桂不欲见火，故用于止痛时，研末吞服较之入煎剂为佳；如患者难以吞服，可以饭团裹之服下。现在也可以装胶囊服下。如欲速求止痛效果，还是直接吞服粉末为好；能饮酒者，可以黄酒温饮下之，或竟以白酒下之，取效更捷。

《神农本草经》列肉桂为上品。性味辛、温，入心、肝、脾、肾经，有温中止痛，活血通脉，补火助阳之功。补命门之火，益阳消阴，为治下元虚冷要药，又能散沉寒，通血脉，可治脘腹冷痛、虚寒痛经等。《本草汇言》："肉桂，治沉寒痼冷之药也，凡元虚不足而亡阳厥逆……或气血冷凝而经脉阻遏，借此味厚甘辛大热，下行走里之物，壮命门之阳，植心肾之气，宣导百药，无所畏避，使阳长则阴自消，而前诸症自退矣。"《本草经疏》："肉桂，夫五味辛甘发散为阳，四气热亦阳；味纯阳，故能散风寒。"由此可知，一切虚寒性疾病，皆可用此治疗。《本草经疏》又云："盖以肉桂、桂心甘辛而大热，所以益阳，甘入血分，辛能横走，热能通行，合斯三者，故善行血。"《药性类明》："桂能导引阳气宣通血脉，使气血同行。"显示肉桂有温通血脉之功效。

现代药理研究表明，肉桂所含桂皮油、桂皮醛、肉桂酸钠具有镇静、镇痛、解热和抗惊厥的作用。

第二节　小蓟草治不寐

案　吴女，31岁，2005年9月13日就诊。主诉：入睡困难，至少需1个多小时方能入睡，睡眠中易醒，醒后难再入睡，多梦，此疾已2年有余；伴胃胀不适，纳少易饥，嗳气泛酸，口臭涎多，大便2日一行，有痛经史。舌尖红，舌下静脉迂曲显露，苔薄黄，脉细。

处方：小蓟草6g，7剂。嘱用滚开水150ml左右冲泡15分钟以上，临睡前半小时服用。

二诊（9月20日）：服药后半小时即可入睡，夜半醒次减少，醒后再入睡也较前大易。再予小蓟草 6g，7 剂。服用方法同前。

三诊(9 月 27 日)：迄今服药 2 周，睡眠已完全正常，无入睡困难、易醒症状。

随访(10 月 27 日)：睡眠安然无恙。

【按】 小蓟味苦、甘，性凉，入心、肝二经。具有凉血止血、散瘀解毒消痈作用，与大蓟主治相同，用于治疗血热所致出血证以及热毒痈肿，一般很少用于治疗失眠症。但有研究发现小蓟具有良好镇静催眠作用，服用小蓟煎液，15 分钟即可入睡，睡眠时间可持续达 8 小时以上。还有研究将小蓟干品 6g 或鲜品 10g 放入杯中，用开水 30～50ml 浸泡 10 分钟，睡前服，疗程 2 个月，共治疗顽固性失眠 56 例，疗效确切，无不良反应。实验研究也证实小蓟对小鼠有镇静催眠作用。

民间素有用小蓟花治疗失眠者，现在医院或药店所用小蓟均是全草，花草不分。用此药治失眠时，用开水浸泡即可，不必煎煮。

著者以为，血虚、血热、血瘀是导致失眠的常见病机。血虚："其营气衰少而卫气内伐，故昼不精，夜不瞑"(《灵枢·营卫生会》)；血瘀："不寐一证乃气血凝滞"(《医林改错》)；血热："火者心之所主化，生血液，以濡周身，火为阳，而生血之阴，即赖阴血以养火，故火不上炎，而血液下注"(《血证论·阴阳水火气血论》)，"肝热病者……手足躁，不得安卧"(《素问·刺热》)。

本案失眠多梦兼口臭、痛经、舌尖红、舌下静脉迂曲显露，小蓟草既有散瘀，又有清热凉血作用，正契合其病机。

又方，取单味鸡血藤 30～50g，煎煮服用，可用以治疗血虚所致失眠。

又方，取单味三七粉 0.5g，临睡前 10 分钟温水送服，可治老年不寐。

又方，取单味三七叶煎煮可治血瘀失眠(参见第八章"奕安私方"第三节"三七方治疗失眠")。

第三节　细辛敷脐治怪症

案 1 梅核气 陈女，60 岁，2008 年 4 月 1 日就诊。主诉：晨起口苦而干，舌边麻木刺痛,咽部有异物堵塞感,自觉有气自体内上冲至咽。舌淡红,苔黄腻,脉细弦。病属梅核气合奔豚气;证属肝郁气滞痰凝,有化火之象;治以疏肝解郁,理气化痰。

以越鞠丸、半夏厚朴汤、龙胆泻肝汤化裁:山栀12g,黄芩12g,柴胡12g,生地15g,半夏12g,厚朴12g,枳壳12g,茯苓12g,紫苏12g,桔梗10g,川芎12g,苍术12g,香附15g,郁金12g,降香10g,7剂。

二诊(4月8日):舌不痛但麻,仍口苦口干,右胁不适,异物堵咽感。舌淡红,苔黄腻,脉细弦。斩获甚微,拟进一步清肝宁神。

再按龙胆泻肝汤、丹栀逍遥散、甘麦大枣汤处方:龙胆草10g,山栀15g,黄芩12g,柴胡12g,生地12g,车前草15g,泽泻12g,当归12g,甘草6g,丹皮12g,白芍15g,茯苓12g,薄荷6g(后下),淮小麦30g,大枣10枚,川芎15g,苍术12g,白术12g,厚朴12g,枳壳12g,7剂。

三诊(4月15日):口苦减且右胁不适消失,唯异物咽堵如初。

(1)口服方:再予上方7剂。

(2)外用方:细辛30g,嘱以家用粉碎机打成粉末,每晚临睡前取适量(约5g),用温醋拌匀后敷于肚脐眼,覆以纱布,固以胶带,翌晨揭去。每日1次。

四诊(4月22日):咽堵感明显减轻,口苦口干进一步好转。再予细辛敷脐治疗1周,咽堵感完全消失。

【按】 以上用汤药辨证论治似无原则大谬,疗效也不错,但就是针对喉咙堵塞感之梅核气无效。在三诊时,著者忽然回忆起2005年遇到的一位患者,该患者虽非典型梅核气,但也是以咽喉疼痛不适为主,百药无效,最后也是以单味药细辛外敷治愈的,经过如下。

案2 咽喉胸骨上窝剑突下疼痛年余 蒋女,35岁,2005年4月8日由其夫陪同特意自外地来诊。主诉:咽喉连及胸骨上窝处疼痛将近1年余,大椎穴处以及剑突下疼痛,按之亦痛;凡吞咽、饮水或食物稍咸时均可加重疼痛,咳嗽、深吸气、哈欠甚至正常呼吸亦皆引起上述部位疼痛难受。当咽喉及胸骨上窝疼痛难耐时,身体不能站立。畏寒怕冷,虽夏日而恶风扇、冷空调而喜棉被。舌偏红,苔黄厚腻,脉细弦。上病已持续有1年,曾奔波往返于全国多个医院求治,均告罔效。1年花去费用几万元,2004年9月因不堪痛苦辞去工作。此疾属于疑难怪症,治疗颇感棘手,姑以喉痹论治、清热解毒、利咽活血。

（1）口服方：金银花 30g,蒲公英 30g,玄参 15g,山豆根 3g,射干 3g,马勃 10g,僵蚕 6g,牛蒡子 12g,生地 15g,竹叶 10g,通草 10g,生甘草梢 6g,石膏 15g,黄连 10g,黄芩 12g,丹参 15g,降香 10g,7 剂。

（2）外用方：吴茱萸 60g,研末,临睡前取 5g 以醋调敷脐上,覆以纱布,胶带固定,每日 1 次。

二诊（4 月 22 日）：吴茱萸敷脐 1 夜即因皮肤发红而自行停用,诸般症状毫无改善。

（1）口服方：再以首诊处方 7 剂。

（2）外用方：细辛 30g,研末,敷脐方法同上,每日 1 次。

三诊（4 月 28 日）：患者诉未曾服用汤方,22 日当晚仅以细辛敷脐,约 2 小时后,咽喉部及胸骨上窝疼痛奇迹般顿止,直如烟消云散。一觉醒来,翌日诸症顿消,第 2 日未再继续用细辛外敷。持续年余之诸般怪症,竟因细辛敷脐一夜而霍然消失,夫妻俩啧啧称奇,欢欣无比,此次离沪返乡前,特来道谢告辞。

【按】 中药敷脐疗法属药物外用经皮肤吸收,肚脐较之其他部位皮肤不同,药物的渗透吸收更佳。再从经络来看,脐名神阙,为经络之总枢,经气之汇海,通过任督冲带四脉而统属全身经络,十二经脉唯太阳行脑后从背,其余皆凑咽喉,故诸经及五脏六腑病变皆可上及咽喉。

细辛首载于《神农本草经》,被列为上品,言其"味辛温,主咳逆,头痛脑动,百节拘挛,风湿痹痛,死肌。久服明目,利九窍,轻身长年"。《本草正义》云其"芳香最烈,故善开结气,宣泄郁滞,而能上巅顶,通利耳目……内之宣络脉而疏百节,外之行孔窍而透肌肤"。《本草纲目》和《卫生家宝方》均载有"小儿口疮,细辛末醋调贴脐上"的治法。《本草纲目》比较全面地概括了细辛功效："辛温能散,故诸风寒、风湿、头痛、痰饮、胸中滞气、惊痛者,宜用之。"细辛敷脐,以其辛散窜通的功能,打通闭塞。清代徐大椿曰："汤药不足尽病……用膏贴之,闭塞其气,使药性从毛孔而入其腠理,通经贯络,或提而出之,或攻而散之,较服药尤为有力。"

从本案可以看出,细辛敷脐对皮肤的刺激性要小于吴茱萸。

第四节　夏枯草治目痛目糊

案 伏女,60岁,2008年6月20日就诊。主诉:胸闷,胸骨后疼痛,两侧腹胀以髂前上棘为主,头胀痛,舌淡红,舌边齿痕,苔黄腻,舌下静脉迂曲显露,脉细弦。肾功能、血脂等实验室检查指标均正常。胸中痰瘀互阻,宜理气化痰瘀。

小陷胸汤、丹参饮、柴胡疏肝散为主化裁:半夏12g,全瓜蒌30g(打),黄连6g,丹参30g,檀香6g,砂仁3g(后下),降香12g,蒲公英30g,枳壳12g,白芍30g,甘草12g,香附15g,柴胡15g,川芎15g,7剂。

二诊(7月1日):胸骨后痛、头胀痛均减轻;唯仍胸闷、两侧腹胀。上方加莪术12g,三棱12g,枳实12g,厚朴12g,7剂。

三诊(7月15日):胸骨后疼痛及胸闷均止。又诉头痛,尿路感染,后背牵紧不适疼痛。舌淡红,苔黄腻,舌下静脉迂曲。

小陷胸汤、丹参饮再加蒲公英50g,川芎30g,当归30g,7剂。

四诊(7月25日):服上药后诸症均除。顷诊又诉目糊,双目胀痛,大便干,两下肢胫骨前觉冷。舌淡红,苔薄齿痕,脉细弦。

处方:夏枯草50g,4剂,水煎服。

五诊(7月29日):仅服用1剂,目糊即痊愈。患者说:本来读书半小时不到即目糊无法继续阅读,现阅读1小时以上也无任何目糊感觉;第2剂药服毕,即感眼目清亮,阅读轻松,目不痛,唯略有酸胀感而已。

【按】据患者后来告诉著者,其实目糊胀痛由来已久,之所以前三诊未说,是因为曾在他处服过不少中药,概无起色,故已灰心。因前三诊经治以后,凡胸闷、胸骨后疼痛、两侧腹胀、头胀痛、后背牵紧不适疼痛,等等,均药毕症除,乃诉目糊胀痛。夏枯草单味药仅服1~2剂,即觉眼目清亮而目不痛,着实效出意外。

《神农本草经》谓夏枯草有清肝火,散郁结,明眼目之功。其性味苦、辛,寒,入肝、胆经。《本草图解》言其"苦辛微寒,独入厥阴,消瘰疬,散结气,止目珠痛。此草补养厥阴血脉,又能疏通结气,目痛瘰疬,皆系肝症,故建神功"。《滇南本草》:"祛肝风,行经络。治口眼歪斜,行肝气,止筋骨疼痛,目珠痛,散瘰疬,周身结核。"《本草纲目拾遗》:"治瘰疬,鼠瘘,目痛,羞明。"《生草药性备要》:"治瘰疬,清上补下,去眼膜,止痛。"综合以上本草所述,夏枯草善入肝经,既能苦寒清热,又能辛散开郁,有良好的清热散结之功,尤善清泻肝火而止目珠痛。

第五节　马齿苋治尿路感染、白带、阴痒、肛病、湿疹等

一、验案举隅

(一)口服

案1　尿路感染　黄女,57岁,2006年12月19日就诊。主诉:素有慢性尿路感染,近1个月因疲劳而反复发作,症见尿频,腰酸,伴阴痒(素患老年性阴道炎)。舌偏红,苔薄,脉细弦。今日尿常规检查:白细胞500个/HP(+++)。

处方:马齿苋150g,7剂,水煎服。

二诊(12月26日):尿频减轻,腰酸亦有好转。今日尿常规检查:白细胞100个/HP。再予原方7剂以资巩固。

经随访,此后尿频、腰酸等症状消失,尿检正常。

案2　尿路感染　丁女,63岁,2009年1月16日就诊。主诉:小便刺痛,尿频,腰酸。舌淡红,苔薄,脉细弦。今日尿常规检查:白细胞125个/HP(+),尿潜血80个/μL。

处方:马齿苋150g,4剂,水煎服。

二诊(1月20日):小便刺痛减轻七成,尿频减少,腰酸依然。今日尿常规检查:白细胞阴性,尿潜血25个/μL;镜下白细胞、红细胞均阴性。

后转治疗反流性食管炎,治疗期间尿路感染未复发。

案3　白带　何女,44岁,2007年7月20日就诊。主诉:近日白带增多,

质稠,伴少腹痛。舌边尖红,苔薄白腻,脉细弦。未行白带常规检查,考虑为妇科炎症所致。

处方:马齿苋150g,7剂,水煎服。

二诊(8月3日):近日处于经期,难以判断白带情况。再予上方7剂。

三诊(8月10日):月事已过,觉白带已减少七成以上,质稀不稠,少腹疼痛亦消失。顷诊腰酸。舌质淡红,苔薄,脉细弦。

处方:马齿苋150g,肉苁蓉12g,覆盆子12g,菟丝子15g,14剂,水煎服。后随访白带止,腰不酸。

(二)外用

案1 阴痒 丁女,62岁,2010年6月4日就诊。主诉:老年性阴道炎近10年,阴痒加重2周。患者素有老年性阴道炎,偶发阴痒,但近2周外阴瘙痒发作频繁,症状明显加重,余无其他特殊不适。舌淡红,苔薄,脉细弦。尿常规检查正常。治以清热利湿。

处方:马齿苋100g,7剂;煎煮后取汁约2 000ml,趁热熏洗局部约20分钟。每日熏洗1~2次。

二诊(6月11日):上药熏洗至第3剂,阴痒即止。续予原方7剂,以资巩固。后经随访,阴痒不再。

案2 肛痛 丁女,61岁,2007年7月13日就诊。主诉:肛痛将近10天。患者近日因饮食不慎,引起痔疮发作,肛门疼痛。舌淡红,苔薄,脉细弦。痔疮肛痛;治以清热解毒,凉血止痛。

处方:马齿苋200g,嘱其分为6等份,每日煎煮1份(相当于马齿苋33.3g/d),取汁500ml;取150ml口服,余下药液350ml熏洗肛门,熏洗方法同上。

二诊(7月20日):马齿苋煎汤外洗配合内服,熏洗当日,肛痛即洗即效,熏洗1次后肛痛即消失,未见反复。续予上方1剂,嘱其置于家中以备不时之需。

案3 肛周脓肿 张女,66岁,2019年9月9日就诊。主诉:肛周脓肿1周余,肛门疼痛,渗液脓血,肛门可触及肿块,自服抗生素3天未见好转;口苦,自汗。舌淡红,苔黄腻,脉细弦。

(1)外用方:马齿苋90g,3剂,外用熏洗,隔日1次。

（2）内服方：龙胆草 12g，山栀子 12g，黄芩 12g，柴胡 9g，生地 12g，当归 12g，泽泻 12g，车前子 15g，浮小麦 50g，黄柏 12g，地榆 15g，椿根皮 12g，10 剂。

二诊（9 月 23 日）：外用兼内服中药数剂后，肛周肿块消退；服药 1 剂后汗出即止。苔黄，脉细弦。仅予内服方收尾：党参 9g，炒白术 9g，茯苓 9g，陈皮 6g，竹茹 9g，枳实 9g，半夏 9g，甘草 3g，龙胆草 9g，山栀 9g，生地 9g，当归 9g，泽泻 9g，黄芩 9g，柴胡 9g，14 剂。

案 4　手部湿疹　于女，32 岁，2010 年 2 月 26 日就诊。主诉：两掌心湿疹将近 1 年不愈，皮肤科予皮肤康洗液外用后反而加重，湿疹处皮肤变厚、疼痛；后皮肤科改用硼酸液后，湿疹处皮肤不再增厚，但瘙痒不止。顷诊手心湿疹处瘙痒，皮肤变厚，蜕皮处皮肤颜色红，偶有疼痛。舌淡红，苔薄，脉细弦。

处方：马齿苋 200g，7 剂；嘱煎煮后，趁温浸泡双手 15 ~ 20 分钟，以药液涂擦手心患处，每日少则 2 ~ 3 次，多则不拘次数。

二诊（3 月 5 日）：外用马齿苋浸泡双手后，两掌心湿疹不再瘙痒，湿疹范围明显缩小；于第 3 日起，掌心开始生出新皮。

再予马齿苋 200g，7 剂。用法同上。

随访（2010 年 5 月 7 日）：患者因他病来就诊时诉，自外用马齿苋浸洗 2 周后，湿疹已经痊愈，未见反复。查看其双手掌湿疹消失，原湿疹处皮肤光滑、无任何色素沉着等痕迹遗留。

案 5　头部湿疹　王男，51 岁，2014 年 4 月 18 日就诊。主诉：前额散在皮疹，瘙痒，皮肤科诊断为湿疹；足底痛，腰酸，自汗盗汗，甲状腺结节。舌淡红，齿痕，苔薄，脉细弦。

（1）外用方：马齿苋 50g，3 剂；煎煮后外用搽洗，不拘次数，1 剂可用 2 日。

（2）内服方：生黄芪 15g，当归 15g，杜仲 15g，川断 12g，桑寄生 30g，怀牛膝 15g，糯稻根 30g，浮小麦 30g，制乳没各 9g，7 剂，水煎服。

二诊（4 月 25 日）：额头皮疹瘙痒明显减轻，盗汗未减，腰酸软。舌脉同上。

（1）外用方：马齿苋 50g，5 剂；外用方法同上。

（2）内服方：生黄芪 12g，当归 12g，黄连 12g，黄柏 12g，黄芩 12g，生熟地各 12g，糯稻根 30g，煅牡蛎 30g，杜仲 30g，川断 12g，14 剂，水煎服。

前额皮疹消失，无瘙痒。

案 6　带状疱疹后遗疼痛　刘女,59 岁,2019 年 9 月 23 日初诊。主诉:带状疱疹后遗疼痛 10 个月,刺痛甚而影响睡眠,右侧背部、胁肋一带见散在簇状结痂皮疹色素沉着。舌淡红,苔黄,脉细弦。治以清热解毒,活血化瘀。

处方:当归 12g,甘草 12g,天花粉 12g,浙贝母 12g,蒲公英 30g,金银花 30g,连翘 30g,蚤休 15g,野菊花 15g,紫花地丁 15g,制乳没各 15g,五灵脂 15g,全瓜蒌 15g,白芷 12g,皂角刺 12g,生麦芽 50g,7 剂,水煎服。

二诊(9 月 30 日):带状疱疹疼痛如前无减。舌淡红,苔黄腻,脉细弦。

(1)外用方:马齿苋 100g,7 剂,外用搽洗。

(2)内服方:上方去生黄芪、全瓜蒌、白芷、皂角刺,加全蝎粉 2g(吞服),蜈蚣粉 2g(吞服),地鳖虫粉 2g(吞服),7 剂。

三诊(10 月 7 日):诉用马齿苋煎煮外洗外敷带状疱疹疼痛区域后,觉舒适,疼痛频次减少、疼痛程度减轻 1/3。患者说未服用虫类药药粉。舌脉同上。

处方:贯众 15g,蒲公英 30g,生地 50g,丹皮 12g,水牛角 50g(先煎),野菊花 30g,蚤休 30g,金银花 30g,连翘 30g,五灵脂 15g,制乳没各 12g,地鳖虫粉 2g(吞服),7 剂,水煎服。

四诊(10 月 14 日):疱疹疼痛进一步减轻,衣服摩擦胁肋背部时偶痛,舌淡红苔黄,脉细弦。停用内服方药,单以马齿苋外治。

处方:马齿苋 100g,7 剂,外用搽洗。

五诊(10 月 21 日):带状疱疹后遗疼痛减轻 2/3。予以下内服和外用处方以资巩固。

(1)外用方:马齿苋 100g,14 剂,外用搽洗。

(2)内服方:制乳没各 12g,五灵脂 15g,全蝎粉 2g(吞服),蜈蚣粉吞 2g(吞服),贯众 15g,野菊花 15g,蒲公英 30g,金银花 30g,紫花地丁 15g,蚤休 15g,当归 15g,细辛 9g,地龙 12g,14 剂。

二、马齿苋性味功效及药理作用

马齿苋为马齿苋科(*Portulaca oleracea L.*)植物一年生马齿苋的全草,多以新鲜或干燥的地上部分入药。夏、秋季当茎叶茂盛时采收,除去残根及杂质,洗净,略蒸或烫后晒干保存。马齿苋别名有马齿菜、马齿草、灰苋、长寿菜、长命菜、瓜仁菜、五行草、酸味菜、蚂蚁菜等。

1. 本草论述

马齿苋性寒,味酸,入大肠、心经。《生草药性备要》载其功效为治红痢疾,清热毒,洗痔疮疳疔。《滇南本草》载其功效为益气,清暑热,宽中下气,润肠,消积滞,杀虫,治疗疮红肿疼痛。《本草纲目》云马齿苋可"散血消肿,利肠滑胎,解毒通淋,治产后虚汗"。《开宝本草》:"主目盲白翳,利大小便,去寒热,杀诸虫,止渴,破癥结痈疮。"《生草药性备要》:"清热毒,洗痔疮疳疔。"《本草经疏》:"马齿苋辛寒能凉血散热,故主癥结、痈疮疔肿、白秃及三十六种风结疮。捣敷则肿散疔根拔,绞汁服则恶物当下,内外施之皆得也。辛寒通利,故寒热去,大、小便利也。"

《肘后备急方》记载以马齿苋汁外涂,治疗蜈蚣咬伤。《备急千金要方》记载取马齿苋捣汁煎煮后外敷,治疗痈久不瘥。《唐本草》载马齿苋"主诸肿瘘疣目,捣揩之;饮汁主反胃,诸淋,金疮血流,破血癖癥癖,小儿尤良"。《经效产宝》记:"生马齿菜,捣,取汁三大合,煎一沸,下蜜一合调,顿服"以治疗"产后血痢,小便不通,脐腹痛"。《开宝本草》云:"生捣绞汁服,当利下恶物,去白虫。"《太平圣惠方》记载单味马齿苋经取汁、煮粥或烧炭的方式,治疗热淋、血淋及翻花疮、小儿白秃等疾。《滇南本草》记载将马齿苋捣后外敷,治多年恶疮。《普济本事方》以单味马齿苋治疗血痢。《本草正义》则认为马齿苋"最善解痈肿热毒,亦可作敷药"。

2. 功效、主治、适应证

综上所述,马齿苋具有凉血止痢、清热解毒消肿、凉血止血、涩敛、止痢之功。临床应用十分广泛,治疗疾病谱广,适应证多,适用于湿热、热毒、血热、瘀毒病机所致的诸疾以及虫蛇咬伤等皮肤局部疾患,诸如湿热下痢、热痢脓血、热毒痈肿恶疮、热淋血淋、痔疮肛痛、崩漏便血、妇人带下炎症、阴道炎、皮肤湿疹痒疹、带状疱疹、丹毒、瘰疬、腹泻、痢疾、便血、崩漏下血以及蛇虫叮咬等病证。马齿苋配合其他中药组方,所治疾患更是品类繁多,效用多端,不胜枚举。

本品既可内服,又可外洗湿敷热熏,既可置于复方之中,又可单用。其给药方式涉及鲜草取汁口服、鲜草捣碎外用、干草煎汤内服、干草煎汤外洗以及烧炭外用等。马齿苋单用时,用量宜大,方可较好地发挥其清热解毒消肿、止痢等功效。由于其性偏寒凉,部分患者大剂量(一般60g以上时)口服时可致腹泻、肠鸣、便溏等不良反应,一般停药即止。

民间有关马齿苋药食两用的认识可谓历史悠久,所治病证广泛。例如,马齿苋30g煎汤服用,治疗夏秋季的泻痢之症。鲜马齿苋100g与适量绿豆煮粥,治疗细菌性痢疾(简称菌痢)。马齿苋凉拌食用,治疗咽喉肿痛。鲜马齿苋捣汁外擦,每日3次,治疗蜈蚣咬伤。鲜马齿苋150g捣烂绞汁后,加生鸡蛋蛋白2枚搅匀,以开水冲服,每日1次,治疗妇女赤白带下。干马齿苋50g,绿茶25g,研末外敷治阴囊湿疹奇痒。马齿苋全草洗净、晒干、研末,与猪油、蜂蜜搅拌成糊状,制成软膏用于淋巴结核、溃烂性疾患的治疗,等等。

马齿苋的现代临床应用涉及内、外(皮肤、肛肠和乳腺)、妇、儿、五官等各科疾病。运用单味马齿苋可以治疗肠道疾患如急慢性腹泻、菌痢、急性肠炎、溃疡性结肠炎、钩虫病等;妇科疾患如带下病、阴痒、念珠菌性阴道炎、阴囊瘙痒等;皮肤疾患如带状疱疹、湿疹、手脚癣、热痱、痤疮、扁平疣、白癜风、急性荨麻疹、黄蜂蜇伤、疮痈、急性手部化脓性感染、皮肤瘙痒症、隐翅虫皮炎、压疮、烧伤等;五官科疾患如鼻疔等;此外还可用于糖尿病、百日咳、急慢性尿路感染、静脉注射引起的静脉炎、新生儿脐炎、虫蛇咬伤、肛门病、肌肉挫伤与关节扭伤疼痛等多种疾患。

总而言之,马齿苋效用多端,效验确凿,安全性高,药源丰富,价廉物美,妙难尽言。

3. 现代药理作用

马齿苋及其活性成分具有抗菌、抗炎、抗缺氧、降糖、增强免疫、抗衰老、降血脂等多种作用。

(1)抗菌作用:马齿苋具有广谱抗菌作用,有"天然抗生素"之称,对痢疾杆菌、伤寒杆菌、大肠杆菌、金黄色葡萄球菌、带状疱疹病毒等微生物有明显的抑制作用,对于细菌性痢疾,疖痈等皮肤化脓性感染均疗效显著。马齿苋用于治疗各类肠道疾患即基于其对致病菌的直接杀灭或抑制作用,并能扶植肠道正常菌群生长,调整菌群失调,是理想的中药微生态调节剂。此外,马齿苋在抑制肠道有害菌的同时,还可修复胃肠道黏膜损伤、调整水电解质失衡等。

(2)抗炎作用:马齿苋水提取物可有效抑制二甲苯及巴豆油所致小鼠耳郭肿胀,具有抗炎作用。其作用机制与其所含去甲肾上腺素(norepinephrine, NE),作用于血管内皮的 α 受体,收缩血管,抑制毛细血管通透性,减轻炎症等有关。

(3)抗缺氧作用:马齿苋乙醇提取物可明显降低小鼠的耗氧量,能显著缩短小鼠缺氧惊厥时间,延长存活时间,提高存活率。马齿苋总黄酮可明显延长缺氧小鼠的生存时间,使不同缺氧时段小鼠肾脏和大脑皮质促红细胞生成素(erythropoietin,EPO)mRNA 的表达水平大幅度增加,血浆 EPO、红细胞计数和血红蛋白含量亦明显升高。

(4)降糖作用:马齿苋水提取物具有降低糖尿病小鼠血糖作用,其机制与抑制胰岛细胞损伤并促进其修复,促进胰岛素分泌等有关。

(5)抗过敏反应:马齿苋对蜂毒等引起的皮肤局部过敏反应具有较强治疗作用。

(6)对平滑肌、骨骼肌的作用:马齿苋鲜品汁液及水提取物可使平滑肌张度增加,频率加快,对离体肠管有兴奋作用。马齿苋具有松弛离体气管的作用,其作用机制可能与兴奋 β 受体有关。其具有增强子宫的兴奋性、促进子宫收缩作用。此外,马齿苋水提取物对离体和在体骨骼肌有独特的舒张作用,局部应用时对脊髓损伤所致的骨骼肌强直有抑制作用。

(7)抗氧化、延缓衰老作用:马齿苋水提取物对老龄老鼠的肝超氧化物歧化酶(superoxide dismutase,SOD)、全血谷胱甘肽过氧化物酶(glutathione peroxidase,GSH-Px)和过氧化氢酶(catalase,CAT)的活性可显著提高,可见其具有较明显的抗氧化、延缓衰老、延长寿命的作用。

(8)增强免疫作用:马齿苋通过提高淋巴细胞和植物血凝素诱导的淋巴细胞增殖能力;或提高小鼠腹腔巨噬细胞的吞噬百分率和吞噬指数,促进淋巴细胞的转化,从而提高机体的免疫功能。

(9)其他作用:马齿苋还具有保肝、保护心脏、抗肿瘤、降血脂、抗动脉粥样硬化、促进溃疡愈合等作用。

第六节　款冬花治咳嗽

案　王女,44岁,2008年11月18日就诊。主诉:连续咳嗽已有2周多,每日干咳不已,多因咽喉痒而咳,夜重于昼。舌淡红,苔薄,脉细弦。去年夏天因空调受凉后,也曾发生过慢性咳嗽,冬天转甚,直至今春方始好转。现又咳嗽,西医多方求治无效。

处方:款冬花30g,7剂,水煎服。

二诊(12月5日):咳嗽日减,服至第5剂时,咳嗽即止。晚间唇干,舌淡红,苔薄黄,脉细弦。拟养阴润燥以善其后:生地15g,天冬15g,麦冬12g,玄参12g,淡竹叶10g,芦根30g,桑叶15g,甘草6g,川石斛15,7剂。

【按】　款冬花辛甘温润,入肺经气分,兼入血分。以其温而不热,辛而不燥,甘而不滞,为润肺化痰止嗽之良药。故凡一切咳嗽属于肺病者,不论外感内伤,寒热虚实,皆可施用,用于肺虚久嗽、肺寒痰多之咳嗽最为适宜,而肺热痨嗽、咯血等症亦常可酌用之。《日华子本草》谓其"润心肺,益五脏,除烦,补劳劣,消痰止嗽。肺痿吐血,心虚惊悸皆用之"。《药品化义》:"冬花,顺肺中之气,又清肺中之血。专治咳逆上气,烦热喘促,痰涎稠黏,涕唾腥臭,为诸证之要剂,如久嗽肺虚,尤不可缺。"

现代药理研究发现,款冬花含款冬花素、款冬二醇、芸香苷、金丝桃苷、蒲公英黄色素、挥发油、鞣质等成分。款冬花煎剂及乙醇提取物有镇咳、祛痰和平喘作用。款冬花一般用量在6～12g,本案单用,所以重用至30g。著者曾重用本品至50g,未发现不良反应。

第七节　苦参外治神经性皮炎、皮肤瘙痒

案1　前额神经性皮炎　杨女,51岁,2009年5月5日就诊。主诉:前额神经性皮炎已有相当时期,红赤瘙痒,尤其月经来临前痒甚,舌脉无异常。

处方:苦参 200g,嘱浸于 500ml 陈醋 5 天后使用,用时先以温水洗净皮炎瘙痒局部,继用消毒棉蘸药水涂搽,1 日数次。

5 月 22 日复诊时告知:用药后前额神经性皮炎痒止而愈,望之外观无异常。

案 2 眼周神经性皮炎 姜女,47 岁,2010 年 6 月 1 日就诊。主诉:眼周神经性皮炎,眼周围皮肤呈现斑状发红,瘙痒。

处方:苦参 100g,嘱浸于 250ml 陈醋 5 天后使用,涂搽患处局部。

二诊(6 月 11 日):外敷数次后即不瘙痒,眼周皮肤发红减轻。

案 3 两膝神经性皮炎 唐女,47 岁,2009 年 6 月 12 日就诊。主诉:两膝处色素沉着,瘙痒,已有十数年,被皮肤科诊断为"神经性皮炎"。舌嫩红,苔薄白,脉细弦。

处方:苦参 200g,嘱浸于 500ml 陈醋 5 天后使用,涂搽患处,不拘次数。

二诊(7 月 3 日):用药数日后,两膝即不瘙痒。嘱继续沿用。

三诊(7 月 17 日):两膝未再瘙痒过。

案 4 下肢神经性皮炎 李女,46 岁,2018 年 8 月 2 日初诊。双下肢胫前皮肤丘疹瘙痒 6 年,呈不规则片状,色淡红,苔藓样、表面覆有鳞屑,局部皮肤干燥、肥厚,见少许血痂,皮损周边见色素沉着,瘙痒剧烈,时有全身皮肤瘙痒。华山医院皮肤科诊断为神经性皮炎,反复治疗未见好转。此外,眩晕、视物旋转、平衡感差、心慌、脱发、面色㿠白、下肢沉重、麻浅、便溏。平素工作压力大,性格内向,易悲伤欲哭、多思多虑。舌淡红,苔薄,脉细弦。

(1)外用方:苦参 50g,嘱加入适量 75% 酒精浸泡 5 日后,取酒精浸液外用搽洗,不拘次数。

(2)内服方:浮小麦 30g,炙甘草 12g,大枣 10g,龙眼肉 10g,百合 30g,生黄芪 30g,党参 12g,炒白术 30g,当归 12g,茯神 15g,合欢皮 15g,枣仁 15g,泽泻 30g,14 剂,水煎服。

二诊(8 月 16 日):外用药后,皮损瘙痒明显改善;麻可,眩晕止,情绪明显好转,大便不再稀溏。舌脉同上。嘱继续用苦参浸液搽洗下肢皮损;口服处方再予 14 剂。

三诊(8 月 30 日):瘙痒较初诊时明显改善,唯下肢皮损处色稍暗红。自觉咽喉黏腻异物感,睡眠及精神状态较前好转,纳可,舌淡红,苔薄白,脉细弦。

(1)外用方:苦参50g,75%酒精浸泡后用法同上。

(2)口服方:生地50g,水牛角50g,赤芍12g,丹皮12g,姜黄12g,莪术12g,郁金12g,菖蒲12g,苦参12g,甘草12g,威灵仙12g,胡麻仁12g,制首乌15g,14剂,水煎服。

随访(9月17日):下肢瘙痒几止,皮损色红减退。

【按】 苦参首载于《神农本草经》。后世对苦参的认识,大多从味苦性寒,清火燥湿祛邪立论。《本草正义》指出苦参"大苦大寒,退热降泄,荡涤湿火,其功效与黄芩、黄连、龙胆草相近,而苦参之苦愈甚,其燥尤烈,故能杀湿热所生之虫,较之芩、连力量愈烈"。《药性论》言其"治热毒风,皮肌烦躁生疮"。故苦参具有清热燥湿、祛风杀虫的作用。《得配本草》载:"治湿郁化热,烦躁口渴,大风癞疾,目痛流泪,痛肿斑疹,肠风泻血,热痢腹痛,黄疸遗浊,赤白带下,小便赤涩,杀疳虫,解酒毒。""诸痛痒疮,皆属于心",故《本草经百种录》云:"苦参,专治心经之火。"苦参入心经清心泻火,心火清则痒自止。

现代药理研究表明,苦参醇提取物对阴道滴虫、阿米巴原虫有杀死作用;煎剂对结核杆菌、痢疾杆菌、金黄色葡萄球菌、大肠杆菌均有抑制作用,对多种皮肤真菌也有抑制作用,并有抗炎、抗过敏作用。

苦参外用时,除煎汤外洗外,既可浸于醋,又可浸于酒精后外用。有认为浸于醋使其易于发挥药力,有认为浸泡于酒精后外治皮炎瘙痒的效果好。

第八节　丹皮治骨刺疼痛

案 杜女,52岁,2008年8月19日就诊。主诉:右足底疼痛,X线检查示骨刺。疼痛以夜间为甚,影响睡眠,白昼行走时足亦痛甚而难以着地,给生活带来许多不便。舌嫩红,苔中根黄腻,脉细弦。

处方:丹皮40g,7剂,水煎服。

二诊(9月16日):足底昼夜疼痛均减大半,夜间痛微不影响睡眠,白昼足可着地,行走时亦不甚疼痛。

再予丹皮 40g,14 剂,以资巩固。

【按】 骨质增生为骨退行性改变,其中骨刺是一种随着年龄增长而常见的现象,其病理机制是关节软骨逐渐退化,细胞弹性减小,骨关节被磨损,出现代偿性软骨增生;继之增生的软骨又被钙化,便是骨质增生。此时会出现疼痛、麻木等不适状况。

骨刺属中医学"骨痹"范畴,其发生与"虚""邪""瘀"密切相关。肾主骨,肝主筋,人至中年后,肝肾渐亏,骨节失养,膝关节局部劳损瘀阻,复加风寒湿侵袭,经络不畅,气血痹阻而发病。肝肾亏虚为发病基础,风寒湿邪侵袭及跌仆扭伤为发病诱因,血瘀是其病变过程中的病理产物。因此,清热凉血、活血化瘀是治疗骨痹的常用原则之一,而丹皮正是具备了这样的功用。

丹皮性微寒,味苦、辛,入心、肝、肾经。《神农本草经》谓丹皮"主寒热,中风瘛疭、痉、惊痫邪气,除癥坚瘀血留舍肠胃,安五脏,疗痈疮"。《日华子本草》谓其"除邪气,悦色,通关腠血脉,排脓,通月经,消扑损瘀血,续筋骨,除风痹,落胎下胞,产后一切女人冷热血气"。

据现代分析,丹皮含有丹皮酚(又称牡丹酚)、牡丹酚苷、牡丹酚原苷、芍药苷以及挥发油和植物甾醇、苯甲酸等。丹皮酚有镇静、降温、解热、镇痛、解痉等中枢抑制作用。临床上,丹皮酚注射液肌内注射或穴位注射,可治疗术后疼痛、肌肉痛、神经痛、痛经及风湿性关节炎等。临床和实验的药理研究进展表明,丹皮酚具有较强的镇痛作用,可用于治疗各种痛证和手术后疼痛;又有较强的抗炎作用,对多种炎症介质引起的肿胀均有明显的抑制作用。丹皮酚的镇痛抗炎作用或许是对"除癥坚瘀血""消扑损瘀血,续筋骨,除风痹"的现代阐释。

丹皮具有清热凉血、活血化瘀、清肝降压、镇静等功效,主要适用于温毒发斑、吐血衄血、夜热早凉、无汗骨蒸、经闭痛经、痈肿疮毒、跌打伤痛、急性阑尾炎、高血压、神经性皮炎、过敏性皮炎等症,主治疾病比较广泛。

第九节 蒲公英治淋巴结肿痛

案 周女,53岁,2008年7月25日就诊。主诉:颈部淋巴结疼痛,牙龈肿痛,口角疼痛;感冒初愈,咽痛咽痒,咳嗽,清涕转为黄涕,大便如羊屎状、排出困难。舌偏红,苔黄,脉细弦。

处方:蒲公英60g,4剂,水煎服。

二诊(7月29日):4剂服毕,颈部淋巴结疼痛止,牙龈肿痛止,咽痛咽痒亦止,咳止,口角痛减七成;大便仍如羊屎,后转治便秘。

【按】《本草衍义补遗》载蒲公英"解食毒,散滞气,化热毒,消恶肿结核疔肿"。《医林纂要》:"化热毒,解食毒,消肿核,疗疔毒乳痈,皆泻火安上之功。"《滇南本草》:"敷诸疮肿毒,疥癞癣疮;祛风,消诸疮毒,散瘰疬结核;止小便血,治五淋癃闭,利膀胱。"

《本草新编》对蒲公英的药性论述颇为精彩、大颂其功:"蒲公英,味苦,气平,无毒。入阳明、太阴。溃坚肿,消结核,解食毒,散滞气。至贱而有大功,惜世人不知用之。阳明之火每至燎原,用白虎汤以泻火,未免大伤胃气。盖胃中之火盛,由于胃中土衰也,泻火而土愈衰矣。故用白虎汤以泻胃火,乃一时之权宜,而不可恃之为经久也。蒲公英,亦泻胃火之药,但其气甚平,既能泻火,又不损土,可以长服、久服无碍。凡系阳明之火起者,俱可大剂服之,火退而胃气自生……但其泻火之力甚微,必须多用一两,少亦五钱,始可散邪补正耳……或问蒲公英泻火,只泻阳明之火,不识各经之火,亦可尽消之乎?曰:火之最烈者,无过阳明之焰,阳明之火降,而各经余火无不尽消。蒲公英虽非各经之药,而各经之火,见蒲公英而尽伏,即谓蒲公英能泻各经之火,亦无不可也。或问,蒲公英与金银花,同是消痈化疡之物,二物毕竟孰胜?夫蒲公英只入阳明、太阴之二经,而金银花则无经不入,蒲公英不可与金银花同论功用也。然金银花得蒲公英,而其功更大。"要而言之,蒲公英具有清热解毒、消坚散结、利尿通淋、泻各经之火的作用。

本案主要表现为口角疼痛、牙龈肿痛、咽痛、颈部淋巴结疼痛等多处疼痛,初看这些症状似乎各不相关,其实这些症状都有一个共同点,皆为胃经火盛循经上炎肆虐所致,它如黄涕、便坚、舌红苔黄等也支持其病机都属于热毒,从治疗结果来看,以上判断是可以成立的。

蒲公英化学成分主要为蒲公英甾醇、木犀草素、蒲公英内酯、蒲公英酸、蒲公英黄质,以及挥发油等。蒲公英及其提取物具有抗炎、抗感染作用,对金黄色葡萄球菌、溶血性链球菌有较强的杀菌作用;对肺炎双球菌、脑膜炎球菌、痢疾杆菌、伤寒杆菌也有一定的杀菌能力。此外,蒲公英还有抗氧化、抗癌、抗高血糖等药理作用。

著者还着重利用蒲公英利尿通淋的作用治疗尿路感染,其功甚伟。正所谓"至贱而有大功,惜世人不知用之"。

第十节　金银花治痈疖

案　杨女,50岁,2008年10月7日就诊。主诉:口周、鼻部以及胸部好发痈疖,色红,疼痛,压之亦痛,时有化脓,此起彼伏,经常发作不断。舌偏红,苔薄,脉细弦。

处方:金银花60g,7剂,水煎服。

二诊(10月24日):服药1周,面部及胸部痈疖尽消退。

【按】　金银花又名银花、忍冬花,其性寒、味甘,可入肺经、胃经和大肠经。《本草正义》:"金银花,善于化毒,故治痈疽肿毒、疮癣杨梅、风湿诸毒,诚为要药。"《外科精要》:"金银花治痈疽发背,不问发生在何处……皆有奇效。"《本草通玄》:"金银花,主胀满下痢,消痈散毒……"《本草纲目》:"治诸肿毒、痈疽、疥癣、杨梅诸恶疮,散热解毒。"

现代药理研究证实,金银花具有抗炎、清热解毒的作用,抗菌谱广,临床上常用于外感风热或温热病初起,对疮痈肿疖、热毒泻痢等亦有较强的抗菌作用,既能抑制炎性渗出,又能抑制炎性增生,并能促进白细胞的吞噬功能。金银花还作为外科要药,于体外有一定的抗钩端螺旋体作用,对皮肤真菌有一定抑制作用。金银花水煎剂(1:20)用人胚肾原代单层上皮细胞组织培养,对流感病毒、孤儿病毒、疱疹病毒增多有抑制作用。

有说金银花是天然植物中强有力的"抗生素",洵非诳语。

第十一节 生白术治便秘

案 杨男,66岁,2010年2月26日就诊。主诉:便秘累月,每日通便临厕努挣无用,需助以开塞露,但大便并不干结而成条,舌淡红,苔黄腻,脉细弦。今年2月22日肠镜检查示"直肠多发息肉"并行咬除术;病理诊断:距肛缘10cm黏膜急慢性炎,伴部分腺体锯齿状增生。

处方:生白术120g,4剂,水煎服。

二诊(3月2日):患者诉服药后矢气频作,大便日通。今又添诉盗汗湿衣已有数年,口干而苦,改用当归六黄汤加味治疗。

【按】 白术补脾(包括止泻)的功用是一致公认的。《本草从新》:"白术,甘补脾,温和中,苦燥湿。本善补气,同补血药用,亦能补血。无汗能发,有汗能止。补脾则能进饮食,祛劳倦,止肌热,化癥癖。和中则能止呕吐,定痛安胎。燥湿则能利小便,生津液,止泄泻,化胃经痰水,理心下急满,利腰脐血结,去周身湿痹。"《本经逢原》:"白术得中宫冲和之气,补脾胃药以之为君,脾土旺则清气升而精微上,浊气降而糟粕输。"

后人用白术治疗便秘或受张仲景启发。《金匮要略·痉湿暍病脉证治》云:"伤寒八九日,风湿相搏,身体疼烦,不能自转侧,不呕不渴,脉浮虚而涩者,桂枝附子汤主之。若大便坚,小便自利者,去桂加白术汤主之。"去桂加白术汤又名白术附子汤,即桂枝附子汤(桂枝、附子、生姜、大枣、甘草)去桂枝加白术而成。

关于白术治疗便秘的机制,《王旭高医书六种》作如下解释:"白术生肠胃之津液,大便硬是肠之津液干枯,故加白术。"但《温病条辨》却说:"湿凝气滞,三焦俱闭,二便不通……"王旭高认为白术生肠胃津液,故能治肠枯便秘;吴鞠通则认为白术化湿,可治气滞湿阻之便秘。《灵枢·口问》云"中气不足,溲便为之变",白术有健脾补益中气的作用,故既可治疗腹泻,也可治疗便秘。

便秘的发生与胃肠运动功能、电生理、胃肠分泌、胃肠激素等功能有关,胃肠功能紊乱或衰退,导致肠液分泌不足是其直接原因,治疗多从调节胃肠代谢功能、增加胃肠动力着手。现代药理发现,白术通过调节胃肠激素水平,对胃肠道平滑肌具有兴奋和抑制的双向调节作用。大剂量白术可兴奋胃肠道 M 受体和乙酰胆碱受体,促进胃肠蠕动与排空。当肠管受乙酰胆碱作用而处于兴奋状态时,白术对其具有抑制作用,当肠管受肾上腺素作用而处于抑制状态时,白术则对其显示兴奋作用。白术能使正常小肠张力提高,具有纠正胃肠运动减弱作用。白术对胃底肌条有较强的兴奋作用,大剂量时可促进胃肠推进运动。

治疗习惯性便秘应以调节自身的功能为首要原则,标本兼治,应尽量避免使用单纯泻药,久泻必伤脾胃。白术能益气健脾和胃,对于排便有双向调节作用。

用白术治疗便秘需注意三点:一是有脾虚湿蕴之象,如舌苔腻、大便虽难但并不干硬;二是宜用较大剂量,30 ~ 120g;三是宜用生白术。

著者曾嘱便秘患者将生白术打磨成粉,每次吞服 10g,每日服用 2 ~ 3 次,同样取得了较好通便作用。这样可以节约药材、降低经济成本。但有部分患者反馈说大量药粉很难吞服,如装入大号胶囊服用,则 10g 需装入 20 粒胶囊,服用起来同样很难。

著者的奕安私方二术汤由白术 60 ~ 120g,苍术 30g 组成,适用于治疗苔厚白腻便秘者,多可见效,举例如下。

王男,65 岁,2006 年 9 月 22 日就诊。主诉:便秘 2 年余,历经他医化湿、润肠通便以及大黄等泻下药治疗,效果均不明显,常自用开塞露助便。刻下:3 日以上无便意,口干,目糊。舌淡红,苔厚白腻,脉细弦。便秘属于湿阻气滞;治宜化湿通便。

奕安私方二术汤主之:生白术 120g,苍术 30g,3 剂。

二诊(9 月 26 日):上午服药,下午即大便,之后数日明显有了便意,大便通畅;诉数年来未曾有此舒坦感,苔白腻有始化之象。原方加决明子 30g,继服 10 剂。此后以上方逐步减量持续服之,大便保持通畅。

本案的特点是便秘日久而苔厚白腻。

第十二节 白芷治胃痛

案1 郑男,71岁,2010年2月12日初诊。主诉:中脘隐痛3～4日,略痞胀,易疲劳,舌淡红,苔薄,脉细弦。

处方:白芷50g,7剂,水煎服。

随访:服第3剂开始,中脘疼痛即止,唯仍轻微胃痞。

案2 张女,52岁,2010年4月20日初诊。主诉:胃脘隐痛3个月。既往慢性胃炎史数年,反复胃脘隐痛。舌淡红,苔薄腻,脉细弦。2008年胃镜示:慢性浅表性胃炎伴糜烂。

处方:白芷50g,7剂,水煎服。

随访(2011年5月17日):2011年5月5日胃镜检查示浅表性胃炎伴胆汁反流,因胃脘隐痛再来就诊,说去年服用白芷单味药3剂后,胃脘疼痛即止;在过去1年内,仅偶尔发生胃隐痛。

【按】 白芷乃是民间验方白芷甘草汤(由白芷、甘草2味药组成)的组成药物之一。1982年张甫圣在《山东中医药杂志》的《白芷甘草汤治疗胃痛》一文中,介绍了其以白芷甘草汤治疗胃痛的经验;而后孟祥才得张甫圣启发,就白芷甘草汤治疗胃痛进行临床验证,于1983年在《山东中医药杂志》以《白芷甘草汤重复有效》为题做了报道。

以上案例证明白芷甘草汤的关键药物是白芷。白芷,味辛、性温,具有散风除湿,通窍,止痛,燥湿止带,消肿排脓等多种功效。白芷治病部位甚广,《本草汇言》谓其"上行头目,下抵胃肠,中达肢体,遍通肌肤以至毛窍而利泄邪气"。《药性论》言其"止心腹血刺痛及顺呃逆,明目,止泪出,女人血崩沥血,腰痛,能蚀脓"。《本经逢原》曰:"今人用治肠痈,有败脓血淋露不已,腥秽殊甚,遂致脐腹冷痛,需此排脓。"故白芷可广泛用于治疗风寒感冒、阳明头痛、眉棱骨痛、鼻塞鼻渊、带下、疮疡肿痛诸多病证。止痛是白芷的重要功能之一,可用于治疗头痛、眉棱骨痛、牙痛、舌痛、胃痛、痛经、肢体骨节疼痛等全身各部位痛证,是因其既走气分,亦走血分。

《本经逢原》云:"白芷辛香升发,行手阳明。性温气浓,行足阳明。"《滇南本草》谓其"止阳明头痛之寒邪,四时发热,祛皮肤游走之风,止胃冷腹痛,寒痛"。故白芷对阳明经之疼痛疗效尤佳。长于芳香化浊,温中散寒,消肿止痛,为治胃痛之要药。胃痛最为多见的一是寒凝胃痛,二是气滞胃痛,三是血瘀胃痛。白芷辛温,气味芬芳,能祛风散寒,故适用于寒凝胃痛;白芷"走气分,亦走血分",故既适用于气滞胃痛,又适用于血瘀胃痛。但因白芷辛燥发散,不适用于阴虚胃痛,如《本草害利》所言"燥能耗血,散能损气,有虚火者忌",除非把握剂量并注意药物配伍监制。

根据著者经验,以单味白芷治疗单纯胃痛剂量宜大,一般为 30 ~ 50g,尚未见不良反应。

现代药理表明,白芷中有效成分为挥发油和香豆素类化合物,具有镇痛、解痉、抗炎抑菌多种作用。白芷乙醇提取物如水合氧化前胡素、佛手柑内酯是其镇痛的效应物质基础。白芷挥发油对疼痛模型大鼠 β- 内啡肽前体物质前阿黑皮素原具有明显升高作用。白芷香豆素镇痛作用与阿片受体和脑内单胺类神经递质有关,明显减少血清一氧化氮的合成可能是其发挥镇痛作用的重要机制。此外,白芷具消肿与止痛、生肌与敛疡的双重调节治疗作用,既能消除局部炎症,又能促进溃疡愈合,临床上可用于治疗胃十二指肠溃疡、慢性胃炎等,除了止痛,还能改善痞胀、嗳气、恶心呕吐等诸般症状。

第十三节　桑叶治手指麻木

案　孙女,68 岁,2005 年 10 月 25 日就诊。主诉:近日来出现手指麻木。舌淡红,苔薄,脉细弦。此乃痹证。

处方:桑叶 15g,6 剂;嘱煎煮后,浸泡双手于药汁中 20 分钟,可多次浸泡。

二诊(11 月 8 日):手指麻木减半,再予 6 剂。

过 1 个月后,手指麻木消失,停药后未再复发。

【按】 桑叶入肝、肺经,性甘、寒,味苦,具有祛风清热、凉血明目的功效。《本草图经》载其"煮汤淋渫手足,去风痹"。据古代文献记载,取经霜之后的桑叶,煎汤频洗,可以治疗手足麻木、不知痛痒。

第十四节 食醋外治疣症

案 魏女,48 岁,2005 年 9 月 6 日就诊。主诉:数月前右脚蹰趾内侧皮肤浅表隆起 3 ～ 4 个赘生物,小如粟米,大如黄豆,色呈灰白或污黄,无疼痛;舌淡红、苔薄,脉细弦。

处方:食醋适量,每日涂搽患部,不拘次数。

二诊(9 月 27 日):患者诉用醋涂搽后赘生物小者 3 ～ 4 日,大者 6 ～ 7 日即消失。

【按】 "疣"是一种发生在皮肤浅表的良性赘生物。临床上根据疣的皮损形态,可分为寻常疣、扁平疣、传染性软疣、掌跖疣、丝状疣五种。目前治疗疣的方法很多,如冷冻、激光、电灼、挖除法等,但大多需特殊设备。

民间习用食醋外治疣症。《伤寒论》称醋为"苦酒",《食疗本草》称之为"米醋",《本草纲目》载其"性味酸苦,温,无毒",入肝、胃经。其作用原理是利用醋之酸作用于皮肤,可吸收组织水分,使组织脱水、蛋白凝固,造成病损组织凝固性坏死,取而代之以新生的健康组织。

第十五节 明矾敷舌治舌痛

案 徐女,57 岁,2005 年 8 月 16 日就诊。主诉:舌面疼痛 1 个月余,有火辣感,伴胃脘嘈杂、痞胀。舌黯红,苔薄,脉细弦。

处方:明矾 10g,嘱其研磨成细粉,但用少许涂于舌,须臾用水漱口,1 日可用数次。

二诊(8 月 23 日):患者遵嘱用药,舌痛已去大半。

嘱停止使用。后随访余痛消失。

【按】《本草求真》云明矾"气味酸寒,则其清热收热可知"。李时珍《本草纲目》言:"矾石之用有四:吐利风热之痰涎,取其酸苦涌泄也;治诸血痛,脱肛,阴挺,疮疡,取其酸涩而收也;治痰饮,泄痢,崩,带,风眼,取其收而燥湿也;治喉痹痈疽,蛇虫伤螫,取其解毒也。"本案用于胃热循经上炎所致的舌痛。明矾性味酸、涩、寒,具有清热解毒的作用,虽然不归胃经,但直接敷于舌上,是必入胃经,清泻胃火,是以有效。

明矾主含硫酸铝钾,明矾水有强烈凝固蛋白的作用,低浓度有消炎解毒、收敛、防腐作用。《本草新编》云:"或疑矾石味酸,宜敛毒,而不宜化毒,何以痈疡之症用之毒易化耶? 不知矾石之化毒,正在味酸。矾石有形之物也,入之汤药之中,则有形化无形矣,存酸之味于散之中,即行散于酸之内,既消毒而又不散气,此功效之所以更神也。"

明矾具有很强的燥湿收敛、解毒敛疮生肌作用。

明矾有一定副作用,不宜内服久用,以防体内蓄积成害。

第二章

外治撷华

外治法是中医的特色之一,针灸、推拿也属外治范畴,在此则专指运用中药进行外治。此法历史悠久,曾经应用广泛。外治法在皮肤外科应用最多,但古代在内科、妇科、儿科之应用亦复不少。外治法(包括敷脐疗法)的特点是在人体外在皮肤或黏膜浅表或外向部位用药,或熏或洗或浸或泡或敷或搽或涂或喷或嗅,使药物通过皮肤黏膜或特定穴位吸收渗透而发挥治疗作用。外治法主要用以治疗外表浅在的局部疾患,有时也可治疗脏腑内在的疾病。

外治法具有以下优点:药物直达病所,靶标精准;直接作用于病患局部,起效迅疾;组方药少而简,节约药材,价格便宜;携带使用方便;安全性高,副作用少(除少数含铅含汞含毒药物外);外治法的治疗作用有时是内服药难以替代的。

在著者本科见习实习以及毕业进入医院工作的那个年代,见医院里中医外科、皮肤科、肛肠科、骨伤科等科室都有许多瓶瓶罐罐自制外用制剂或院内制剂,琳琅满目,药香扑鼻。奈何世风变迁,曾几何时,中医外治法在上述科室的应用不断萎缩而日益减少,连骨伤科治疗骨折固定用的小夹板也不见了,更遑论在内科领域的应用了,令人惋惜!长此以往,中医外治法还将不断失传,情况堪虞。

为此,著者不揣浅鄙挺身而出,将平常应用外治法治疗些许小疾记录于此,包括采用外治法治疗风火牙疼、口腔溃疡、唇风肿痛出血、脐疮、阴痒、外阴潮湿、肛周瘙痒、肛裂出血、肛痛、脱肛、痔疮、湿疹、皮炎、脱发等病证。雕虫小技,不足为道,意在抛砖引玉,共勉发扬。

第一节 牙疼

案1 毛女,35 岁,2014 年 8 月 8 日就诊。主诉:牙疼半年有余,但牙龈并无肿胀,口腔科就诊检查无殊;伴纳呆,睡眠欠佳而早醒,晨起偶咳,喉间有痰。舌淡红,苔黄腻,脉细弦。

(1)**牙疼漱口方**:艾叶 15g,细辛 10g,花椒 15g,浮小麦 30g,5 剂;嘱煎煮后,趁温频频漱口,漱口时尽量含在口中靠近患侧,须臾吐出,不拘次数。

（2）口服方：神曲 12g，焦山楂 12g，茯苓 12g，半夏 12g，陈皮 9g，莱菔子 9g，炒麦芽 12g，佩兰 12g，苍术 9g，夜交藤 30g，合欢皮 15g，金银花 12g，厚朴花 9g，7 剂。

此后随访漱口 3 剂牙疼即止。

案 2 黄男，35 岁，2006 年 5 月 30 日就诊。主诉：反复出现牙疼 3 年余，遇冷、热、食硬物则易牙痛或酸，最近牙疼又起，已有 10 日。舌淡红，苔薄，脉细弦。

牙疼漱口方：防风 12g，细辛 10g，花椒 15g，浮小麦 30g，3 剂；外用漱口同上。

二诊（6 月 6 日）：3 剂尽而牙痛止。

案 3 陈女，57 岁，2005 年 7 月 5 日就诊。主诉：牙齿疼痛数日。舌红，苔黄，舌下静脉迂曲显露，脉细弦。

牙疼漱口方：艾叶 10g，细辛 15g，花椒 15g，浮小麦 30g，3 剂；外用漱口同上。

二诊（7 月 11 日）：3 剂尽即牙痛止。

案 4 朱男，72 岁，2006 年 4 月 17 日初诊。主诉：牙龈肿痛已有数日，口臭，便秘，腹胀，面红。舌红，苔黄，脉细弦。西医诊断为齿龈炎，中医诊断为牙痛，证属胃热壅盛；治宜清胃凉血。

清胃散加味：川连 6g，石膏 15g，升麻 6g，生地 30g，丹皮 15g，生大黄 10g，3 剂。

二诊（4 月 25 日）：服上药 3 剂，牙龈肿痛有所缓解，便秘腹胀减轻。但停药后，今又牙疼难忍。舌脉同前。

牙疼漱口方：艾叶 10g，细辛 10g，花椒 15g，浮小麦 30g，3 剂；外用漱口同上。

三诊（5 月 9 日）：牙龈肿痛尽失。

案 5 范女，69 岁，2022 年 8 月 26 日就诊。主诉：左下磨牙牙根牙龈肿痛 1 周，因痛甚而寝食难安，已有数日。舌淡红，苔薄，脉细弦。患者久患龋齿，但因年纪偏大而体质又差，口腔科医师不敢贸然拔除，致使牙及牙龈肿痛时有发作。

牙疼漱口方：防风 12g，荆芥 12g，细辛 10g，花椒 15g，浮小麦 30g，3 剂；外用漱口同上。

复诊(9月9日):患者一边落座一边连连称奇:"蒋医生,这个漱口方太灵了,才用1剂药煎煮后漱口几回,牙疼就立马止住了!"吾开玩笑说:"这是我祖传秘方,当然灵了。"患者听后显得有点紧张,局促地说:"哎哟,原来是您的秘方啊,我已经把药方抄写下来,不仅自己收藏了,还推荐给我的亲朋好友了……怎么办啊?"吾笑道:"没关系。"嘱患者牙痛虽然暂止,还需去口腔科根治。患者说已预约好了上海市第九人民医院口腔科。

附 2022年9月15~21日全国科普日期间,蒋健中华中医药学会名医名家科普工作室"玉一斋"公众号介绍用这个漱口方治疗牙疼,学生何医生转发到朋友圈,被她一位长期饱受牙痛之苦、试过各种方法都无效的老家亲戚看到,如法炮制,结果立竿见影。

【按】 牙痛是口腔疾病中最常见、最主要的症状,可见于牙体、牙髓、牙周等多种病变,多与细菌感染有关。中医称其为牙痛,又名牙齿风或风火牙疼,认为多由风火、虫、虚所致。胃足阳明之脉入上齿中,大肠手阳明之脉入下齿中,实证多属阳明风火,宜祛风泻火;肾主骨,齿为骨之余,虚证多肾虚火炎,宜滋阴降火。

明代薛己著有口齿科疾病专著《口齿类要》,其中对牙齿疼痛的内科治疗方法提出了全面而具体的治则方药:"齿者肾之标,口者肾之窍。诸经多有会于口者,齿牙是也。徐用诚先生云:齿恶寒热等症,杂之邪,与外因为患。治法:湿热甚而痛者,承气汤下之,轻者清胃散调之;大肠热而龈肿痛者,清胃散治之,重则调胃丸清之;六郁而痛者,越鞠丸解之;中气虚而痛者,补中益气汤补之;思虑伤脾而痛者,归脾汤调之;肾经虚热而痛者,六味丸补之;肾经虚寒而痛者,还少丹补之,重则八味丸主之;其属风热者,独活散;大寒犯脑者,白芷散;风寒入脑者,羌活附子汤。病症多端,当临症制宜。"

"牙痛不是病,疼来真要命",对生活影响很大。治疗牙痛,最求速效,药物内服起效甚慢,用针灸和/或漱口法治疗牙疼取效快捷,简易方便。汉代著名史学家司马迁名著《史记·扁鹊仓公列传》:"齐中大夫病龋齿,臣意灸其左太阳脉,即为苦参汤,日漱三升,出入五六日,病已。"记载了齐国名医太仓公用针灸和苦参汤给齐中大夫治疗龋齿。马王堆汉墓出土帛书《足臂十一脉灸经》中也提到用灸法治疗牙病"病齿痛……皆久(灸)臂阳明温(脉)"。

用漱口法治疗牙疼自古有之,较之汤剂内服,漱口方直达病所、起效迅速、简便易行、价廉效优。著者曾在古书中读到"治风火虫牙疼神方歌——撮花椒水一盅,白芷细辛与防风,浓煎漱齿三更后,不论疼牙风火虫"。根据古代本草有关记载结合民间单秘方,著者进行了综合精简,创制了主要由细辛、艾叶、花椒、浮小麦组成的"花叶辛麦漱口方"(奕安私方——蒋健自拟方),屡用屡效。

细辛在《御药院方》之细辛散、《吉林中草药》中均记载其煎汤漱口可治齿痛。《圣济总录》也有将细辛与荜茇同煎含漱治风冷牙痛的细辛汤。《太平圣惠方》《食疗本草》均记载用一味花椒煎汤漱口可治齿痛。民间也有直接将花椒粒纳于龋齿洞中的止痛方法。艾叶具有温经止血、散寒止痛作用。浮小麦在《本草纲目》记载有散血止痛作用。防风也有祛风胜湿止痛的作用。艾叶、花椒、细辛均有辛温止痛之功,再取浮小麦味甘咸凉,甘缓止痛。

现代药理研究表明,花椒、细辛均有局部麻醉作用,可使牙痛缓解迅速;艾叶、花椒、细辛均有抑菌作用。

煎汤含漱不仅止痛,还可维护口腔局部微环境平衡。这些药物还具有抗菌抗病毒及镇痛作用。

为进一步提高疗效,牙疼漱口方也可用酒水各半煎煮,或用水浓煎后再兑入高浓度白酒含漱。

第二节 脐疮

案1 倪男,70岁,2006年3月23日就诊。主诉:脐中流淌污水,时有脓性分泌物,臭气刺鼻,脐窝较深,此疾已半年有余,体重减轻明显,神疲乏力。舌淡红,苔白腻,脉细。此乃脐疮(慢性脐炎);治以清热解毒,燥湿收涩。

处方:五倍子10g,明矾10g,嘱将上药分别研磨成粉,混合,临睡前取适量用温水敷于脐中,覆以纱布,固以胶带,次晨揭去。

二诊(3月30日):敷脐3日后,脐中流脓性分泌物止,臭气消失。

1个月后随访询问得知,停药后病情未有复发,半年之疾,愈于一旦。

案2 张男,33岁,2012年5月10日初诊。主诉:脐部红肿疼痛,渗液,时有流脓,气臭,反复发作,既往自行以碘酒、头孢类药物外敷后有所好转;另有足跟疼痛年余,腰酸,寐差。舌暗红,苔薄白,脉细弦。

(1)外用方:云南白药胶囊1盒,明矾10g,嘱其将明矾研磨成细粉备用,再从云南白药胶囊中取出药粉,与明矾粉按1:1混合,临睡前取适量用温水调和后敷于脐中,覆以纱布,固以胶带,次晨揭去。

(2)口服方:老鹳草30g,乳香10g,没药10g,羌活12g,独活12g,寻骨风30g,透骨草30g,续断12g,杜仲15g,7剂(祛风通络,活血化瘀,补肝肾强筋骨,主要治疗足跟疼痛与腰酸)。

二诊(5月20日):外用药敷脐3天后,即见脐部红肿渗液明显减退,脐痛减轻。顷诊脐疮已愈。

【按】 脐疮多见于新生儿,多因出生断脐时消毒不严或护理不当,由细菌感染引起,成人一般少见。脐窝深浅曲窄因人而异,易藏污纳垢,一旦感染,若未恰当处理,易形成慢性感染。病原菌以金黄色葡萄球菌和大肠杆菌最多见,西医一般用抗生素治疗。中医认为本病属"脐湿""脐疮"范畴,由湿毒郁积而成。

案1所用五倍子明矾方,原出自陈言《三因极一病证方论》,原治脱肛不收,具有清热解毒、燥湿收涩的作用。现代药理研究表明,五倍子和明矾所含的鞣酸接触皮肤黏膜溃疡后,可凝固其组织蛋白质,造成一层被膜而呈收敛作用;对金黄色葡萄球菌和大肠杆菌有抑制作用。案2取云南白药药粉与明矾混合敷脐,解毒消肿与燥湿收敛并举。以上均属中药敷脐疗法。

第三节 阴痒

案1 外阴阴道假丝酵母菌病 杨女,32岁,2005年4月16日就诊。主诉:外阴瘙痒1个月余。外阴瘙痒、时有疼痛,两侧少腹时觉牵紧感,伴带下量多,色黄质稠味臭。妇科诊断为"外阴阴道假丝酵母菌病"，用甲硝唑等药治疗后未见改善，遂来求诊中医。舌偏红，苔黄腻，脉细弦。阴痒，带下；治以清热解毒，杀虫止痒。

处方：苦参 30g，黄柏 30g，地肤子 20g，蛇床子 30g，五倍子 10g，白鲜皮 15g，蒲公英 20g，5 剂；嘱将上药用冷水浸泡 20 分钟后，分 2 次煎煮 30 分钟，用纱布滤出药液计 2 000ml 左右，趁热熏蒸浸洗外阴约 20 分钟；每日 1 剂，分 2 次熏洗，每次用 1 000ml。

随访（半年后）：因他病前来就诊，云自外用药熏洗 5 日后，阴痒即止、带下黄稠明显减少，至今未有反复。

案 2　老年性阴道炎　毕女，59 岁，2005 年 4 月 19 日就诊。主诉：外阴瘙痒半年余，白带量、色未见明显异常。舌淡红，苔薄，脉细弦。妇科检查滴虫(−)，霉菌(−)。诊断为老年性阴道炎，阴痒；治以清热解毒，燥湿止痒。

处方：苦参 30g，黄柏 15g，地肤子 30g，蛇床子 30g，紫花地丁 30g，花椒 15g，土茯苓 30g，半枝莲 30g，五倍子 15g，5 剂；外用方法同上。

二诊（4 月 25 日）：阴痒明显减轻。上方去半枝莲、土茯苓、五倍子，再予 7 剂外用，以资巩固。

随访（2005 年 8 月）：阴痒未再有过。

案 3　30 年不明原因阴痒　王女，58 岁，2010 年 6 月 22 日就诊。主诉：外阴瘙痒 30 余年，常有反复发作。凡霉菌、滴虫、细菌等各项检查均未见异常，西医未予明确诊断。曾多方求诊无果。除阴痒外并无其他不适。请女同学查看其外阴及其皮肤，外观皮肤正常，无湿疹样变化，也无色素沉着。舌淡红，苔薄，脉细弦。中医诊断阴痒；治以清热解毒，燥湿止痒。

处方：苦参 30g，黄柏 20g，地肤子 20g，蛇床子 15g，五倍子 10g，白鲜皮 15g，蒲公英 20g，百部 15g，7 剂；外用方法同上。

二诊（7 月 2 日）：患者因家事未及时复诊，已停药 3 日。云用药 2 剂以后，阴痒即止；停药期间未见反复。30 年阴痒愈于一旦，患者欣喜异常，欲求巩固疗效。遂再予外用方 3 剂，嘱其隔日使用 1 剂。

三诊（7 月 9 日）：外阴瘙痒未作。继予原方 3 剂，隔日使用。

随访（2 个月后）：因他病前来就诊，停药后阴痒仅发作过 1 次，按以上处方自行去药店抓药外洗后,阴痒随止。

案 4　外阴湿疹　徐女,28 岁,2011 年 1 月 11 日就诊。主诉:外阴瘙痒间断性发作 1 年余。1 年余前因外阴瘙痒就诊于某西医院妇科,被诊断为"外阴湿疹、宫颈炎",经西医外洗、栓剂、内服药物(具体药物不详)等治疗数月,宫颈炎好转,唯湿疹阴痒依旧不减,遂来求中医治疗。顷诊外阴瘙痒剧烈,湿疹样变,时有渗出。舌淡红,苔薄,脉细弦。中医诊断:阴痒,湿疮;治以清热解毒,祛湿杀虫止痒。

处方:百部 15g,蛇床子 30g,苦参 30g,地肤子 20g,白鲜皮 20g,蒲公英 30g,黄柏 30g,7 剂,外用方法同上。

二诊(1 月 25 日):患者因家事未能及时复诊,停药数日。云外用方至第 4 天,外阴瘙痒显著减轻,皮肤渗出减少,舌脉同上。效不更方,续予原外用方 7 剂;外用方法同上。

三诊(2 月 18 日):因外阴湿疹瘙痒症状明显缓解,故自行停药 2 周。但停药后,阴痒又作。其间妇科检查示白带正常,宫颈炎已愈。

处方:百部 15g,蛇床子 30g,苦参 30g,地肤子 20g,白鲜皮 20g,马齿苋 50g,7 剂(即初诊方去蒲公英、黄柏,加马齿苋);外用方法同上。

四诊(3 月 11 日):患者就诊时间不规律、用药无规矩。今得知其每日熏洗 1 次,每次时间不及 5 分钟。顷诊湿疹处无渗液,唯偶有瘙痒。予原外用方 7 剂;嘱患者延长外洗及浸泡时间,每次需持续 20 分钟左右。

延长外用药熏洗时间后,外阴湿疹改善更加明显,瘙痒发作频率明显降低。故此后数月患者求治他疾,已不需要再治疗外阴湿疹瘙痒。

案 5　老年性阴道炎　於女,55 岁,2012 年 7 月 3 日就诊。患者外阴瘙痒 2 个月余,白带色黄,量多味臭,伴腰酸、膝软无力,足底痛。舌淡红,苔薄,脉细弦。老年性阴道炎,阴痒;治以清热解毒,祛湿杀虫止痒,兼以补益肝肾。

(1)外用方:蒲公英 30g,百部 30g,黄柏 30g,苦参 30g,蛇床子 30g,7 剂;外用方法同上。

(2)口服方:白及 30g,茯苓皮 30g,白花蛇舌草 30g,苦参 15g,椿根皮 30g,豨莶草 15,海螵蛸 30g,黄柏 12g,苍白术各 12g,川牛膝 15g,薏苡仁 15g,杜仲 15g,黄芩 15g,7 剂,水煎服。

二诊(7月10日)：外用药仅熏洗1剂，阴部瘙痒即止，分泌物明显减少，几无臭味。唯大便欠畅，舌脉同上。

(1)外用方：续予7剂，以资巩固。

(2)口服方：上方加柏子仁12g，制大黄9g，14剂。

随访(7月24日)：患者外阴瘙痒未再有过。

案6 外阴潮湿带下瘙痒 何女，54岁，2020年3月12日初诊。主诉：外阴潮湿2个月余，带下色黄量多，自诉湿漉漉如月经下，瘙痒甚如蚁行；外阴散在皮疹渗液。舌淡红，苔黄腻，脉细弦。目前西医予普罗雌稀阴道胶丸、克林霉素磷酸酯阴道用乳膏外用，未见明显好转。2020年2月26日国际妇幼保健院检查结果如下：①盆腔磁共振示子宫后壁肌壁间肌瘤，子宫内膜信号欠均匀；②白带检查示少量上皮细胞；③滴虫、霉菌、脓细胞阴性；④HPV阴性；⑤子宫颈抹片示正常细胞抹片，无上皮内瘤变和恶性肿瘤细胞；病理报告示颈管破碎、颈管黏膜慢性炎伴鳞化，右阴道壁黏膜慢性炎，局部低级别鳞状上皮内病变。治以清热燥湿，止痒止带。嘱患者停用所有西药。

(1)外用方：白鲜皮30g，地肤子30g，蛇床子30g，苦参30g，五倍子15g，生地榆60g，明矾10g(待他药煎成后趁热纳入溶化)，6剂；外用方法同上，每日熏洗2次。

(2)口服方：苍术15g，黄柏12g，生薏苡仁30g，泽泻15g，车前子15g，龙胆草12g，蝉蜕9g，苦参15g，白鲜皮30g，地肤子30g，土茯苓30g，生地30g，当归15g，7剂。

二诊(3月19日)：外阴瘙痒程度明显减轻，已无瘙痒如蚁行感。舌淡红，苔黄腻，脉细弦。

(1)外用方：初诊方去五倍子，14剂；外用方法同上。

(2)口服方：初诊方去当归、生地，加牛膝20g，14剂。

三诊(4月2日)：经中药内外合治后，外阴瘙痒减去大半，黄水不再，唯觉下阴仍湿漉漉；自觉左下肢久站无力、左上肢持重物后亦无力，自觉体重明显减轻(体重未测)。舌淡，苔黄，脉细弦。

(1)外用方：二诊外用方，14剂；外用方法同上。

(2)口服方：初诊口服方去蝉衣，生地减为15g，加山栀子12g，黄芩12g，川牛膝 15g,14 剂。

四诊(4 月 16 日):外阴瘙痒减少七成,渗出减而未尽;近因病担忧,心悸不安,膝以下无力。舌红,苔黄腻,脉细弦。

(1)外用方:白鲜皮 30g,地肤子 30g,蛇床子 30g,苦参 30g,14 剂(即初诊外用方去五倍子、生地榆、明矾);外用方法同上。

(2)口服方:川牛膝 15g,土茯苓 30g,土牛膝 18g,夜交藤 30g,合欢皮 30g,14 剂。

【按】 西医学常将阴痒诊断为外阴及阴道炎症。不同年龄阶段发生的阴道炎有所不同,育龄期妇女常见滴虫性阴道炎、细菌性阴道病和外阴阴道假丝酵母菌病;绝经后或卵巢去势后易发生萎缩性阴道炎即老年性阴道炎。萎缩性阴道炎常因卵巢功能衰退,雌激素水平下降,阴道壁萎缩、黏膜变薄、上皮内糖原含量减少、阴道内 pH 增高、局部抵抗力下降,致使细菌入侵繁殖而引起炎症,其治疗常需增加阴道抵抗力和抑制细菌生长;病情严重者需局部或者全身用雌激素对因治疗,同时局部用乳杆菌调节阴道微生态以使菌群平衡,加用抗生素抑制细菌生长。

在中医学看来,阴痒病因甚多,外以风、火、湿、虫、毒诸邪为主,尤多湿热为患;内以肝、脾、肾三脏失调所致。老年性阴道炎阴痒、带下增多,以湿热下注与天癸将竭阴虚血燥两种病机居多,两种病机可以同时并存、虚实夹杂。这与西医学有关萎缩性阴道炎卵巢功能衰退、雌激素水平下降致使细菌易于入侵引起炎症的机制是相吻合的。但是,湿热蕴积,湿热下注,虫蚀阴中乃是其最为常见的关键病机,正如《女科经纶》云:"妇人阴痒,多属虫蚀所为,始因湿热不已";《医宗金鉴·妇科心法要诀》云:"妇人阴痒,多因湿热生虫"。因此从治疗上来看,常需清热利湿,杀虫止痒,药如三妙四妙、龙胆泻肝汤、五味消毒饮、完带汤、萆薢渗湿汤等。

然而与内服中药相比,因外用药药力可直达病所,取效更为迅捷,且简便价廉。外用熏洗中药主要有苦参、黄柏、地肤子、蛇床子、五倍子、白鲜皮、蒲公英、百部、马齿苋等。经外用药熏洗后,患者不仅阴痒症状减轻消失,阴道异常分泌物亦能随之减少消失,药后局部有一种舒适感。

现代药理研究证实,苦参有明显抗菌作用,对大肠杆菌、变形杆菌、金黄色葡萄球菌等多种致病菌以及皮肤真菌、阴道滴虫等有明显抑制作用。蛇床子有抗阴道滴虫,抗真菌,抗病毒以及性激素样作用,其体外实验的抗滴虫作用与苦参相似;蛇床子中的主要成分香豆素能增加网状内皮细胞的吞噬功能,具有增强机体非特异性免疫功能和显著的抗炎作用。百部、蒲公英、土茯苓对金黄色葡萄球菌、白念珠菌、阴道滴虫等有不同程度的抑制作用。川椒对多种革兰氏阴性菌、革兰氏阳性菌均有抑制作用。五倍子和明矾所含的鞣酸接触皮肤黏膜溃疡后,可凝固其组织蛋白质,造成一层被膜而呈收敛作用,同时对金黄色葡萄球菌和白念珠菌有抑制作用。

临床报道应用外洗方治疗阴痒如苦参汤、加味蛇床子散等,其药物组成均类似,大致无非主要由三类药物构成:一是清热解毒之品,如黄芩、黄柏、秦皮、苦参、白鲜皮、蒲公英、紫花地丁、土茯苓等;二是杀虫止痒之品,如白矾、蛇床子、百部、鹤虱等;三是祛风燥湿敛疮之品,如苍术、五倍子、明矾等。临证可依据患者病情选择药物及剂量轻重。外用方治疗以熏洗、坐浴为佳,可适当延长患处局部浸洗时间,以求佳效。必要时外洗内服结合,扶正祛邪标本兼顾。

第四节 肛周瘙痒

案1 丁女,62岁,2009年5月19日就诊。主诉:肛周湿疹,肛门处潮湿瘙痒而不适。舌暗红,苔薄,脉细弦。

处方:五倍子15g,苦参30g,马齿苋30g,明矾10g(待他药煎成后趁热纳入溶化),7剂;嘱上药煎煮半小时后,趁热熏洗肛门肛周,以能坐浴15~20分钟为佳。

二诊(6月2日):肛门不再潮湿、瘙痒止,现无任何不适。

案2 胡女,38岁,2012年8月24日就诊。主诉:肛周瘙痒不堪,伴情绪低沉,胸闷,易醒多梦,健忘,食生冷水果易腹泻,腰膝酸软。舌淡红,舌下静脉迂曲脉细,苔薄,脉细滑。

(1)外用方:蛇床子30g,马齿苋90g,7剂;外用方法同上。

（2）口服方：柴胡 12g，当归 9g，白芍 9g，香附 12g，党参 30g，菖蒲 12g，茯苓神各 15g，杜仲 30g，生龙牡各 30g（先煎），酸枣仁 20g，远志 6g，郁金 12g，怀牛膝 30g，炮姜 12g，公丁香 3g，14 剂，水煎服。

二诊（9 月 7 日）：外用方洗至第 5 天后，肛周瘙痒减少七成；睡眠改善，腰膝酸软止，食生冷水果不易腹泻；仍健忘，五心烦热，耳鸣如蝉，舌脉同上。

（1）外用方续予 7 剂；外用方法同上。

（2）口服方：生熟地各 30g，玄参 30g，麦冬 30g，柴胡 12g，香附 12g，川芎 15g，菖蒲 12g，杜仲 15g，枣仁 15g，远志 6g，生龙牡各 30g（先煎），7 剂。

肛痒几止。后以调理其余不适。

【按】 湿疹又叫浸淫疮、血风疮。《外科正宗》云："血风疮，乃风热、湿热、血热三者交感而生。"湿疹发于肛周称肛周湿疹，亦有谓"肛周风"者，多因湿热；故治宜清热燥湿、杀虫止痒。

蛇床子味辛苦性温，可温阳燥湿、杀虫止痒，对真菌和滴虫等多种感染有效。马齿苋清热凉血、解毒、利湿止痒，其所含有的大量氨基酸、去甲肾上腺素、多糖等活性成分可增强免疫、消炎杀菌，能抑制金黄色葡萄球菌等多种细菌感染。五倍子收涩止痒，明矾解毒杀虫、燥湿止痒。苦参清热燥湿、祛风止痒。故以上药物外用治疗肛周湿疹及其瘙痒效如桴鼓。

治疗肛痒与阴痒的外用药物并无本质上的区别，都是清热解毒化湿、祛风杀虫止痒类药物，著者的药物使用频度由高至低依次为苦参、蛇床子、黄柏、地肤子、五倍子、白鲜皮、蒲公英、百部、明矾、马齿苋等。

第五节 肛裂肛痛

案 1 刘男，67 岁，2005 年 12 月 23 日就诊。主诉：肛门疼痛 3～4 日，大便 1～2 日 1 次、欠通畅而有不尽感，便后手纸带血。舌红，苔黄腻，脉弦。肛裂疼痛；治以清热化湿，解毒止痛。

处方：马齿苋 30g，五倍子 15g，槐花 15g，花椒 15g，3 剂；嘱上药煎煮半小时后,趁热熏洗肛门,坐浴 15 ~ 20 分钟,隔日 1 次。

二诊(12 月 27 日):熏洗 2 剂,肛门疼痛及出血即止。

案 2 姚女,75 岁,2006 年 1 月 6 日就诊。主诉:肛门疼痛 2 天,素有便秘,少腹痞胀。舌红,苔黄,脉弦。肛痛;治以清热解毒,祛风燥湿,凉血止痛。

处方:马齿苋 30g,五倍子 15g,槐花 15g,花椒 15g,荆芥 15g,防风 15g,3 剂;外用方法同上,每日 1 次。

二诊(1 月 24 日):熏洗 3 次后(每日 1 次),肛门疼痛即止。

案 3 怀女,41 岁,2006 年 7 月 11 日就诊。主诉:素有慢性溃疡性结肠炎,服中药治疗后症状缓解;近日肛裂疼痛出血,大便每日 1 次,质硬。舌淡红,苔黄腻,脉细弦。

处方:云南白药胶囊 1 盒;用法:从胶囊取出粉末,洗后涂于肛裂处。

二诊(7 月 25 日):仅涂药 1 次,肛裂出血即愈。

【按】 肛管皮肤血管、神经丰富,位在表浅,依托组织松软,受外力后皮肤易裂开;故肛门部肛管易发生肛裂并造成感染。风、湿、燥、热、瘀均可侵及肛肠,以及大便秘结而排便努挣也易造成肛裂并伴肛痛。外治法应运用清热解毒、祛风燥湿、凉血止痛诸法。

马齿苋清热解毒,凉血止血。槐花入大肠经,善清大肠之热,《日华子本草》载其"治五痔……并肠风泻血"。花椒止痛之力显著。五倍子收敛止血。也可再加荆芥、防风以祛风胜湿止痛。药理研究显示防风有镇痛、镇静、抗炎作用。诸药煎煮以后趁热先熏后洗,药性借助热力直达魄门而被迅速吸收,使肛门腠理疏松,气血流畅,以促进收敛止血、消炎愈合,从而起到消肿止痛之效。

对于肛裂出血者,还可用云南白药外敷肛裂处,或用三七粉外敷肛裂处,其效亦佳。

第六节 脱肛

案 1 周女,50 岁,2004 年 1 月 9 日就诊。主诉:脱肛 1 周,伴有肛门出血,素有习惯性便秘。舌淡红,苔薄,脉弦细。脱肛;治以清热燥湿,收敛固涩。

处方:夏枯草30g,五倍子12g,明矾5g(待他药煎成后趁热纳入溶化),5剂;上药煎煮半小时后,趁热熏洗后阴,坐浴15～20分钟。

随访(2006年3月10日):今因胃痛、便秘来就诊,问及脱肛情况,答曰当时药毕脱肛即收,至今未有过复发。

案2 荣女,59岁,2006年3月24日就诊。主诉:脱肛1周;因有长期腹泻,经常容易引起脱肛,近期大便每日5～6次。舌红绛、苔少,脉细弦。脱肛;治以清热燥湿,收敛固涩。

处方:五倍子15g,明矾15g(待他药煎成后趁热纳入溶化),5剂;外用方法同上。

二诊(3月31日):脱肛已收如常。

案3 陈男,58岁,2013年12月24日就诊。主诉:脱肛,便后需用手回纳其肛,方不至于老是脱出在外;咽中有痰,足冷。舌淡红,苔薄,脉细弦。治法同上。

(1)外用方:马齿苋30g,五倍子15g,白矾10g(待他药煎成后趁热纳入溶化),7剂;外用方法同上。

(2)口服方:生黄芪15g,党参12g,炒白术12g,当归12g,柴胡12g,升麻9g,桔梗15g,半夏12g,鱼腥草30g,开金锁15g,7剂。

二诊(2014年1月7日):脱肛、咽中有痰等症均好转,便后肛门虽还有时脱出,但已无需用手回纳、可以自行缩回。舌脉同上。

(1)外用方:7剂;外用方法同上。

(2)口服方:加瓜蒌皮15g,甘草9g,7剂。

【按】 脱肛又称"肛管直肠脱垂",是直肠黏膜、肛管、直肠和部分乙状结肠向下移位,脱出于肛门外的一种疾病。中医学一般认为脱肛是全身虚弱所致表现之一,多由先天不足、气血亏虚所致,也可因慢性泻痢、便秘等原因致肛门固摄失司,脱而不收。对于体质不甚虚者,一般单用外治法即可收肛(如案1、案2);对于体质虚弱或脱肛相对较重者,宜内外合治。案3因便后脱肛后需用手纳回,故再配合运用补中益气汤,以助补气升提。

外治以收敛固涩为大法,以五倍子、明矾煎汤熏洗为佳,此方出自陈言《三因极一病证方论》："治肛脱不收：五倍子末三钱，入白矾一块，水一碗，煎汤洗之。"如果脱肛严重或伴黏膜炎症、疼痛，还可加入马齿苋以增强解毒清热之效（案3）。

第七节　痔疮

案1　倪女，73岁，2005年10月25日就诊。主诉：痔疮、肛门疼痛已有10余年，时有反复，近日加重，昨起肛痛甚剧。顷诊：痔核较硬，肛门疼痛，大便日行1~2次，伴不尽感。舌偏红，苔黄，脉细弦。2005年7月肠镜及病理示绒毛状管性腺瘤，局灶轻度不典型增生。痔疮肛痛；治以清热燥湿，凉血止痛。

处方：马齿苋20g，槐角15g，五倍子15g，花椒15g，荆芥15g，防风15g，黄柏15g，蒲公英30g，6剂；嘱将上药冷水浸泡20分钟后，煎煮2次、每次30分钟，用纱布滤出药液2 000ml左右，趁热熏蒸浸洗肛门，保持15分钟左右坐浴为佳。

随访（12月1日）：患者因他疾来诊，经询问，上药熏洗2剂后即自觉痔核软化、疼痛不再，停药后亦未见反复过。

案2　刘男，67岁，2005年12月23日就诊。主诉：肛门疼痛3~4日。近日痔疮发作，肛门疼痛，便后纸上带血。大便1~2日1次，伴不尽感。舌红，苔黄腻，脉弦。痔疮肛痛；治以清热燥湿，凉血止血止痛。

处方：马齿苋30g，槐花15g，五倍子15g，花椒15g，3剂；外用方法同上。

二诊（12月27日）：上药熏洗2剂后，肛门疼痛及出血即止。

案3　王女，59岁，2006年3月31日就诊。主诉：肛门疼痛并出血1周。素有内痔4年，近1周出现肛痛及出血，另有便秘、子宫下垂。舌暗红，舌下静脉迂曲显露，苔薄，脉细弦。痔疮肛痛；治以清热燥湿，凉血止血止痛。

处方：马齿苋20g，槐花15g，五倍子15g，花椒15g，荆芥15g，防风15g，地骨皮15g，5剂；外用方法同上。

二诊（4月14日）：上药熏洗至第3日，肛门疼痛及出血均止。此后以口服方治疗便秘与阴挺期间，痔疮肛痛未见反复。

案4 汤女,53岁,2007年4月13日就诊。主诉:肛门胀痛月余。素有痔疮伴肛门胀痛。调理内科疾病已有数日,今添诉此症,意欲一并调理。大便每日1~2次,不成形,无出血。舌暗红,苔薄白,脉细弦。痔疮肛痛;外治以清热燥湿,凉血止痛。

处方:马齿苋15g,槐花15g,五倍子15g,花椒15g,荆芥15g,防风15g,地骨皮15g,威灵仙15g,4剂;外用方法同上。

随访(4月27日):上药仅用1剂,肛门胀痛即止。

案5 沈女,56岁,2009年6月9日就诊。主诉:自2000年起痔疮反复发作,出血,脱肛,大便每日晨起1次、不成形。舌淡红,苔黄腻,脉细弦。肠镜检查示60cm以下结肠、直肠未见异常。痔疮脱肛;外治以清热凉血燥湿,内治以补中益气。

(1)外用方:马齿苋30g,五倍子12g,明矾12g,荆芥12g,防风12g,花椒12g,威灵仙15g,地骨皮15g,5剂;外用方法同上。

(2)口服方:党参15g,黄芪30g,白术9g,橘皮6g,升麻6g,柴胡12g,甘草6g,当归12g,枳壳12g,六神曲12g,麦芽15g,鸡内金12g,7剂。

之后调理治疗舌痛,未再予外用方。

随访(7月14日):痔疮未有发作。

案6 顾男,61岁,2010年10月8日就诊。主诉:肛门疼痛近2个月。患者自7月起因耳鸣等症状就诊,经内服中药治疗后诸症明显好转。今添诉其素有痔疮病史,近2个月出现肛门疼痛,偶有出血,欲一并调理。舌淡红,苔薄腻,舌下静脉轻度迂曲,脉滑。痔疮肛痛;治以清热燥湿,凉血止血止痛。

处方:马齿苋100g,花椒15g,7剂;外用方法同上。

随访(10月22日):外用药洗肛后,肛痛明显减轻,再未出血。

案7 徐女,65岁,2013年7月19日就诊。主诉:近来痔疮出血。舌淡红,苔薄黄腻,脉细弦。

处方:皮硝5g,五倍子15g,7剂;外用方法同上。

随访(7月26日):外用方用2剂后,痔疮出血即止。

案8 王女,65岁,2020年4月23初诊。主诉:素患痔疮,大便平均每日5~6次,质稀不成形并伴不尽感,肛门处有渗液、疼痛不适并伴下坠感。肛肠科建议手术治疗。此外,腰椎手术后 2 年,右臀部疼痛至足,午后痛甚,影响行走。自腰椎手术后开始失眠,入睡困难,易醒,醒后再难入睡,晨起眩晕,耳鸣,时有焦虑紧张,烦躁易怒,多思多虑,除间断服用艾司唑仑(舒乐安定)外,未服用其他抗抑郁、抗焦虑药物。舌淡红,苔黄腻,脉细弦。外治痔疮,内治郁证。

(1)外用方:五倍子 15g,花椒 15g,生地榆 30g,马齿苋 30g,7 剂;外用方法同上。

(2)口服方:半夏 12g,竹茹 12g,茯苓 12g,枳实 15g,柴胡 12g,黄芩 12g,党参 12g,甘草 9g,麦冬 12g,五味子 9g,合欢皮 30g,枣仁 30g,黄连 9g,川牛膝 45g,当归 30g,7 剂。

二诊(4 月 30 日):外用方洗后肛门疼痛减轻、渗液减少;睡眠明显改善,大便仍稀溏。后继续以口服方调治内科不适。

【按】《丹溪心法》云:"痔者,皆因脏腑本虚,外伤风湿,内蕴热毒……以致气血下坠,结聚肛门,宿滞不散,而冲突为痔。"痔疮肛痛多责之于风、湿、热、燥、瘀互为因果、相互夹杂侵及肛周,使肛门局部气血运行不畅、经络阻滞所致,其中湿热内蕴大肠、气血郁滞不畅最为常见,故多以清热燥湿、祛风凉血、活血止痛为治。

由上可以看出著者以外用方治疗痔疮的药物频度依次为马齿苋、花椒、五倍子、荆芥、防风、地骨皮、槐花、威灵仙、明矾等。

威灵仙性猛急,走而不守,祛风除湿、通络止痛,《本草衍义》谓其可"治肠风"。地骨皮入肺经,肺与大肠相表里,有利于清肠中热毒。荆芥、防风有祛风燥湿作用,《本草纲目》言荆芥"散风热……治下血,血痢,崩中,痔漏"。花椒可加强燥湿止痛作用。五倍子、明矾类收敛止血,《急救广生集·外治补遗·痔疮挂下方》云:"皮硝、绿矾、五倍子煎汤洗之,自然缩上。"值得指出的是,《生草药性备要》载马齿苋可"清热毒,洗痔疮疳疔";《滇南本草》云其治疗疮红肿疼痛。著者临证十分喜用马齿苋治疗肠炎腹泻、尿路感染、妇人带下阴痒、痔疮及皮肤湿疹与带状疱疹等疾,因其具有清热解毒、利湿消肿、祛风止痒、活血止痛等作用,效用多端,效验确凿,价廉物美。现代药理表明其有抗菌消炎、促进溃疡愈合等药理作用。

外用方选药原则一般为:痔疮伴有肛门红肿热痛者,多选用苦参、黄芩、黄柏、秦皮、半枝莲、紫花地丁等清热解毒之品;伴有出血者多选用槐角、槐花、生地等凉血止血之品;痔疮肛痛明显者加用花椒;伴有脱肛或有渗出者,多选用五倍子、明矾、皮硝等收湿敛疮、涩肠固脱之品。

外洗药物借助汤液温热之性直达病所,促使肛门局部经脉气血运行,消散湿热瘀毒,见效快,疗程短,具有验便简廉特点。多数案例用 2～3 剂之后即有显著效果。

以上案例外用方药物组成多则七八味药,少则只用一两味、三四味药,由此引出一个问题:在一个处方中,如何确定其真正发挥主要治疗作用的关键药物? 临床如何精炼有效方剂?

当前,除了在动物实验、药学实验中进行正交实验、拆方研究外,临床上常常仅满足于疗效的取得,一旦获效便"大功告成",往往不再继续深入研究探讨其有效方剂的关键核心药物(群)之所在。这除了临床研究存在困难以外,更与临床医生缺乏探究精神有关。

在临床诊疗过程中精炼有效方剂,当以疗效变化作为判断准绳,大致有几种方法:①在体现复合治疗原则的处方中,通过减去其中某一个治疗原则或方法的方药,观察其疗效变化;②在体现同一治疗原则的处方中,通过减去或增加部分药物,观察其疗效变化;③在相同药物处方中,通过改变某些药物的剂量,观察其疗效变化;④在已经对某目标适应证取得疗效的基础上,通过换用其他方药或停药等方法,观察其疗效变化。

这些探究方法既可以通过对个案连续的诊疗过程进行纵向比较分析,也可以通过对同一疾病的不同个案的诊疗过程进行横向比较分析。倘沿此思路探究下去,对中医药学发展必有推进。

第八节　药疹

案　陈女,51 岁,2005 年 9 月 27 日就诊。主诉:便秘 10 余年,长期服清宁丸、麻仁丸、芦荟粉等药通便。近来服用新的中药复方润肠通便,大便虽通畅,但即出现全身皮疹,尤其大腿及上肢发红疹,微痒,略有恶心。舌红,苔薄腻,脉细弦。判为药疹(具体药物不详),嘱其停服中药,以疏散风热法外治。

处方:荆芥 30g,防风 30g,蝉蜕 30g,透骨草 30g,3 剂;加水 4 碗,煮滚后再煎煮 6 ~ 7 分钟,以此药液搽洗患部。

二诊(10 月 4 日):皮疹消退。

【按】 本案乃因禀赋不耐,内中药毒,风热邪毒浸淫肌肤所致。方中荆芥与防风相配宣邪达表,通腠理,《本草求真》谓"用防风必兼荆芥者,以其能入肌肤宣散故耳",再取蝉蜕祛风止痒透表,上 3 味相配相得益彰,可疗皮肤风热痞疹瘙痒,临床常用以治疗皮肤瘙痒症或荨麻疹。透骨草祛风除湿,活血祛瘀,乃"治风先治血,血行风自灭"之意。外治大师吴师机《理瀹骈文》云:"外治之理即内治之理,外治之药亦内治之药,所异者,法耳。"

药疹一般停药后,药疹自可消退,外治用药有助于加速其恢复。

第九节 面部瘙痒

案 张男,61 岁,2005 年 9 月 2 日就诊。面部瘙痒 10 年多,颜面色红,中西医遍治均告罔效。舌偏红,苔黄腻,脉细弦。西医诊断不明;中医属血热风痒;治宜祛风杀虫止痒。

处方:蛇床子 90g,百部 30g,浸于 75% 酒精 7 日后,嘱用棉球涂搽面部瘙痒处,1 日 3 次。

二诊(9 月 23 日):瘙痒减半,唯颜面皮肤稍发暗。嘱其继续外用下去。

【按】 中医学称皮肤瘙痒症为"痒风",是一种无原发皮损的瘙痒性皮肤病。病因主要由"风、湿、热、毒"侵袭皮肤,致肌肤失养而致。蛇床子"敷疮止痒,洗螋癞"(《生草药性备要》),又可"煎汤浴大风身痒"(《日华子本草》)。百部具有"火炙浸酒空腹饮,去虫蚕咬,兼疥癣疮"(《本草拾遗》)的作用。

现代药理研究显示,百部酒精浸液对多种细菌及皮肤真菌有抑制作用。

上药相合而用,杀虫止痒;唯涂搽外用后易致皮肤色素沉着是其缺点。

第十节 湿疹

案1 真菌感染、湿疹 2022年春,上海因新型冠状病毒肺炎(简称新冠肺炎,后更名为新型冠状病毒感染)疫情流行,全市封闭,将近6月初才开始逐步解封恢复正常生活。5月底,为解决市民在疫情期间看病难的问题,上海市卫生健康委员会号召各大医院周末义诊,5月29日是著者第2次义诊时间,遇到以下患者网上求诊。朱男,77岁,2022年5月29日初诊。主诉:背部、左侧大腿、外踝及足跟泛发皮疹伴瘙痒1年余(有视频可见)。患者于2021年4月起,右足后跟部出现红色斑丘疹伴瘙痒、脱屑,延至10月去复旦大学附属华山医院皮肤科就诊,诊断为"真菌感染(?)、湿疹"。予夫西地酸乳膏、萘替芬酮康唑乳膏外用。右足皮疹有所改善,但左踝内侧又见新发红斑。10月再去华山医院皮肤科复诊时,诊断为"真菌感染"。外用药物调整为联苯苄唑乳膏(抗真菌)、索米新尿素乳膏。用药后,患者下肢皮疹瘙痒反见加重,并见有水疱新发,胸背部亦发出红疹,瘙痒致夜不能寐。舌红,苔薄白腻,脉细弦。嘱停用所有外用药膏,仅用中药内服并结合外治。

(1)外用方:马齿苋50g,白鲜皮30g,地肤子30g,蛇床子30g,五倍子15g,14剂;每日1剂煎汤外洗各处皮肤患处,不拘次数。

(2)内服方:黄柏12g,苍术12g,川牛膝12g,碧玉散15g(包煎),通草10g,地黄12g,黄芩12g,威灵仙12g,菖蒲12g,苦参12g,大黄10g,夜交藤30g,火麻仁30g,甘草12g,14剂。

二诊(6月10日):上海解除封闭,医院恢复正常门诊,患者来医院就诊。说服用以上中药并以中药外洗3日后即见显效,左下肢足跟处水疱已哑,用药5日水疱消失;背部红丘疹渐退,唯剩左踝外侧至大腿外侧皮肤多发性丘疹伴瘙痒。舌红,苔薄,脉细弦。

(1)外用方:初诊外洗方再加苦参30g,14剂。因之前只是每天在临睡前浸洗中药汤剂,故特嘱患者每日1剂煎汤涂搽外洗患处多次,不拘次数。

(2)内服方:薏苡仁30g,白蔻仁9g,厚朴12g,半夏12g,通草10g,碧玉散15g(包煎),竹叶10g,苍白术各12g,菖蒲12g,火麻仁12g,苦参12g,制何首乌

15g,威灵仙 12g,甘草 15g,14 剂。

三诊(6 月 28 日):用药 5 日后疹面收口,背部丘疹基本消失,左足跟部及左踝丘疹消失,原皮肤色素沉着处转为正常肤色,瘙痒几止,大便 2 日 1 次。舌偏嫩红,苔薄黄腻,脉细弦。

(1)外用方:马齿苋 60g,白鲜皮 30g,地肤子 30g,五倍子 15g,7 剂;每剂煎煮后用 2 日,用法同上。

(2)内服方:苍术 12g,黄柏 12g,川牛膝 12g,薏苡仁 30g,碧玉散 15g(包煎),火麻仁 30g,14 剂。

四诊(7 月 12 日):背部、左下肢及其足跟部湿疹丘疹均愈,仅偶有轻微瘙痒而已。舌嫩红,苔薄黄腻,脉细弦。今日血清过敏原检测结果均为阴性。

(1)外用方:马齿苋 60g,白鲜皮 30g,地肤子 30g,苦参 30g,7 剂。

(2)内服方:生地 30g,丹皮 12g,赤芍 12g,水牛角 30g(先煎),薏苡仁 15g,六一散 15g(包煎),火麻仁 30g,苍术 15g,土茯苓 30g,蝉衣 10g,14 剂。

随访(7 月 24 日):患者已停用所有内服、外用药物,皮疹消退痊愈,再无反复(图 2-1)。

【按】 无论西医诊断本案为湿疹也罢,真菌感染也罢,中医外治与内服双管齐下,治疗原则与方药基本相同。外用药为马齿苋、白鲜皮、地肤子、苦参、蛇床子,通常 30g 起用,马齿苋用量更需倍量;皮肤瘙痒溃烂有汁水渗出,故加五倍子收敛。内服药分别以三妙丸、三仁汤、四妙丸、碧玉散及犀角地黄汤加减,总以清热利湿、解毒凉血为治。窃以为,确保患者大便通畅是治疗皮肤瘙痒类疾病不可忽视之处,故用火麻仁润肠通便,必要时用大黄通腑。

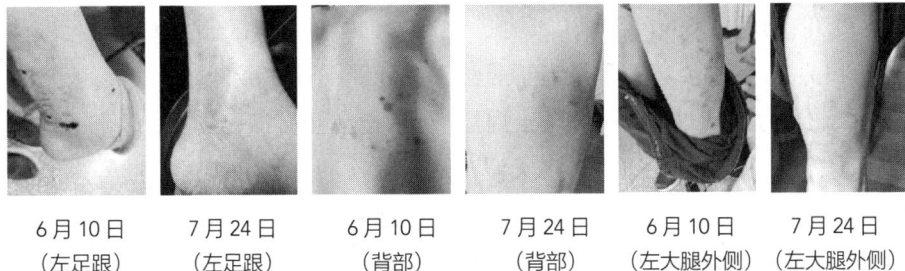

| 6 月 10 日
(左足跟) | 7 月 24 日
(左足跟) | 6 月 10 日
(背部) | 7 月 24 日
(背部) | 6 月 10 日
(左大腿外侧) | 7 月 24 日
(左大腿外侧) |

图 2-1 治疗前后左足跟部、背部及左大腿外侧部皮损对照

案 2 湿疹 陈某,18 岁,2022 年 6 月 17 日初诊。主诉:双手手指湿疹,皮肤粗糙,脱屑,结痂,色素沉着,有破溃、渗出,手背侧以食指、无名指为甚,手掌侧以无名指为甚(图 2-2)。其母在旁说,儿子双手湿疹已有 3 年,一般冬甚于夏,但近 1 年来开始加重,四季均出现双手指丘疹,破溃后流水流脓,痒痛不甚。舌淡红,苔薄,脉细弦。曾去本市华山医院皮肤科就诊,被诊断为"湿疹",予外用糖皮质激素类药膏,但因惧怕激素类药物副作用,弃而未用,今特前来寻求中医治疗。

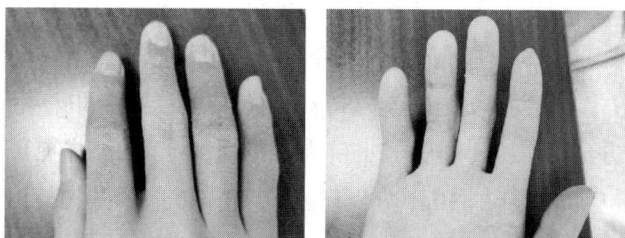

2022 年 6 月 17 日初诊

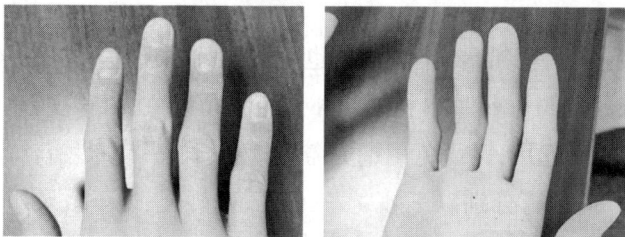

2022 年 7 月 29 日四诊

图 2-2 治疗前后双手手指湿疹皮损对照

处方:马齿苋 60g,苦参 30g,地肤子 30g,白鲜皮 30g,芒硝 5g,7 剂。每日 1 剂,嘱煎煮后去滓,将双手浸泡于药汁中数分钟,不拘次数。

二诊(6 月 24 日):中药浸洗 1 周后,右手指掌侧破溃已愈合,背侧手指脱皮减少,渗液亦减少。知患者每天浸洗 3 ~ 4 次、每次约 5 分钟,遂告患者浸泡次数与浸泡时间均不够,嘱其只要方便,每天将双手浸泡浸洗于药汁中达 7 ~ 8 次以上、每次浸泡尽量保持 10 分钟左右。再予前方 14 剂。

三诊(7 月 8 日):患者遵嘱用药,由于增加了浸泡次数和时间,患者自觉效果更加明显。顷诊左手皮损均已消失,右手仅背侧遗留少量脱皮。患者因要外出参加夏令营活动数周,已确认夏令营那边有煎药条件。前方去芒硝,再予21剂,浸洗方法同上。

四诊(7月29日):湿疹彻愈,两手各处毫无皮损,无痒痛等异样感觉,靓手如初(图2-2)。

【按】 本案单用外治法进行治疗,用药5味。起先欲用明矾,但药房无货;再找白矾,也没有;又找枯矾,也缺货;再找皮硝,药房还是没货。白矾是从明矾加工提炼而成的结晶。明矾煅后成枯矾。皮硝是由芒硝矿物加工而成的粗品。最后不得已,才用芒硝替代原本想用的明矾。

明矾、白矾、枯矾、皮硝、芒硝都是矿物质硫酸盐类,白矾主要含硫酸铝钾,有广谱抗菌作用,并有抗阴道滴虫作用。从中药药性来看,白矾味酸、涩,性寒,外用具有解毒杀虫止痒、胜湿敛疮的作用。芒硝为硫酸钠的天然矿物经精制而成的结晶体,主要成分是含水硫酸钠。芒硝经风化失去结晶水而成的白色粉末称玄明粉(元明粉)。窃以为,凡是含有硫酸盐类矿物,对湿疹具有渗出液特征者具有较好的胜湿敛疮作用。万一芒硝也缺货,还可选用五倍子。

案3 湿疹 周男,58岁,2022年8月16日初诊。主诉:胸、腰、背、臀等处皮肤发作湿疹瘙痒,已有1周余,见上述部位皮肤大面积遍布红色湿疹,瘙痒难忍,抓之渗液,继则疼痛。曾去西医医院口服抗组胺药物及外搽炉甘石洗剂,均无效果,湿疹反有蔓延并日益加重倾向。舌淡红,苔黄,脉细弦。

(1)外用方:马齿苋1 000g,生大黄500g,3剂。嘱用大锅将中药煎煮半小时后取汁,再加水煎煮第2次,去滓,把2次煎煮所得药汁倒入浴缸,再加入冷热水调至水温适中备用;先淋浴净身后,躺入浴缸,务必使汤液浸没全身尤其是患处,浸泡15~20分钟,最好能够做到1日浸泡2次。在家方便时,还可用浴缸中汤液反复敷洗患处,不拘次数。

(2)内服方:生地50g,水牛角50g,丹皮12g,赤芍12g,地肤子30g,白鲜皮30g,蝉衣10g,茜草12g,旱莲草15g,当归12g,蛇蜕12g,乌梅12g,五味子9g,防风12g,荆芥12g,金银花12g,连翘12g,马齿苋15g,7剂。

二诊(8月26日):服汤剂首日腹泻5次,电话指导其每剂内服药煎成后,分3~4份、服用2天,后腹泻止。患者感觉洗浴外用方疗效似胜于内服药。

每日在浴缸浸浴 4 次、每次约 15 分钟;浸浴之后即有止痒作用,全身舒爽,再无新发疹,疹色渐退。顷诊:胸、背、腰、臀处大面积大片红色湿疹已经全部消失,再无瘙痒疼痛,皮肤仅遗留个别小红点,病情基本痊愈。尚有 1 剂中药还没吃完,嘱其将药服完,毋庸再诊。

随访(10 月 7 日):此后湿疹痊愈。

【按】 据《同仁堂传说》,康熙曾得全身皮肤遍发红疹,奇痒无比,宫中御医均束手无策。康熙心情抑郁,微服出宫散心,信步走进一家小药铺,而药铺郎中只开了价格便宜的大黄,嘱咐煎汤沐浴。康熙心中虽有疑虑,但回宫后还是如法尝试,结果药浴后皮肤红疹竟然旋即消退,不过 3 日,皮肤病便痊愈了。为了感谢那位医术高明的郎中,康熙写下"同修仁德,济世养生" 8 个大字赠予,并嘱内务府衙资助那位郎中完成其心中所愿,建成一座大药堂,起名"同仁堂"。这便是同仁堂的来源。

本案药浴外用方除马齿苋、生大黄外,原本先还准备予地肤子和白鲜皮 2 味各 500g,因在电脑处方屏幕上显示白鲜皮价格较贵,而生大黄价格 0.29 元/3g,故减去了地肤子与白鲜皮这 2 味药。

《日华子诸家本草》云:"(大黄)并敷一切疮疖痈毒。"外用可使其药效直接作用于患处皮肤,发挥清热燥湿、解毒散瘀的作用,实为外治诸湿疮痒之良药。

内服药主要以奕安私方过敏煎为主,其中以犀角地黄汤清热凉血,体现了"治风先治血,血行风自灭"的治疗法则,但服用大剂量犀角地黄汤后易致腹泻,故采取减量服用为对策。

第十一节 嗜酸性粒细胞增多性皮炎

案 王某,男,76 岁,2020 年 10 月 15 日初诊。主诉:周身泛发暗红色斑丘疹已 1 年余,加重 4 个月。2019 年夏季出现周身皮疹,冬季好转;今年 6 月份周身皮疹再次发作加重,开始从下肢出现暗红色斑疹,渐向上蔓延至全身。刻下:双下肢膝以下皮损为甚,肿胀、糜烂、渗液、增厚、脱屑、色素沉着,瘙痒难忍(图 2-3);解衣查看见四肢、胸背均有皮损。纳差,大便 2 日一行,夜间因瘙痒而寐差,无发热。舌淡红微暗,苔少、有裂纹,脉弦滑。有慢性支气管炎病史 4 年,平时常咳嗽咳痰。实验室检查示嗜酸性粒细胞百分比及其细胞值均明显高于正常(图 2-4)。

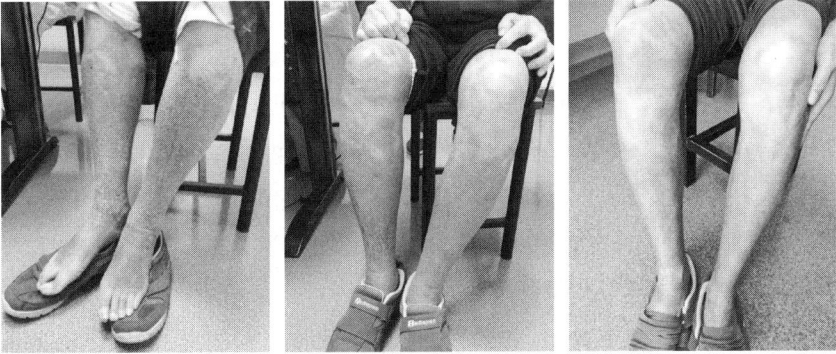

初诊(2020 年 10 月 15 日)　二诊(2020 年 10 月 22 日)　随访(2021 年 6 月 2 日)

图 2-3　治疗过程中下肢皮损的变化

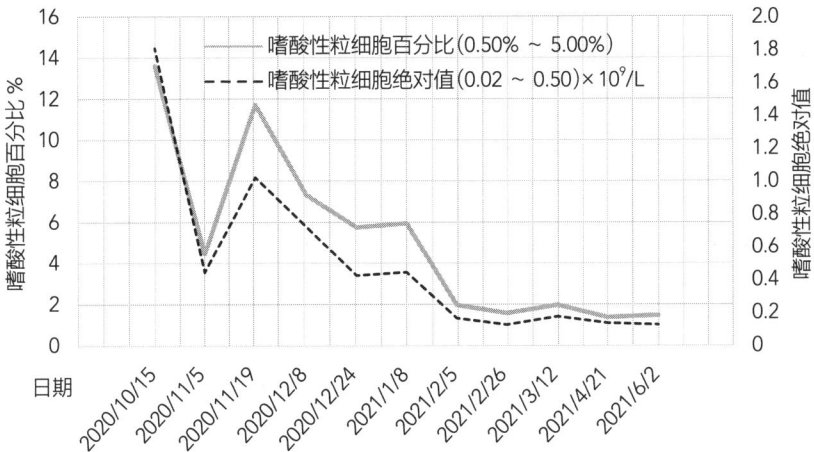

图 2-4　治疗过程中嗜酸性粒细胞百分比及其绝对值变化

此为重症皮肤病,本欲介绍给邻诊室皮肤科张主任诊疗。患者家属说:他们是听别的患者介绍后特意来找著者看的,说著者治好过此类患者。无奈接诊,但还是请皮肤科张主任过来会诊,诊断为"嗜酸性粒细胞增多性皮炎"。

由于病情顽固、病程较长,四诊合参后,采用内服加外治方法进行治疗,治疗原则拟清热解毒、凉血活血、祛风抗敏、除湿止痒为法。

(1)外用方:马齿苋100g,白鲜皮60g,地肤子60g,苦参30g,7剂;每日煎煮1剂,取药汁涂搽外洗,不拘次数。

(2)口服:水牛角50g(打碎),生地50g,丹皮12g,赤芍12g,玄参90g,金银花60g,当归60g,甘草30g,土茯苓30g,地肤子30g,白鲜皮30g,蝉衣9g,蛇蜕12g,旱莲草30g,茜草12g,制大黄12g,泽泻30g,车前草20g,车前子20g,防己15g,7剂。医嘱:①每剂煎煮2次、共得800ml左右,每日分4次服用;②保持大便通畅,如服药后大便稀溏、1日超过2次以上,则减去方内大黄;③停用所有其他内服与外用西药,纯用中药治疗。

二诊(10月22日):内服、外治仅1周,双下肢皮损明显好转,下肢肿胀基本消退,瘙痒几止,已无新发皮疹,无脱屑,无渗液(图2-3)。因药后大便稀溏1日一行,故2天后去大黄。舌脉同上。

(1)外用方:仍予上方7剂,嘱1剂使用2天。

(2)内服:以上内服方去制大黄、车前子,加猪茯苓各20g,14剂。

三诊(11月5日):患者因嫌内服药汁量多,遂自行减半,1剂分2日服用。周身皮损持续好转之中,无脱屑、渗液、肿胀,偶有瘙痒,皮肤干燥,上肢及背部色素沉着进一步较少。大便成形。伴随着皮肤症状改善,嗜酸性粒细胞百分比及其细胞值也均已迅速恢复正常(图2-4)。

(1)外用方:今起停用外洗方。

(2)内服方:二诊内服方将车前草、猪茯苓、泽泻减为15g,7剂(合家中剩余7剂共14剂)。

四诊(11月19日):近3～4天病情似有反复,双下肢及右肘部皮肤瘙痒又起,因搔抓后渗液,小腿微肿;而背部皮损已愈。近来咳痰稍多,色白。舌微暗红,苔少,裂纹,脉弦滑。嗜酸性粒细胞百分比及其绝对值有所反弹增高(图2-4)。

(1)外用方:初诊外用方7剂,1剂使用2天,用法同前。

(2)内服方:当归12g,甘草12g,车前草30g,加杏仁9g,白豆蔻9g,生薏仁

30g,半夏 12g,滑石 30g(包煎),威灵仙 12g,石菖蒲 12g,夜交藤 20g,火麻仁 12g,7 剂,每日 1 剂。

五诊(11 月 26 日):恢复内外合治后,下肢瘙痒明显减轻,并无新发皮疹,胫前皮肤稍有渗液,上肢、胸背皮损已无渗出。咳痰减轻三分之二。舌微暗红、苔净、裂纹、水滑,脉弦滑。

(1)外用方:马齿苋 60g,白鲜皮 30g,地肤子 30g,蛇床子 30g,苦参 30g,14 剂;每日 1 剂外洗同上。

(2)内服方:水牛角 50g,生地黄 50g,赤芍 12g,丹皮 12g,甘草 12g,旱莲草 30g,玄参 30g,土茯苓 30g,白鲜皮 15g,地肤子 15g,蛇蜕 12g,乌梅 12g,龙葵 12g,石菖蒲 12g,苍术 12g,黄柏 12g,薏苡仁 30g,防风 12g,炙麻黄 3g,14 剂。

【按】 本案初诊口服方以大剂量犀角地黄汤、四妙勇安汤加味,早期看来主要是外用方在起作用。何以见得? 三诊停用外用方后,四诊时皮炎病情似有加重,且嗜酸性粒细胞百分比及其绝对值有所反弹增高(图 2-4);四诊再度启用外洗方后,五诊时病情又见明显减轻。

因著者患病住院,五诊以后由蒋健名中医工作室联合门诊师承学员孙玄尘医师在以上治疗原则上继续诊治至 2021 年 7 月 11 日,正值出梅酷暑之际,患者前来复诊,但见原皮损处仅见色素沉着,且较以往更显淡化,毫无新发皮疹(图 2-3)。血液嗜酸性粒细胞绝对值从 2020 年 12 月底起下降至正常,而嗜酸性粒细胞百分比则稍晚至 2021 年 2 月恢复正常(图 2-4)。其间肝肾功能检查均在正常范围。本案 2019 年夏季发病,2020 年 6 月初夏病情复发,自采用纯中医内外合治后,疗效满意,无副作用,似能遏制病情复发。

第十二节 脱发

案 1 史女,32 岁,2019 年 8 月 26 日初诊。主诉:脱发 10 余年,现加重 2 个月。梳头时头发脱落明显,伴面色萎黄,乏力,有贫血病史。舌淡红,苔薄白,脉细。

处方(参见第三章"验方复验"第一节"云鬓饮治脱发"):女贞子 12g,旱莲草 12g,菟丝子 12g,当归 12g,生地黄、熟地黄各 15g,藕节 30g,侧柏叶 15g,木瓜 9g,羌活 9g,生黄芪 30g,枸杞子 12g,14 剂,水煎服。

二诊(9 月 9 日):脱发依旧。原方续服 14 剂。

三诊(9 月 23 日):脱发未见明显改善,近日寐差,舌脉同上。

(1)外用方(奕安私方**重桑汤**):桑白皮 30g,桑叶 30g,7 剂;煎煮后去滓外用洗头,每日 1 次。

(2)口服方:原方再加桑白皮 15g,酸枣仁 15g,合欢皮 30g,14 剂,水煎服。

四诊(10 月 7 日):脱发明显减少。再予三诊外用方与口服方各 14 剂。

案 2 顾女,40 岁,2020 年 8 月 27 日初诊。主诉:脱发 13 年,发量减少,发层变薄。近半年来月经量少,2 ~ 3 天即止,月经延后 6 ~ 10 天,经前乳房疼痛,末次月经 2020 年 8 月 19 日。2020 年 7 月 15 日上海仁济医院妇科超声检查示:子宫内膜增厚,宫内增强回声(大小 9mm×10mm×15mm),性质待查,右侧卵巢囊性增大。舌淡红,苔白,脉细弦。

(1)外用方**重桑汤**:桑白皮 30g,桑叶 30g,14 剂;外用洗头,方法同上,每日 1 次。

(2)口服方:生地 15g,女贞子 12g,旱莲草 12g,当归 30g,菟丝子 12g,木瓜 9g,羌活 6g,侧柏叶 15g,藕节 30g,枸杞 12g,益母草 30g,赤芍 12g,川芎 9g,桃仁 9g,红花 9g,莪术 9g,三棱 9g,14 剂,水煎服。

二诊(9 月 10 日):脱发尚未有明显改善,预计 1 周后将来月经,舌脉同上。

(1)外用方**重桑汤**:桑白皮 30g,桑叶 30g,7 剂;外用洗头,方法同上,每日 1 次。

(2)口服方:上方生地增至 18g,川芎、桃仁、红花、莪术、三棱各增至 12g,14 剂,水煎服。

三诊(9 月 24 日):脱发进一步减少。9 月 17 日月经至,月经无延后,经前乳痛程度减轻,经量仍少,舌脉同上。后继续调治月经。

案 3 龚女,28 岁,2020 年 8 月 27 日初诊。主诉:脱发 8 年。脱发量多,毛发变薄,自诉晨起枕上皆是头发,头发油腻,头皮瘙痒,需每日洗发,复旦大学附属华山医院皮肤科诊断为"脂溢性脱发",予口服药及洗发剂治疗未见好转。平素月经提前 7 ~ 8 天,量少,痛经甚。舌淡红,苔薄白,舌下静脉迂曲,脉细弦。

(1)外用方**重桑汤**:桑叶 30g,桑白皮 30g,14 剂;煎煮取汁,外用洗头。

(2)口服方:生熟地各 12g,当归 30g,川芎 12g,赤白芍各 12g,桃仁 12g,红花 12g,益母草 30g,半夏 12g,14 剂,水煎服。

二诊(9 月 10 日):脱发未有明显减少,经间期少量褐色物,伴少腹隐痛,舌淡红,苔黄,脉细弦。

(1)外用方**重桑汤**:桑叶 30g,桑白皮 30g,7 剂;外用洗头,方法同上。

(2)口服方:生熟地各 15g,当归 30g,枸杞 12g,女贞子 12g,旱莲草 12g,菟丝子 12g,侧柏叶 15g,藕节 30g,木瓜 9g,羌活 9g,川芎 12g,赤芍 12g,益母草 30g,黄芩 12g,14 剂,水煎服。

三诊(9 月 24 日):脱发减少,9 月 16 日月经至,经量较前增加,少腹隐痛,睡眠改善,乏力,舌脉同上。

(1)外用方**重桑汤**:桑叶 30g,桑白皮 30g,21 剂;外用洗头,方法同上。

(2)口服方:前方去黄芩,加桃仁 12g,丹皮 12g,艾叶 12g,炮姜 12g,21 剂,水煎服。

【按】 外用方为奕安私方重桑汤,由桑叶、桑白皮 2 味药组成。《本草纲目》载桑叶"治劳热咳嗽,明目长发,止消渴"。《备急千金要方》中治头发不长的方剂以桑叶为主药。民间也有以桑叶单味药煎汤洗头治脱发者。桑白皮,《本草纲目》谓其外用"烧取汁涂头,黑润鬓发""煮汁染褐色,久不落"。动物实验结果提示:桑白皮浸出物能缩短毛发的休止期,诱导生长期毛囊生成的作用。根据著者经验,桑叶与桑白皮相伍外用,对于防脱发、促生发有较好的疗效。

发为血之余。基于肾藏精、精化血、肝藏血理论,毛发的生长脱落、润泽枯槁与肝肾关系密切,脱发多由肝肾不足、血海亏虚、阴精虚耗,致阴血不足不能上荣毛发,发失所养,故治疗脱发多从补益肝肾、养血填精入手。案 1 所用口服方为奕安私方云鬓饮,具有滋补肝肾阴血及生发防脱的功效,一般需较长时日坚持服用才见效。案 1 起初单服用云鬓饮效果不显,自加外用重桑汤后,脱发始少,表明重桑汤防治脱发有一定疗效。

第十三节　舌面巨型溃疡

案　孙女,75 岁,2018 年 3 月 22 日就诊。主诉:舌体溃疡疼痛 1 个月余。查见舌体左侧有一直径约 20mm 不规则溃疡灶,边缘充血,上覆黄白糜烂黏膜,时头晕乏力,纳食欠佳,便干,舌淡红,苔薄,脉细弦。患者于 2016 年 1 月发现食管癌伴纵隔淋巴结转移,家属考虑患者年高体弱,2017 年 12 月 28 日来此采用中医保守治疗。2017 年初出现进食吞咽困难,形体消瘦,面色枯槁,经健脾补气、理气和胃、化痰散结治疗后,精神好转,体重 3 个月增加 1kg,噎膈症状有所减轻,但进食固体食物仍有一定困难,胸膈时有疼痛。

(1)外用方:黄连 12g,儿茶 3g,五倍子 15g,3 剂;水煎成 200ml,频频含漱后吐出,不拘次数。1 剂使用 2 日。

(2)口服方:蜈蚣 2 条,天龙 12g,水蛭 9g,杏仁 12g,桃仁 12g,火麻仁 30g,当归 15g,生地 12g,竹叶 12g,川石斛 15g,黄柏 12g,甘草 12g,肿节风 15g,焦三仙各 12g,14 剂,水煎服;1 剂服用 2 日,计服用 1 个月。

二诊(4 月 30 日):舌溃疡面积有所缩小,仍有疼痛;余无特殊不适。舌淡红,苔薄黄,脉细弦。

(1)外用方:黄连 12g,儿茶 6g,五倍子 15g,14 剂;频频含漱同上,1 剂使用 2 日。

(2)口服方:防风 12g,升麻 12g,山栀 12g,白芷 12g,茯苓 12g,川石斛 15g,甘草 12g,藿香 12g,肿节风 30g,黄芩 12g,苍白术各 9g,厚朴 12g,黄连 9g,生地 12g,14 剂,水煎服;1 剂服用 2 日,计服用 1 个月。

三诊(5 月 28 日):舌溃疡已愈,仅留有瘢痕而已,舌面不再疼痛,无碍饮食。此后单以口服方治噎膈病。

【按】　舌疮一般单发或多发,常反复发作,但本案以前并无反复发作病史;另与一般口腔溃疡或舌疮不同之处在于,本案舌体溃疡面积特别巨大。从治疗经过来看,似可排除食管癌的舌面转移。

《圣济总录》:"口疮者,心脾有热,气冲上焦,熏发口舌,故作疮也。"口舌生疮多属心脾热盛,本案即与心火上炎、脾胃湿热有关。由于患者一直以治疗噎膈病(食管癌)为主,3月22日针对口疮内服药辅以导赤散加黄柏、肿节风为主以清火燥湿;同时加用黄连、儿茶、五倍子煎汤含漱外用,以清热燥湿、敛疮生肌。

次诊时舌面溃疡有所缩小,但仍疼痛。舌疮长期不愈,影响进食和语言,故4月30日起内服外用专治舌疮。处方以口疮饮(参见第三章"验方复验"第二节"口疮饮治口疮")合平胃散加味,清胃热、燥脾湿;同时继续用外用方含漱,5月底时巨大舌疮已痊愈。

本案舌体溃疡巨大,噎膈进食困难,舌疮疼痛影响进食,联合内服外用双管齐下治疗舌疮,取效明显。外用漱口方用黄连、儿茶清热解毒,加五倍子收湿敛疮生肌。五倍子所含的鞣酸接触皮肤黏膜溃疡后,可凝固其组织蛋白质,形成一层被膜而呈收敛作用,对金黄色葡萄球菌和大肠杆菌亦有抑制作用。儿茶的有效成分鞣质有收敛、消肿、止痛功效,所含槲皮素具有抑制病原微生物的作用,对革兰氏阳性球菌、革兰氏阴性杆菌及真菌均有良好的抑制作用。黄连的现代药理研究多集中在对胃肠黏膜的保护作用,对口腔黏膜并无相关论述,基于黄连有抗菌、抗病毒功效,能抑制炎症因子产生,提高胃肠黏膜屏障功能、改善胃肠黏膜血流供应、调节自主神经系统功能、抗脂质过氧化等,推测黄连对口腔黏膜有一定保护及修复作用。

第三章

验方复验

验方概指临床实践证明确有疗效的药方。流传于民间的验方称民间验方。秘方是指少为人知、秘密相传的验方。从祖上传授下来的称祖传秘方。偏方通常概指未见于历代医药典籍记载,来源不明,但流传于民间的药方,也称民间偏方,一般组方简单,就地取材。有些偏方药味不多甚至就是单方独味,组方奇特,故又有小偏方、便方、土方等别称。以上划分是相对而言的,例如,偏方被反复证实其疗效者,或可转型升格为验方,一些验方就是从偏方提炼发展而来的。

近30多年来,出版了很多中医验方、秘方、偏方类书籍,来源于20世纪八九十年代中医药学杂志以及那个时期出版书籍所载验方,其疗效相对还比较靠谱些。越是近些年冒出的验方,越少淳朴而多浮躁。由于这类书籍对读者及一般民众很有吸引力,编者遂四处收罗,辗转抄袭,剪贴拼接,不加甄别,鱼目混珠,良莠不齐,基本未经编者亲自实践。为医者对这类方书欲罢不能,希望从中淘宝,能使自己在短时间内掌握绝技,比及验之于临床,或灵或不灵,失望者居多,亦不足为怪矣。

学院派专家告诫大众:不可一味偏信验方的神奇疗效,应在医生的指导下运用,如若不然,可能会造成不良后果云云。实际专家本人也不甚了解那些验方,难以进行有效的指导。著者就不时会遇到一些患者怀揣验方偏方前来咨询,也只能报以一脸的疑惑。

对于验方,我们既没有理由无端怀疑而轻易否定,也没有理由不分青红皂白而轻易相信,必须经过临床验证才能得出客观可靠的结论。基于以上理念,本章主要介绍治疗脱发的云鬓饮、治疗口疮的口疮饮、治疗阳痿的亢痿灵及治疗疝气的消疝汤等验方的临床验证过程。只有通过临床验证,才能去伪存真,使确有良效的验方再度曝光,以便让更多的同道知道,让更多的患者受益。

第一节　云鬓饮治脱发

一、方剂来源及其命名

著者于 2001 年 5 月在上海中医药大学图书馆内医学书店购得《实用民间土单验秘方一千首》,此书由孟昭全等主编,中国中医药出版社出版,初版于 1993 年 9 月。当时随手一翻,见其中记载有一首治疗脱发的方剂,关于其疗效的语气相当自信,遂付款购入,期待验诸临床。

治疗脱发验方药物组成:生地 18g,菟丝子 12g,枸杞 12g,女贞子 12g,何首乌 12g,当归 12g,柏子仁 12g,侧柏叶 12g,藕节 30g,川羌活 6g,木瓜 9g。

制用法:每日 1 剂,7 天为一疗程。见新发生长时,每剂药加黄芪 18g。

疗效:2 个疗程见新发生长,4 个疗程恢复正常。

原书无方名及功效说明,著者姑且命其方名为"云鬓饮",裁定其功效主要为补肾生发。

后来通过阅读文献知道,与云鬓饮组成药物相似、也是治疗脱发的方剂有"生发饮",生发饮由辽宁省大连市第三人民医院周鸣岐教授所创,该方由生地 20g,熟地 20g,当归 20g,制首乌 25g,侧柏叶 15g,旱莲草 20g,黑芝麻 30g 组成。其在 1981 年《生发饮治疗脱发 30 例的临床体会》报道中介绍以该方治疗脱发 7 例痊愈,23 例好转;其后又在 1984 年发表了《生发饮新剂型治疗脱发 192 例临床观察》,验证生发饮的总有效率为 94.27%。

通过对比可知,云鬓饮与生发饮相同的药物为生地、当归、制首乌、侧柏叶,生发饮还有熟地、旱莲草、黑芝麻,云鬓饮还有女贞子、枸杞、菟丝子、柏子仁、藕节、川羌活、木瓜。著者对云鬓饮的临床疗效进行了验证。

二、验案举隅

案 1　范女,45 岁,2011 年 9 月 13 日就诊。主诉:脱发 1 年余,加重 1 个月,梳头或洗发时头发大把脱落,头发已变稀少,已可明显见到头皮;伴头皮痒,心烦,精神紧张,颈部双侧淋巴结肿痛。舌暗红,苔薄,脉细弦。

云鬓饮加味：生地18g，菟丝子12g，枸杞子12g，女贞子12g，制首乌12g，当归12g，柏子仁12g，侧柏叶12g，藕节30g，羌活9g，木瓜9g，旱莲草12g，蒲公英40g，7剂。

二诊(9月20日)：服上药后颈部淋巴结肿痛有所减轻，但脱发未见显著改善，舌脉同上。原方再加夏枯草30g，7剂。

三诊(9月23日)：脱发稍有改善，颈部淋巴结肿痛似有加重，原方加白芥子9g，泽漆9g，28剂。另予桑白皮30g，14剂，嘱煎汤趁温外洗，尽量将药汁接触头皮20分钟，隔日1次。

随访(2014年10月7日)：因他疾再来求诊时，云服完以上28剂药后，即按二诊方继续服用了120剂，终觉脱发明显减少。后按此处方药水泛成丸，一直坚持服用至今，已有3年。服至1年多，脱发止，且头发渐有新生，再无脱发。

案2 何女，28岁，2011年10月21日就诊。主诉：脱发年余，诉使劲摇头即有头发脱落，腰酸，嗳气。舌淡红，苔薄，舌下静脉迂曲，脉细弦。脱发、腰酸为肾亏。

云鬓饮加味：生地20g，菟丝子12g，枸杞子12g，女贞子12g，制首乌12g，当归12g，柏子仁12g，侧柏叶12g，藕节30g，羌活9g，木瓜9g，旱莲草12g，木香12g，槟榔15g，枳实5g，旋覆花9g，14剂。

二诊(11月18日)：自行续方7剂，共服药21剂，现脱发减少，腰酸减轻，嗳气仍有，近日睡眠欠佳，舌脉同上。原方去木香、槟榔、枳实、旋覆花，加酸枣仁15g，夜交藤30g，合欢皮15g，7剂。

三诊(11月25日)：脱发进一步减少，腰酸、嗳气止，唯睡眠依旧不佳，舌脉同上。守上方续予14剂。

四诊(12月9日)：近日无脱发，睡眠转佳。今转治他症。

案3 王男，41岁，2011年12月30日就诊。主诉：脱发5年余，近来加重，顷诊见头发稀少，发质油腻，伴腰酸背痛，神疲乏力，睡眠欠佳，梦多。舌淡红，苔薄，齿痕，脉细弦。肾亏型脂溢性脱发。

云鬓饮加味：生熟地各12g，菟丝子12g，枸杞12g，女贞子12g，首乌12g，当归12g，柏子仁12g，侧柏叶15g，藕节30g，羌活6g，木瓜9g，旱莲草12g，杜仲30g，枣仁15g，生龙牡各30g，桑白皮15g，14剂。

二诊(2012年2月7日):元旦春节期间自行停药,迟至今日复诊。诉服上药后脱发有所减少,发质不油,腰酸减轻,睡眠改善。舌红,质胖,齿痕,苔薄,脉细弦。效不更方,14剂。

三诊(2012年7月10日):脱发进一步减少近无;因自觉不再脱发,故未复诊。今因觉腰酸痛,睡眠欠佳,少许脱发。舌嫩红,齿痕,苔薄,脉细弦。

云鬓饮加减:生熟地各12g,菟丝子15g,枸杞12g,女贞子12g,制首乌12g,当归15g,柏子仁12g,侧柏叶15g,藕节30g,羌活6g,旱莲草12g,杜仲30g,党参15g,枣仁15g,14剂。

随访(2013年8月):三诊方计服42剂,脱发明显减少,偶有脱发而已,几近正常状态。

案4 江女,39岁,2013年9月1日就诊。主诉:脱发数年,近来加重。伴怕冷,腰膝酸软,耳鸣,听力下降,目干,晨起口苦,白带色黄为豆腐渣样。舌偏红,苔薄,脉细弦。妇科阴超检查示子宫直肠窝积液15mm×9mm;白带检查示白细胞(++)。

云鬓饮加味:生地18g,枸杞12g,女贞子12g,制首乌12g,当归12g,柏子仁12g,侧柏叶12g,藕节30g,羌活6g,木瓜9g,旱莲草12g,杜仲15g,薏苡仁30g,败酱草20g,刘寄奴15g,蒲公英30g,14剂。

二诊(10月4日):脱发改善不甚明显,余症稍有改善,舌脉同上。原方再予14剂。

三诊(10月18日):本周始觉脱发有所减少,但白带较多,舌脉同上。上方去败酱草、刘寄奴、蒲公英;加黄柏15g,苍术12g,地榆15g,虎杖30g,7剂。

四诊(11月1日):脱发进一步减少,口苦止,腰酸改善,白带明显减少,舌偏红,苔薄,脉细弦。原方加黄连9g,14剂。

五诊(11月15日):脱发续减,腰酸止,白带几无。今添诉双侧乳腺小叶增生疼痛,余无不适,舌脉同上。初诊方加橘核15g,荔枝核15g,14剂。

六诊(11月29日):脱发止,乳痛止,白带止。

案5 郭男,33岁,2014年8月1日就诊。主诉:近来因工作压力大导致出现脱发,顷诊见头顶发量稀少,依稀可见头皮,伴有脂溢,扪之腻手,平素常觉腰酸背痛,神疲乏力,时有自汗。舌嫩红,苔薄,脉细弦。肾亏型脂溢性脱发。

云鬓饮加减：生地 20g，菟丝子 15g，枸杞 12g，女贞子 12g，当归 12g，柏子仁 12g，侧柏叶 15g，藕节 30g，羌活 6g，木瓜 9g，旱莲草 12g，杜仲 15g，川断 12g，生黄芪 15g，7 剂。

二诊（8 月 8 日）：脱发稍有改善，腰酸背痛、自汗明显缓解，唯觉神疲乏力，舌脉同上。原方生黄芪增至 30g，14 剂。

三诊（8 月 26 日）：服毕上药，脱发明显减少，精神转佳。

三、临床运用体会

肾藏精，其华在发，肝藏血，发为血之余，故脱发多为肝肾亏虚所致。清代顾世澄《疡医大全》云："发乃血之余。焦枯者，血不足也。忽然脱落，头皮多痒，须眉并落者，乃血热生风，风木摇动之象也。病后疮后产后发落者，精血耗损，无以荣养所致也。"可见除肝肾亏损外，脱发还与气血亏虚、气滞血瘀、风热血燥等病机有关。此外，脱发有遗传因素，与精神压力大、脂溢性皮肤也有关系。清代汪宏《望诊遵经》谓："经血气盛，则美而长；气多血少，则美而短；气少血多，则少而恶；气血俱少，则其处不生；气血俱热，则黄而赤；气血俱衰，则白而落；察其经络之部位，可知其经络之血气矣。"其按气血盛衰分论各式头发，难免有强求对仗排比之嫌，可备此参考。

云鬓饮以生地、菟丝子、枸杞、女贞子、何首乌、当归、柏子仁补益肝肾，侧柏叶、藕节凉血止血，川羌活、木瓜祛风胜湿，柏子仁还能养心安神。本方重点在于滋阴养血、补益肝肾，其次似在于凉血，恐血热使毛发不固也，侧柏叶是云鬓饮中关键性的药物。

众所周知，侧柏叶具有凉血止血作用，但易忘却此药还有化痰止咳作用，更少知道侧柏叶治疗脱发有特效。自古以来多有用侧柏叶治疗脱发者（有外用，有内服），故侧柏叶实为云鬓饮治疗脱发之要药，不可或缺。侧柏叶中总黄酮成分的药理作用主要在于激活毛母细胞和促进血液循环，使毛发生长能力衰退的毛囊复活和促进血液循环后补充营养成分而发挥出养发、生发的作用。周鸣岐教授所创生发饮以及其他一些治疗脱发的验方也多含有侧柏叶，绝非偶然。

藕节同侧柏叶一样也是作用于血分的药，具有收敛止血的作用。但其对毛发生长的现代药理作用不详。

羌活、木瓜祛风胜湿药在云鬊饮中的意义未明，似乎不用羌活、木瓜也能取效；但是倘若患者属于脂溢性脱发，或具有脂溢性皮炎，体内有蕴湿或湿热内蕴者，则似有必要用羌活、木瓜祛风渗湿，必要时还可掺入黄芩、桑白皮等清热药。

何首乌确是补肝肾之阴治疗脱发的佳品，鉴于近年发现其药物性肝损伤较多，在治疗过程中需要观察肝功能。由于治疗脱发的疗程一般较长，更需关注何首乌有无肝损副作用。如运用云鬊饮在较短时间内初见成效后，即宜减去何首乌；对于肝脏功能欠佳、老年或有过敏体质者，宁弃何首乌不用。

以上案 2 ~ 案 5 都伴有腰膝酸软或神疲、耳鸣等肝肾亏虚之象，肝肾亏虚确是脱发的常见病机。云鬊饮以补肝肾为主，但通过适当配伍，并不妨碍其用于脱发兼有湿热内蕴（如案 4 口苦、带黄）或痰瘀热毒蕴结（如案 1 颈淋巴结肿痛）者。脱发者不具典型肾亏证候（如案 1），亦可用云鬊饮进行治疗。

关于疗程，书云服用 2 周即可见新发生长，4 周可使脱发止住。从上面案例来看，有服药 2 ~ 3 周见效者，有服药 3 ~ 4 周见效者，更有需要更长疗程才能见效者（如案 1、案 4）。虽然云鬊饮疗效有夸大之嫌，但仍不失为是一首治疗脱发的良方。

◆ 参考文献 ◆

[1] 周鸣岐 . "生发饮"治疗脱发 30 例的临床体会 [J]. 中医杂志，1981，22（5）：40-41.

[2] 周鸣岐 . "生发饮"新剂型治疗脱发 192 例临床观察 [J]. 辽宁中医杂志，1984，（2）：26-27.

第二节　口疮饮治口疮

一、方剂的背景及其来龙去脉

宋代钱乙《小儿药证直诀》载一方名曰泻黄散,又名泻脾散,由防风、藿香、栀子、石膏、甘草组成。明代皇甫中《明医指掌》载一方名曰金色泻黄饮,由升麻、防风、白芷、石斛、甘草、黄芩、半夏、枳壳组成。明代王肯堂《证治准绳》载一方名曰泻黄饮子,其药物组成及功效主治与金色泻黄饮完全相同。《明医指掌》为皇甫中撰注、王肯堂订补、邵从皋参校,因此有理由认为王肯堂《证治准绳》泻黄饮子即《明医指掌》金色泻黄饮。清代汪昂《医方集解》(1682年)引钱乙方之泻黄散由升麻、防风、白芷、黄芩、半夏、石斛、甘草、枳壳组成。从以上可以看出,无论是《明医指掌》金色泻黄饮,还是《证治准绳》泻黄饮子,或是汪昂《医方集解》所引之泻黄散,方源相同。

曹洪欣先生于1990年在《湖北中医杂志》发表了《中药治疗顽固性口疮24例》一文,治疗基础方乃由升麻15g,防风10g,山栀15g,白芷10g,茯苓10g,石斛10g,甘草10g共7味药物组成,原文未提方名,但云由泻黄饮子化裁而得。显而易见,此方由《证治准绳》泻黄饮子、《明医指掌》金色泻黄饮、《医方集解》所引之泻黄散去黄芩、半夏、枳壳,加山栀、茯苓而成(表3-1)。因其治疗口疮疗效颇佳,今著者特将其命名为"口疮方"。

表 3-1　口疮饮相关方剂及其药物组成

方名	药物组成										
泻黄散		防风			甘草				栀子	石膏	藿香
金色泻黄饮	升麻	防风	白芷	石斛	甘草	黄芩	半夏	枳壳			
泻黄饮子	升麻	防风	白芷	石斛	甘草	黄芩	半夏	枳壳			
汪昂泻黄散	升麻	防风	白芷	石斛	甘草	黄芩	半夏	枳壳			
口疮饮	升麻	防风	白芷	石斛	甘草				栀子	茯苓	

以上方剂皆适用于脾胃伏火蕴热所致的口腔类病证,包括口疮、口臭、牙龈肿痛、腮肿流涎、走马牙疳,牙宣出血、脾热弄舌等症。五行脾土色黄,泻黄即泻脾热。口疮饮组成药物主要有以下药性。

(1)升麻:具有清热解毒作用,治口疮有效验。《神农本草经》载其"味甘,平。解百毒,辟温疾、障邪"。古籍以升麻治疗口疮的记载十分多见,如《药性论》谓其"除心肺风毒热壅闭不通,口疮,烦闷";《证类本草》载"今医家以治咽喉肿痛,口舌生疮,解伤寒头痛,凡肿毒之属殊效";《保婴撮要》云"东垣清胃散,治胃经有热,牙齿作痛,或饮冷作渴,口舌生疮,或唇口肿痛";《名医别录》谓"升麻主中恶腹痛,时气毒疠,头痛寒热,风肿诸毒,喉痛,口疮"。《外台秘要》11 首口疮方中竟有 7 首含有升麻。升麻治疗口疮的作用值得加以重视。

(2)防风:具有祛风疏热、胜湿止痛作用。《寿世保元》谓"口疮者,脾气凝滞,加之风热而然也";《本草纲目》谓防风"去上焦风邪"。在《医学传心录》泻黄散、《证治准绳·类方》升麻饮、《赤水玄珠》升麻散等方中常见防风与山栀和/或升麻合用同治口疮。口疮反复发作,来去无常,其病性具有"风邪"善行数变的特性,而防风及下面所述之白芷均有疏散风邪的作用。

(3)白芷:具有散风除湿,消肿止痛,排脓生肌作用。《本草纲目》谓其行手足阳明、入手太阴肺经,"如头、目、眉、齿诸病,三经之风热也;如漏、带、痈疽诸病,三经之湿热也;风热者辛以散之,湿热者温以除之。为阳明主药,故又能治血病、胎病,而排脓生肌止痛"。《本草正义》谓"白芷……最能燥湿,湿热者温以除之,故排脓生肌止痛"。《外科十法》防风汤即以防风、白芷等治疗痈疽最难收口者。口疮疮面糜烂渗出,白芷既可燥湿又能生肌而促进疮面愈合,兼有疏散阳明风热之功效。

(4)栀子:具有泻火除烦、清热利湿、凉血解毒作用。山栀清热泻火对口疮有效,《普济方》载栀子汤可治疗"口疮、咽喉中塞痛,食不得"。《本草经疏》谓其能"泻一切有余之火"。《医学启源》谓其能"疗心经客热,除烦躁,去上焦虚热,治风"。《医宗金鉴·大人口破》载治疗口疮内服凉膈散、外搽赴筵散,两方均用到山栀。山栀与升麻合用,共奏清泻脾胃伏火积热之功,治疗口舌生疮的升麻柴胡汤(朱丹溪《丹溪手镜·舌》)及清胃泻火汤(龚廷贤《寿世保元》)亦均见到山栀与升麻合用的情况。

(5)**甘草**:具有补脾益气,清热解毒作用;生用能治痈疽疮疡。《汤液本草》谓甘草"消五发之疮疽,与黄芪同功"。《金匮要略方论》以甘草泻心汤治疗狐惑病蚀于上者,现多用甘草泻心汤治疗复发性口腔溃疡,显示出较好的疗效。著者在临床体会到,甘草是治疗口疮十分重要的一味药,甚至不可或缺。

(6)**茯苓与石斛**:具有健脾渗湿,宁心补脾作用。石斛益胃生津,养阴清热,口疮之证多火热致病,其反复发作尚与正气不足密切相关,石斛扶正祛邪堪当此用。茯苓、川石斛健脾和胃,益气养阴生津,在渗湿清热祛邪的同时兼顾扶正,十分适合反复发作性口疮的发病机制。

综上,口疮方药味精简,组方严密,具有疏风清热、泻火解毒、燥湿生肌、益气养阴生津的功效,既祛邪又扶正。

口疮是一种反复发作性难治性疾病,是症虽小,治疗颇为棘手。据曹氏报道,以此口疮方治疗24例顽固性口疮,服药3～15剂后全部治愈;1年内仅3例复发,但其复发主症较以前减轻,且发病间隔时间延长。初看此方组成药物貌不惊人,经著者长年临床运用,验证其治疗口疮的疗效非凡,值得推荐。

口疮溃疡口周常见红肿、水肿或有渗出液,著者在口疮饮基础上再加车前子和苍术加强渗湿,此奕安私方命名为"车苍口疮饮"(口疮饮加车前草、苍术)。

二、验案举隅

案1 黄女,59岁,2011年11月4日就诊。主诉:口疮反复发作7年余。近日口疮新发,疼痛不适。舌淡红,苔薄,脉细弦。

车苍口疮饮:升麻15g,防风12g,山栀子15g,白芷12g,茯苓12g,川石斛15g,甘草12g,车前草30g,苍术9g,7剂。

二诊(11月11日):口疮愈,无新发口疮。顷诊头胀头晕,舌脉同上。原方加川芎15g,肉桂3g,7剂;另予螺旋藻胶囊2盒,每次2粒,每日2次,口服(下同)。

三诊(12月9日):近因过度劳累,口疮又有新起,并觉胸闷胸痛不适。舌淡红,苔薄,脉细弦。初诊方车苍口疮饮再加当归12g,白芍12g,川芎12g,丹参30g,红花9g,桃仁12g,川断9g,金银花12g,7剂;续予螺旋藻胶囊服用。

随访(2012年5月):此后一直未再有口疮新发,持续服用螺旋藻胶囊中。

案2 叶男,59岁,2012年6月8日就诊。主诉:反复口疮已有6年,口疮疼痛。舌淡红,苔白腻,脉细弦。

车苍口疮饮:升麻15g,防风12g,山栀15g,白芷12g,茯苓12g,川石斛15g,甘草12g,车前草30g,苍术9g,7剂;另予万应胶囊服用。

二诊(6月15日):口疮愈,未再有新发。原方再加生黄芪30g、党参30g,7剂。

案3 蒋男,77岁,2013年3月1日就诊。主诉:反复口疮发作,醒后易汗,大便不爽,2日一行,腰痛,耳鸣。舌淡红,苔薄白,脉细弦。

口疮饮加味:升麻15g,防风12g,山栀12g,白芷12g,茯苓12g,川石斛15g,甘草12g,金银花20g,制大黄15g,杜仲15g,7剂;另予万应胶囊2盒,每次1～2粒,每日2次(下同)。

随访(9月26日):此后未再有口疮复发过。

【按】 口疮大便难,胃肠积热不去,热毒上蒸加重口疮,故口疮饮再加金银花清热解毒,加大黄通腑泻热。

案4 陈男,64岁,2014年7月1日就诊。主诉:口疮反复发作数十载,甫愈即发,痛苦难忍,心烦,平素食后胃脘痞胀,便溏,含不消化食物。舌淡红,苔薄,脉细弦。

口疮饮合交泰丸:升麻12g,防风12g,山栀12g,白芷12g,茯苓15g,川石斛15g,甘草12g,黄连6g,肉桂3g,7剂;另予万应胶囊口服。

二诊(7月8日):服上药后口疮即愈。后转治高尿酸血症。

至四诊(8月1日)时因有口疮新发1只,加用口疮饮7剂即愈。

【按】 口疮反复发作数十年,长期忍受此疼痛,每发必焦灼其心,使心肾失交;黄连清心火,肉桂引虚火下潜,交通心肾。

案5 陆女,60岁,2014年10月7日就诊。主诉:口疮反复发作2年余,近日新发口疮3～4处,伴口干乏力。舌淡红,苔薄白腻,脉细弦。有甲亢病史。

车苍口疮饮:升麻12g,防风12g,山栀12g,白芷12g,茯苓12g,川石斛12g,甘草12g,车前草15g,苍术12g,7剂;另予万应胶囊、螺旋藻胶囊口服。

二诊(10月14日):原口疮已愈,但又有新发口疮1处,舌脉同上。原方再加生黄芪15g,黄连9g,黄芩12g,14剂;继续予万应胶囊、螺旋藻胶囊口服。

三诊(10月28日):口疮已愈,未再有新发。上方去黄芩,7剂;仍予万应胶囊、螺旋藻胶囊口服。

四诊(11月11日):口疮未有复发,继予原方药物巩固疗效。

案6 于女,51岁,2018年5月30日就诊。主诉:口腔内新发溃疡2～3处,伴疼痛,平素情绪易怒,现服用氟哌噻吨美利曲辛中。舌尖红,苔薄黄,脉细弦。

口疮饮合清胃散:升麻12g,防风12g,山栀12g,白芷12g,茯苓15g,川石斛15g,甘草12g,黄连9g,生地15g,石膏12g,丹皮12g,14剂。

二诊(6月13日):服药2剂后口疮即愈,现诉舌痛,夜寐欠佳,舌脉同上。上方去石膏、丹皮,加生龙牡各30g(先煎)、合欢皮15g,14剂。

三诊(7月4日):口疮未发,舌痛止,夜寐改善。今诉牙龈疼痛,予外用方:黄连15g,儿茶6g,黄柏30g,2剂,嘱其煎煮后频频含漱。

【按】 本案多处口疮疼痛,易怒,舌尖红,提示胃火炽盛,其后果然接连出现舌痛、牙龈肿痛等象,故初诊即以口疮饮合清胃散清热泻火,有助于提高疗效。

案7 朱女,38岁,2018年6月28日就诊。主诉:口疮反复发作,自从5月15日感冒发热以来,引发口疮反复难愈,工作劳累,疲惫乏力,月经量少,有痛经史。舌淡红,苔薄,脉细弦。

(1)口服方**口疮饮**合当归补血汤加味:升麻12g,防风12g,山栀12g,白芷12g,茯苓15g,川石斛15g,甘草15g,黄芩12g,生黄芪15g,当归15g,14剂;再予螺旋藻胶囊口服。

(2)外用方:黄连15g,儿茶6g,黄柏30g,3剂;嘱其煎煮后频频漱口,不拘时。

二诊(8月2日):内服结合外治,口疮3天即愈,且后来痛经亦未作。近几天因劳累,口疮又作,仍以上药治之而效。

【按】 口疮兼神疲乏力、经少痛经,显示气血亏虚正气不足,故口疮饮加当归补血汤益气养血扶正;当归合白芷对痛经可起止痛作用。

案8 桂女,26岁,2018年12月31日就诊。主诉:口疮反复发作2年余,每月均有发作,饮食清淡则不发作或发作较轻,油煎炙煿辄易发作;夜寐不安,咽痛,口干舌燥。舌暗红,苔薄,脉细弦。

口疮饮加味:升麻 15g,防风 12g,山栀 12g,茯苓 12g,白芷 12g,鲜石斛 30g,甘草 30g,黄芩 12g,合欢皮 15g,酸枣仁 30g,7 剂。

二诊(2019 年 1 月 13 日):服药 3 剂口疮即愈,口干舌燥减轻,夜寐改善。因见效自行停药,且于近日又食用喜爱之油煎炸食物后,口疮再发,伴咽痛,舌脉同上。原方去酸枣仁,甘草减至 15g,加杏仁 15g,黄连 9g,射干 12g,板蓝根 20g,14 剂。

三诊(3 月 14 日):口疮明显减少减轻,服药期间仅发作 1 次,程度轻微,须臾即愈,咽痛除,睡眠佳。

案 9 刘某,男,34 岁,2018 年 12 月 13 日就诊(膏方门诊)。主诉:口疮反复发作已有 10 余年,每月必发 3～4 个,此起彼伏缠绵不绝。舌淡红,苔薄,脉细弦。

口疮饮为底:防风 250g,山栀 500g,白芷 400g,茯苓 500g,川石斛 500g,甘草 300g,车前草 500g,苍术 120g,泽泻 300g,玄参 500g,麦冬 300g,金银花 300g,黄连 90g,肉桂 90g,马齿苋 300g,野菊花 300g,生黄芪 500g,黄精 500g,太子参 150g,枸杞 300g,猪苓 300g,铁皮枫斗粉 20g(调入膏中),黄酒 500g,阿胶 400g,冰糖 500g。

随访(2020 年 3 月 5 日):患者来诊得悉,服用膏方期间及膏方服用完 1 个月内未有口疮发作,后因饮酒口疮复发。顷诊:口疮 2 个久久不愈,已持续有 3～4 个月;脐周发凉,大便 1 日一行、质稀溏。舌红,苔薄白,脉细弦。

(1)口服方**口疮饮**:升麻 30g,防风 12g,山栀 12g,白芷 15g,猪茯苓各 15g,鲜石斛 30g,甘草 30g,黄连 6g,肉桂 3g,肉豆蔻 12g,白术炭 12g,炮姜炭 12g,熟附片 3g,7 剂,煎煮后口服,每日 1 剂。

(2)外用方:黄连 3g,儿茶 1g,五倍子 3g,3 剂,煎汤后外用漱口,不拘次数,1 剂用 2 日。

二诊(3 月 12 日):已经持续 3～4 个月的口疮于内外兼治后,3 日即收口而愈,用药后精神大好。舌脉同上。以上内服方加生黄芪 30g,人参粉 2g(吞服),14 剂;再予外用方 1 剂,以备口疮发作不时之需。

【按】 口疮具有反复发作的特点,运用中药治疗虽有良效,但一旦停药辄易反复发作,用膏方治疗不失为一良法。通常1料膏方可服用约2个月,在此期间可免停药辄易复发的情况。口疮反复发作与机体免疫力低下有关,膏方除用清热泻火、解毒燥湿药物外,常用益气养阴补血药物,可以更好地达到扶正祛邪的目的。膏方可免每日煎煮中药之麻烦,口感好,携带、服用方便。

案10 王某,女,40岁,2021年12月21日初诊。主诉:今年以来反复发作口腔溃疡,平均每月发作2次,每次持续2周,差不多相当于每日为口疮所困,伴耳鸣。舌淡红,苔薄,脉细弦。

口疮饮加味:升麻15g,防风12g,山栀子15g,白芷20g,茯苓15g,川石斛30g,甘草30g,生黄芪30g,14剂。

二诊(2022年1月14日):服药5剂,口疮即愈。今因停药后又复发,头右侧见斑秃。前方加补骨脂15g,党参12g,苍术9g,车前子15g,14剂。

服药后口疮即愈。

2022年7月口疮又发,再予**口疮饮**:升麻15g,防风12g,白芷15g,茯苓15g,川石斛30g,7剂。服2～3剂后即愈。

【按】 治疗以前,口疮平均每月复发2次、每次持续半月,服口疮饮后半年复发1次、服药2～3剂即愈。

案11 刘某,女,18岁,跳水运动员,2022年6月24日初诊。主诉:口腔溃疡反复发作已有数月,大者4～5mm,疼痛明显,寐差易醒,入睡困难。舌淡红,苔薄,脉细弦。

(1)口服方**口疮饮**加减:防风12g,山栀子12g,白芷18g,茯苓12g,甘草30g,当归30g,7剂,煎煮后口服,每日1剂。

(2)外用方漱口:儿茶2g,黄连9g,3剂,浓煎后外用漱口,不拘次数;煎煮汤药置冰箱冷藏,1剂药可用2～3日。

(3)外用敷药方:云南白药胶囊1盒,嘱用剪刀将吸管一头斜剪45°,将1颗胶囊打开,请家人挑出胶囊内药粉,吹敷于患处。

随访(7月1日):经以上内外兼治,口疮3天即愈,未再复发。

【按】 本案口疮较大,已持续数月,经内外合治后,3天即愈,且随访未再复发。除口疮饮外,外治法亦发挥了重要的作用。

三、临床运用体会

1. 口疮发病机制与临床特征

口疮为口腔黏膜或舌体的浅表性溃疡,以口腔内黏膜及舌、唇、齿龈、腭部等处发生单个或多个淡黄色或灰白色溃疡点,疼痛,具有周期性反复发作、病情缠绵的特点。口疮发作时局部灼痛明显,故又称复发性阿弗他溃疡(recurrent aphthous ulcer,RAU;阿弗他为希腊文,意灼痛)。口疮疼痛严重者影响饮食、说话,对日常生活造成很多不便。此疾虽小,纠缠难去,甚为恼人。其病因和发病机制尚不完全明确,与免疫、遗传、人体内铜锌比例失调、微量元素(铁、锌等)缺乏、微循环障碍、局部创伤、感染及药物等多种因素有关。口疮的西医局部治疗主要以消炎、止痛、防止继发感染,促进愈合为主;全身治疗包括免疫抑制剂、增强剂及调节剂等,疗效均不甚理想。

2. 口疮因机证治概述

《黄帝内经》认为口疮多见于心经火热。《素问·至真要大论》曰:"诸痛痒疮,皆属于心。"心与小肠相表里,脏腑内热亦循心经上炎致口舌生疮糜烂,如《素问·气厥论》云:"膀胱移热于小肠,隔肠不便,上为口糜。"先秦至两汉医家多袭《黄帝内经》观点,可用导赤散及莲子清心饮进行治疗。

隋唐医家认为口疮多为心脾(胃)热盛。隋代巢元方《诸病源候论》记载:"腑脏热盛,热乘心脾,气冲于口与舌,故令口舌生疮也。"为治疗口疮拓宽了视野,可用清胃散、泻黄散进行治疗。

两宋金元时期,医家对口疮病机始分虚实。《圣济总录》云:"口疮者,由心脾有热,气冲上焦,熏发口舌,故作疮也,又有胃气弱,谷气少,虚阳上发而为口疮者,不可执一而论,当求所受之本也。"朱丹溪《丹溪治法心要·口疮》提出对于虚阳上浮口疮者的治疗方法为:"服凉药不愈者,此中焦气不足,虚火泛上无制,理中汤,甚者加附。"为后世用肉桂、附子或吴茱萸、细辛(内服或外用)引火归原法治疗口疮足以垂范。

明代医家对口疮病机按上中下三焦细分。薛己《口齿类要》谓:"口疮上焦实热,中焦虚寒,下焦阴火,各经传变所致,当分别而治之。"龚廷贤《寿世保元》提出口疮属上焦虚热者,补中益气汤主之;属中焦虚寒者,附子理中汤主之;属下焦阴火也,六味地黄丸主之。

清代李用粹提出口疮主脾热兼有心肺之热,《证治汇补》指出:"口疮虽由脾热,然分赤白二种。白者肺热,赤者心热,赤白相兼者心肺俱热,不独脾病也。"

综上所述,中医学对口疮病因病机的认识是一个逐渐完善的过程,除了心经火热之外,尚有脾胃热炽;除了实热冲激之外,还有虚火上炎;更有虚实夹杂者,治疗需要虚实兼顾,扶正祛邪。有许多方药治疗口疮有效,诸如导赤散、泻心汤类、黄连阿胶汤、莲子清心饮、清胃散、泻黄散、补中益气汤、附子理中汤、六味地黄丸、麻黄附子细辛汤,等等。此外,对于口疮具有虚火上炎病机者,可用轻量附桂引火归原。

3. 口疮饮与车苍口疮饮的构方思路

口疮饮药物组成精简,药性平淡,剂量常规,治疗口疮的疗效卓然不群。防风、白芷、升麻、栀子疏风清热解毒,石斛、茯苓、甘草益气养阴,在配伍上体现了扶正祛邪的治疗原则。白芷入阳明经,具有活血生肌作用;石斛清热养阴生津、辅助正气;甘草在治疗狐惑病的甘草泻心汤中为主药,在本方中发挥了十分重要的作用,必要时用量宜重,但需中病即止。

口疮除三焦火旺(包括实火阴火)外,尚多夹湿,表现为口腔溃疡中心多有溃疡白斑,或疮面组织红肿并局部有渗出液而显肿胀;湿性黏腻难除,故其病情易于反复发作而缠绵难愈。对口腔溃疡疮面因炎症渗出伴局部组织浮肿者,口疮饮方中渗湿利湿之品略显不足。

著者受民间有用苍术、五倍子、甘草水煎服治疗口疮,也有用干车前草(鲜者加倍)水煎加白糖口服治疗口疮等验方的启发,在口疮饮基础上酌情加苍术和车前子2味药,命名其为"车苍口疮饮"。车前草清热利湿,苍术健脾燥湿,将渗湿作用参入具有疏风清热功效的口疮饮中,适用于口疮疮面渗出液较明显和/或舌苔腻者,可协助口疮饮起到更好地渗湿收疮作用。必要时在车苍口疮饮的基础上还可配伍三仁汤、藿朴夏苓汤等化湿方药加减。

4. 口疮饮的现代药理作用

升麻有抗病毒、消炎的功效,具有加快口腔溃疡创面愈合、减轻症状、缩短病程的作用,其机制可能与抑制炎症介质释放有关。

白芷、防风均具有一定抗菌、解热、镇痛作用,对口疮的局部创面恢复作用功不可没。

石斛与茯苓均有提高机体免疫力的作用。石斛主要成分石斛多糖能增强巨噬细胞吞噬功能,提高溶血素水平,提高机体免疫力。石斛中除所含的石斛碱有一定止痛退热作用,多种石斛多糖具有提高 T 淋巴细胞转化、诱导机体分泌白细胞介素(interleukin,IL)及干扰素(interferon,IFN),增强自然杀伤细胞(natural killer cell;NK 细胞)活性,从而提高免疫力。茯苓主要成分茯苓多糖和三萜类成分具有抑制急慢性炎症反应和增强机体免疫功能的作用。茯苓多糖可提高小鼠巨噬细胞的吞噬功能,提高血清中抗体水平,调节机体细胞免疫,可有效抗滤泡性口腔炎病毒及单纯疱疹病毒 3 型。

小剂量甘草素和甘草次酸均有糖皮质激素样作用,甘草中的甘草次酸和总黄酮也是抗溃疡的主要成分,对愈合口疮的作用不可小觑。

5. (车苍)口疮饮治疗口疮的"三结合"方法

治疗口疮的"三结合"是指祛邪与扶正相结合,汤剂与中成药相结合,内服与外用相结合。

运用口疮饮治疗口疮时,宜用原方或作加味,不宜减味,恐有影响疗效之虞。口疮饮最主要的加味主要有两路:一路药是扶正,包括补气健脾、益阴养血,如生黄芪、太子参、西洋参、党参、当归、生地等,有助于提高机体免疫力,其中黄芪还具有托毒敛疮生肌的作用。还有一路药就是祛邪,主要是清热解毒和化湿,前者如黄连、黄芩、金银花、板蓝根,后者如车苍口疮饮或再配伍其他化湿方药。

口疮具有反复发作的特点,而汤剂煎煮服用多有不便之处,可考虑联合运用中成药进行治疗。中成药也有两路:一路是具有扶正作用的中成药,诸如黄芪胶囊、八珍汤、螺旋藻胶囊之属。免疫功能低下是口疮反复发作的主要机制,扶正即有助于提高免疫力。著者喜用螺旋藻胶囊,虽并无直接治愈口疮的功效,但螺旋藻含有的天然藻蓝蛋白可增强人体免疫力,又含有多种维生素及微量元素,亦有助于预防口疮复发。螺旋藻等扶正中成药宜长期服用,平时服用扶正中成药正是为了贯彻治未病的理念,重在预防口疮反复发作。

还有一路药就是祛邪中成药,诸如万应胶囊、黄连上清丸之属。万应胶囊由胡黄连、黄连、儿茶、冰片、香墨、熊胆、麝香、牛黄、牛胆汁组成,功效可清热、解毒、镇惊,主治邪毒内蕴所致口舌生疮、牙龈咽喉肿痛、小儿高热、烦躁易惊等。治疗口疮的有效率较高。

联合运用万应胶囊和螺旋藻胶囊,也正可体现中成药扶正祛邪的治疗原则,对加快口疮痊愈以及防治口疮复发有一定效果。扶正与祛邪中成药既可配合汤药一起运用,也可仅用扶正与祛邪中成药进行治疗,后者适用于服汤药不方便者。

中药外治法治疗口疮有独特作用,药物直达病所,疗效不可小觑。中药外治法细分有两种,一种是中药煎汤漱口,常用药物有五倍子、枯矾(明矾类)、黄连、黄柏等;还有一种是用中药或中成药外敷,前者如用珍珠粉、五倍子粉、人中白粉等,后者如用西瓜霜、锡类散,也可用云南白药胶囊中药粉、六神丸研末外敷。

此外,考虑到口疮具有反复发作的特点,而煎煮汤剂多有不便之处,用膏方进行治疗更为方便。当口疮发作时,含有治疗口疮药物的膏方可采用含服的方法,使之兼具外治与内服的特性。

6. 口疮疗效判断注意事项

判断中药治疗口疮的疗效需要注意以下几点:①白塞综合征之口腔溃疡较单纯口疮更难治。②口疮病程愈长、反复发作愈频繁、发作持续时间愈长,治疗相对较难。③由于口疮具有自限性的特点,一般而言,中药治疗口疮超过1周以上获效者,不能完全排除其自愈的可能性,除非是以往发作持续时间特别长的患者。超过1周未愈者,疗效判断需慎重。原则上,只有在用药后快速见效者、口疮消退快于患者以往病程者,方能视为有效。以上所举案例多在服药1周内见效,部分服药 2 ~ 3 剂即效。④长期反复发作口腔溃疡的患者经过治疗以后,需要通过长期随访判定疗效等级:从此永不再复发,为一等疗效;

反复发作频次减少、发作持续时间缩短、病情减轻,为二等疗效;口疮随治随效,但未减少反复发作的病情(包括复发频次、发作持续时间与病情轻重程度3个维度),为三等疗效。

◆ **参考文献** ◆

[1] 曹洪欣.中药治疗顽固性口疮24例[J].湖北中医杂志,1990,(6):19.

第三节　亢痿灵治阳痿

一、方剂来源

亢痿灵治疗阳痿来自于陈玉梅1981年在《中医杂志》发表的《亢痿灵治疗阳痿737例疗效观察》一文中的报道。

药物组成:蜈蚣18g,当归60g,白芍60g,甘草90g。

主治:阳痿。

剂型:散剂。

制备方法:上药研细,分为40包。

用法用量:每次1包,早晚各1次,空腹用白酒或黄酒送服,15日为1个疗程。

用药禁忌:忌生冷、气恼。

临床应用:治疗阳痿30岁以下者127例,31～40岁者243例,41～50岁者291例,51岁以上者69例,资料不全7例。

疗效标准:①近期治愈:阴茎勃起坚而有力,同房能成功;②好转:阴茎勃起坚而有力,或时好时差,或因某些原因如精神紧张,同房勉强成功或不能成功;③无效:阴茎勃起虽然有进步,但同房不能成功,经2个疗程治疗仍无变化。

治疗结果:近期治愈(指半年内)655例,占88.9%;好转并继续治疗者77

例,占 10.04%;无效 5 例,占 0.7%。

中药治疗阳痿的临床报道不胜枚举,唯独亢痿灵组方一反补肾套路,风骨独特,引人注目,著者遂记之并验之于临床。

结论:值得推荐。

拓展:以亢痿灵治疗阳痿为契机,兼论阳痿具有肝病因机证治的特征。

二、验案举隅

案 1 菊男,31 岁,驾驶员,2006 年 5 月 4 日就诊。主诉:阳痿不振 3 个月余。平素睡眠欠佳,夜梦多,形体消瘦,语言低微,阴囊潮湿已有 5 ~ 6 年。舌淡红,边有齿痕,苔根黄腻,脉弦滑。自诉无精神紧张与心理压力。证属肾虚兼肝经湿热,补肾兼清利肝胆湿热。

赞育丹合龙胆泻肝汤加减:淫羊藿 15g,巴戟天 15g,菟丝子 15g,肉苁蓉 15g,熟地 15g,当归 10g,枸杞子 12g,桑螵蛸 15g,椒目 6g,山栀 12g,黄芩 10g,柴胡 9g,车前子 15g,泽泻 10g,通草 6g,甘草 3g,7 剂。

二诊(5 月 11 日):上周无房事,但自觉阳痿不振好转,阳具有力,阴囊潮湿减去四成。原方加生地 15g,阳起石 27g,车前子改车前草 15g,7 剂。

三诊(5 月 18 日):药后自觉阴茎发热,勃而不甚坚,上周内有 1 次房事,阴囊潮湿续减,夜梦多,舌脉同前。

(1)赞育丹、三子丸、七宝美髯丹加减:淫羊藿 15g,巴戟天 15g,补骨脂 15g,阳起石 27g,肉苁蓉 15g,枸杞子 12g,熟地 15g,桑螵蛸 15g,制首乌 15g,甘草 6g,山药 15g,五味子 9g,菟丝子 15g,蛇床子 9g,细辛 3g,14 剂。

(2)**亢痿灵**:蜈蚣粉 18g,白芍 60g,当归 60g,甘草 90g;嘱其分别研成细粉,与蜈蚣粉均匀混合,分成 40 包,每次 1 包,每日 2 次,以黄酒或白酒送服,20 天内服完。

四诊(6 月 1 日):经服用三诊汤剂和散剂后,阳痿不再,举而坚硬,1 周内有 3 次房事。

【按】 赞育丹出自明代张景岳《景岳全书》,由熟地黄、白术各八两,当归、枸杞子、杜仲、仙茅、巴戟天、山茱萸、淫羊藿、肉苁蓉、韭菜子各四两,蛇床子、附子、肉桂各二两组成,功效补肾壮阳;主治阳痿精衰。三子丸出自唐代孙思邈

《备急千金要方》,由五味子、菟丝子、蛇床子组成,功效补肾助阳;主治阳痿。七宝美髯丹出自清代汪昂《医方集解》,由何首乌、茯苓、牛膝、当归、枸杞子、菟丝子、补骨脂组成,功效滋补肝肾,填精养血;主治肾水亏损。《普济方》谓阳起石单用即可治阳痿。以上均为以补肾法为主治疗阳痿的常用方剂。自从三诊时加服亢痿灵后,阳具举而且坚,疗效尤为明显。

本案除阳痿外,尚有阴汗(阴囊潮湿)及舌苔根黄腻,为肝经湿热之象,故初诊先以龙胆泻肝汤清利肝经湿热。

案 2 应男,69 岁,2012 年 6 月 15 日初诊。主诉:阳痿将近有 20 年。云年 50 岁时因工作产生不愉快情绪后,出现阳痿早泄,性生活约每月 1 次,但多不满意。曾自服金匮肾气丸 1 年半后,觉阳痿早泄稍有改善,故停服。此后阳痿、早泄依旧。平素形寒怕冷,每年 9 月至次年 4 月尤甚,严重时盛夏气温达 38℃亦恶寒怕风,外出需裹厚衣。舌淡红,苔黄腻,脉细弦。

四逆汤合赞育丹、茯菟丸加减:熟附片 30g(先煎 2 小时),干姜 12g,甘草 9g,仙茅 15g,淫羊藿 15g,巴戟天 15g,菟丝子 12g,覆盆子 12g,锁阳 15g,茯苓 12g,7 剂。

二诊(7 月 6 日):因就诊不便,未及时复诊。今来诊诉药后恶寒怕风明显改善,外出无需裹厚衣,既往炎夏觉形寒怕冷,现全身有热感,时津津汗出。唯阳痿未见显著改善。舌嫩而淡红,苔薄黄腻,脉细弦。停服汤药,单用亢痿灵。

亢痿灵:蜈蚣 20 条(蜈蚣粉缺货),白芍 60g,当归 60g,甘草 90g;制法与服法同上。

三诊(7 月 24 日):上药服至第 18 天,虽无性生活,但有晨勃。顷诊口苦,耳鸣。舌淡红,苔黄腻,脉细弦。

(1)龙胆泻肝汤合四妙丸加减:龙胆草 12g,柴胡 12g,山栀 12g,黄芩 12g,生地 12g,当归 12g,泽泻 12g,车前子 15g,苍术 9g,薏苡仁 15g,怀牛膝 15g,川牛膝 15g,菖蒲 12g,远志 6g,7 剂;

(2)**亢痿灵**:蜈蚣 40 条(蜈蚣粉缺货),白芍 60g,当归 60g,甘草 90g;制法与服法同上。

随访:诉因年近七旬,现已基本无性生活,但自从服用亢痿灵后,时常恢复有晨勃现象,受外界刺激时亦有勃起反应。

【按】 本案八八之后,肾精天癸欲竭,加之情志不舒,肝气郁结,气血无以濡养宗筋,遂致阳痿。但服用亢痿灵后有晨勃现象,虽然未至于有性生活,但对于患者心理有积极意义。

案3 何男,58岁,2013年2月22日初诊。主诉:先因阴囊潮湿就诊,经治后,阴囊潮湿几愈。今添诉阳痿已有10年余,无法正常勃起,伴夜尿频多、4~5次。舌淡红,苔薄,脉细弦。

(1)赞育丹、三子丸加减:淫羊藿15g,枸杞12g,熟地12g,桑螵蛸12g,菟丝子15g,肉苁蓉12g,巴戟天12g,车前子15g,蛇床子9g,7剂;

(2)**亢痿灵**:蜈蚣粉20g,当归60g,白芍60g,炙甘草90g,制法与服法同上。

二诊(3月1日):阳痿同前,会阴潮湿,阴囊瘙痒,时有胃脘痞胀。舌淡红,苔黄腻,脉细弦。

(1)龙胆泻肝汤、四妙丸化裁:龙胆草12g,山栀12g。黄芩12g,柴胡12g,生地12g,当归12g,泽泻12g,车前子15g,苍术12g,黄柏12g,薏苡仁15g,川牛膝12g,椒目12g,蒲公英40g,7剂;

(2)**亢痿灵**再予1料,制法与服法同上。

三诊(3月8日):患者觉亢痿灵药粉1天服用2次效果不够明显,自行加服1次(即1日3次),方始见效,黎明时有勃起;阴囊潮湿、瘙痒有所减少,舌脉同上。

(1)再予首诊处方7剂。

(2)**亢痿灵**:蜈蚣粉40g,白芍120g,当归120g,炙甘草180g,制法与服法同上,约服用26日。

四诊(3月22日):3月15日服毕汤药后,仅服亢痿灵散,已有晨勃,夜尿由4~5次减为1次,会阴及阴囊潮湿几消,阴囊瘙痒已止。

后以赞育丹、三子丸加减与亢痿灵同时服用至4月中旬,有勃起现象,此为之前所未曾有过。

案4 陈男,40岁,2013年8月9日初诊。主诉:阳痿2年,性欲低下。为此特从内蒙古来沪求治。自1997年妻子过世后,长时间无性生活。1999年醉酒后曾出现一次早泄现象,为此之后一直心存芥蒂,几无性欲,至今已有整整14年。2009年结交新女友,曾尝试性生活10次左右,其中7~8次因勃起障碍而失败,有1~2次即使能勃起,但亦至多持续2~3分钟而已。长期为性欲低下而焦虑。平素生活不规律。舌淡红,苔薄腻,脉细弦。

（1）赞育丹合五子衍宗丸、三子丸加减：菟丝子 15g,阳起石 15g（先煎）,枸杞 12g,淫羊藿 15g,细辛 3g,蛇床子 12g,车前子 15g,肉苁蓉 15g,白芍 15g,巴戟天 15g,熟地 15g,山药 15g,五味子 9g,覆盆子 12g,14 剂。

（2）**亢痿灵**：蜈蚣粉 20g,白芍 60g,当归 60g,甘草 90g;制法与服法同上。

12 月 13 日来沪复诊,诉回老家服完以上汤剂和散剂药物后,在内蒙古当地续方继续治疗,汤剂与亢痿灵散剂同时服用共计 80 余天,现已能勃起正常,可进行正常的性生活,平均 7 ～ 8 天行房事 1 次,并告即使独处时亦有性欲。唯偶有早泄。舌淡红,苔薄,脉细弦。

（1）五子衍宗丸加减：桑螵蛸 12g,枸杞 15g,熟地 15g,淫羊藿 15g,巴戟天 12g,淡苁蓉 12g,菟丝子 12g,甘草 6g,山药 15g,五味子 9g,车前子 15g,覆盆子 15g,党参 12g,14 剂。

（2）**亢痿灵** 1 料,制法与服法同上。

嘱其服毕上药后,可在当地续方继续服用。

随访（2014 年 5 月）：电话告知性生活基本正常。

【按】 本案身体十分壮实,如无阳痿之诉,看不出其有肾虚的表现。此现象值得临床重视与思考。

三、临床运用体会

1. 亢痿灵对阳痿起到了主要的治疗作用

肾藏精主二阴,迄今为止,业界受肾亏阳痿的观点影响至深,治疗动辄壮阳补肾填精;民间更是普遍认为阳痿即是肾亏,求医时开口便欲补肾,或干脆自购鹿茸、玛咖之类服用。著者在临证中逐渐意识到：阳痿不仅有肾虚,更有肝病;治疗阳痿非独补肾一途,更需治肝。在很多场合,即使说阳痿是肝病而需从肝论治,也并不过言。

就以上所举阳痿病例而言,虽然大多合用了补肾方药,但究竟是补肾方药之效还是亢痿灵之效,值得加以探讨。或许不能完全否认赞育丹、三子丸、五子衍宗丸类补肾方药对阳痿的治疗作用,但是通过仔细观察可以看出以下端倪:案 1 直到三诊予亢痿灵治疗后,才有 1 周内 3 次房事;案 2 二诊时单用亢痿灵治疗即有晨勃,之后即使未服补肾方药,时有晨勃并能对刺激有所反应;案 3 患者服用亢痿灵的体会是 1 天超量服用 3 次,始有晨勃;案 4 经治有效后,欲索取的确实是亢痿灵散。

这些补肾方药与亢痿灵合用的案例均显示了亢痿灵治疗阳痿的疗效,可能存在"狐假虎威"现象,即补肾方药是"狐",亢痿灵是"虎"。之所以当时合用补肾药,或许反映了著者对阳痿究竟是属于肾病还是属于肝病尚处于疑惑的阶段。之后根据长期临床实践,著者提出"阳痿肝病论"的论点,亢痿灵治疗阳痿即属于"从肝论治"的范畴。

2. 从生理看阳痿属于肝病

阳具乃宗筋所聚而成,宗筋为肝所主。肝主宗筋这一生理功能决定了阳痿具有肝病的特征。古代医学文献有过详尽论述,只是尚未引起今人足够注意或重视罢了。

《黄帝内经》论阳痿乃由"宗筋弛纵"所致。宗筋之义有二,一是指三阴三阳循行于体表,起于四肢末端,会合于前阴部的经筋,包括今之肌腱、韧带之类;二是指男子阴茎,或泛指男子前阴部位。明代李中梓《增补病机沙篆》则点明肝所主宗筋即是阴器:"阴器者,宗筋之所系也,而脾胃肝肾之筋,皆结于阴器,然厥阴主筋,故诸筋统属于肝也。"说明阴茎与睾丸为肝所主。

张从正早就深刻领会了《黄帝内经》奥旨,其在《儒门事亲》解释道:"且《内经》男子宗筋,为束骨之会也。而肝主筋,睾者,囊中之丸。虽主外肾,非厥阴环而引之,与玉茎无由伸缩。"意即阴囊中睾丸所蕴之精或源于肾精而称为外肾,至若束于耻骨联合部前的阴茎,实为肝所主之宗筋,受足厥阴肝经环绕支配,凡玉茎大小伸缩强弱软硬坚痿之变化,无不受到厥阴肝经的影响,阴囊睾丸外肾同样也要受到肝的影响。

3. 从病因病机看阳痿属于肝病

肝主疏泄情志,大凡思虑、忧愁、郁怒、惊恐、悲哀等七情不遂可致肝失疏泄,从而致使宗筋弛纵而发为阳痿。

《素问·痿论》曰："思想无穷,所愿不得,意淫于外,入房太甚,宗筋弛纵,发为筋痿。"宗筋弛纵筋痿即包括阳痿。

明代张景岳《景岳全书·阳痿》云："凡思虑焦劳忧郁太过者,多致阳痿";"凡惊恐不释者,亦致阳痿"。

清代陈士铎《辨证录》指出："人有年少之时,因事体未遂,抑郁忧闷,遂至阳痿不振,举而不刚。"

清代沈金鳌《妇科玉尺》亦云："气郁者,肝气郁塞,不能生胞中之火,则怀抱忧愁,而阳事因之不振。"

以上历代医家所见略同,多认为情志因素致使肝失疏泄,是导致阳痿的重要原因。

因此,阳痿病机属肝者亦复不少。《素问·痿论》记载:"《下经》曰:筋痿者,生于肝,使内也。"明代王纶《明医杂著》曰："男子阳痿不起,古方多云命门火衰,精气虚冷,固有之矣。然亦有郁火甚而致痿者。"以上论述明确指出阳痿固有命门火衰、精气虚冷的情况存在,但肝郁肝火亦可致筋痿而玉茎委顿。朱丹溪《格致余论》所论"主闭藏者肾也,司疏泄者肝也",尤能说明阳痿病机存在肝肾联动的机制。刘渡舟在《肝病证治概要》指出："阴茎萎缩,亦与肝经有关,故凡抑郁伤肝,肝气不舒或湿热下注,或水不涵木,亦可使肝经气血失荣而致阴茎萎缩……此阳痿发于肝者。"

以上论述表明,阳痿除了命门火衰、精气虚冷外,还存在肝有关的病机,包括肝气郁结、肝火亢盛、肝经湿热下注及肝肾亏损、肝体不足诸般。本节所列案 4 便只有肝郁并无肾虚病机存在;案 1 ~ 案 3 均同时伴有龙胆泻肝汤和 / 或四妙丸所主之肝胆湿热下注证,恐非偶然。

4. 从治疗看阳痿属于肝病

一般而言,中老年肾亏而致阳痿或情有可原,青壮年阳痿岂可一概归咎于肾亏? 故自古以来就有很多医家持从肝论治阳痿的论点。

周之干《周慎斋遗书·阳痿》中有以逍遥散疏肝理气解郁治疗阳痿的记载:"阳痿,少年贫贱之人犯之,多属于郁,宜逍遥散以通之,再用白蒺藜炒去刺成末,水法丸服,以其通阳也。"

叶天士《临证指南医案·阳痿》指出:"郁损生阳者,必从胆治,盖经云凡十一脏皆取决于胆,又云少阳为枢,若得胆气展舒,何郁之有?"其有一则阳痿医案是这样治疗的:"徐(三十)脉小数涩,上热火升,喜食辛酸爽口,上年因精滑阳痿,用二至百补通填未效,此乃焦劳思虑郁伤,当从少阳以条畅气血"。治胆者,温胆汤之类;由于肝胆互为表里,治肝亦即治胆,如逍遥散、柴胡疏肝散之类;肝胆同治即是和解少阳枢机而解郁,如小柴胡汤类。

沈金鳌《杂病源流犀烛·前阴后阴源流》曰:"失志之人,抑郁伤肝,肝木不能疏达,亦致阴痿不起,宜达郁汤(升麻、柴胡、川芎、香附、白蒺藜、桑白皮、橘叶)加菖蒲、远志。"达郁汤功效类同柴胡疏肝散,又合入养心安神之品。

程文囿《医述·杂证汇参·阳痿》曰:"少年阳痿,有因于失志者,但宜舒郁,不宜补阳……宜其抑郁,通其志意,则阳气立舒,而其痿自起矣。"意即年轻人阳痿无需补肾,但宜疏肝解郁则可。而疏肝解郁有药物疗法与非药物情志疗法,非药物情志疗法治疗阳痿更需加以重视,故张景岳《景岳全书·阳痿》提出:"(治阳痿)然必大释怀抱,以舒神气,庶能奏效,否则徒资药力无益也。"陈士铎《辨证录》亦持相同见解,指出治疗阳痿当"顺其肝气,则木得遂其条达之性矣","宜宣通其心中之抑郁,使志意舒泄,阳气开而阴痿立起也"。

以上均指出从肝论治阳痿的重要性和必要性,从肝论治重在疏肝解郁、养心安神,包括药物疗法与非药物情志疗法,皆属于从郁论治的范畴(参见蒋健著《郁证发微六十论》,人民卫生出版社 2021 年 12 月出版)。

当代临床报道中更有不少以疏肝解郁通络、养血柔肝以及温肝益气法如解郁安神汤、柴胡加龙骨牡蛎汤、四逆散等治疗阳痿者,其理同出一辙。

退一步讲,即便是以补肾药为主治疗阳痿的古方,如《辨证录》扶命生火丹、壮火丹,《景岳全书》全鹿丸、七福饮等方中均或多或少含有诸如龙骨、酸枣仁、茯苓、茯神、北五味子、柏子仁、麦门冬、远志、菖蒲等养心安神类的药物。《杂病源流犀烛》治疗恐惧伤肾阳痿的达郁汤及《辨证录》宣志汤和启阳娱心丹类方,也多有疏肝理气和养心安神的解郁药物参与其间。

5. 从亢痿灵功效看阳痿属于肝病

亢痿灵是一首属于从肝论治阳痿的方剂。亢痿灵由芍药甘草汤和当归、蜈蚣组成。芍药甘草汤养血敛阴柔肝,当归补血活血涵养肝体,以上相合滋补肝阴肝血,涵养肝体;肝体阴而用阳,肝体得充则肝用自强。蜈蚣专归肝经,性喜走窜,善通经隧,开肝经筋隧郁闭之气血,使芍药甘草汤与当归所资阴血得以施布宗筋舒展其用,以克弛纵之弊,重振将军之官的英雄本色。以上诸药合用,滋补阴血,柔肝益肝,疏通肝经郁闭,荣筋养宗,充肝体而奋肝用,使之发挥强阳抗痿之效。

现代动物实验研究也表明,亢痿灵中主要成分蜈蚣以及芍药甘草对动物血清 NO 的含量均具有显著升高作用,使阴茎海绵体及平滑肌得以舒张。当归具有扩血管、解痉作用,其主要活性成分当归挥发油可通过干扰细胞内钙离子的代谢达到缓解血管平滑肌痉挛的作用。当归尚能改善微循环、降低血黏度、抑制血小板聚集和增加器官血流量,从而促进睾丸血液灌注,使睾丸间质细胞正常分泌雄激素。芍药甘草有助于使血管平滑肌舒张,使血液流入并充满阴茎。

顺便一提,亢痿灵不仅可以治疗阳痿,由于该方具有养血柔肝、缓急通络止痛、息风止痉、活血散结等功效,还可用以治疗诸如痛证、痉证、抽搐、痹证、癫痫等多种病证。

◆ **参考文献** ◆

[1] 陈玉梅.“亢痿灵”治疗阳痿 737 例疗效观察 [J]. 中医杂志,1981,(4):36-37.

第四节　消疝汤治疝气

一、方剂来源背景

消疝汤首见于 1983 年刘超辉发表在《中国农村医学》的《消疝汤治疗小儿疝气》中,该“自拟方剂”的药物组成为:生黄芪 10g,生白术 10g,萆薢 10g,

小茴香 6g,橘核 5g,泽泻 10g,川楝子 6g,毛柴胡 6g,台乌药 6g,生山楂 12g,五味子 6g,石莲子 6g;治愈 2 例小儿疝气,未见复发。1992 年《四川中医》见同名文章,作者韩万明也以"自拟方"治疗小儿疝气 31 例,总有效率 93%;其药物组成除改毛柴胡为柴胡外,与刘超辉消疝汤无异。以上 2 个消疝汤的药物组成、功能、主治一样,却由不同作者在不同时间发表在不同杂志上,都称是作者本人的"自拟方"。

著者以该方治疗成人疝气疼痛(腹股沟斜疝),证实其效验确凿无疑。

成人疝气多见于老年男性,临床表现为疝囊突出,时有胀痛,凡劳累、咳嗽、用力后症状加重。年老体弱,腹壁肌肉及韧带萎缩或松弛,造成疝囊突出。慢性咳嗽、长期便秘、排尿困难(如前列腺增生、膀胱结石等)、抬举重物、腹腔肿瘤、腹水等因素易使病情加重。西医学认为腹外疝一旦形成无自愈可能,手术是目前唯一的治疗手段。然外科手术治疗有相应的禁忌证,部分患者行疝修补术后仍易复发。

中医学对于疝的诊疗积累了丰富经验。古代疝病包括了多种病症,《诸病源候论》有"五疝"、《儒门事亲》有"七疝"之说,病因病机有寒湿凝滞、湿热搏结多端,治疗方法有内服汤药及结合浸洗、漏针去水、钩钤诸法。现代中医所论疝气基本是指腹外疝,民间验方消疝汤对于成人易复性腹外疝的治疗具有一定疗效。

二、消疝汤治疗疝气的临床观察

(一)验案举隅

案 1 陈男,77 岁,2008 年 10 月 24 日初诊。主诉:疝气 3 年,左侧阴囊内突出有鸡卵大,负力则突出甚,需用手按压送回,无明显疼痛。长期大便难,但便质并不成形。舌淡红,苔薄白腻,脉细。

消疝汤加减:生黄芪 30g,生白术 12g,萆薢 12g,小茴香 6g,橘核 12g,泽泻 12g,川楝子 9g,毛柴胡 6g,台乌药 9g,生山楂 9g,五味子 9g,肉苁蓉 30g,7 剂。

二诊(11 月 7 日):大便通畅而疝气缩小,舌脉同上。原方再加荔枝核 12g,当归 30g,决明子 30g,10 剂。

三诊(11月18日):鸡卵大疝气已基本消失,唯傍晚时分或有些许突出如拇指大,近日又觉大便难。原方去决明子,加瓜蒌皮30g,7剂。

此后转以润肠通便为主,疝气未见复发突出。

案2 叶男,55岁,2009年8月18日初诊。主诉:右腹股沟疝气突出伴重坠感2年余,乏力时易突出,按之可入,无疼痛;寐欠佳,神疲。舌淡红,苔黄腻,脉细弦。

消疝汤加减:生黄芪12g,生白术12g,萆薢12g,小茴香6g,橘核12g,泽泻12g,川楝子12g,毛柴胡6g,台乌药9g,生山楂12g,苍术12g,合欢皮15g,夜交藤30g,菖蒲12g,枣仁15g,7剂。

二诊(8月25日):服药1周疝气即收不突,唯局部仍有些许重坠感;夜寐改善。原方生黄芪增至30g,14剂。

随访(2010年):疝气未再突出过,重坠感亦明显轻减。

案3 朱女,69岁,2011年8月30日初诊。主诉:脐左下疝气年余,局部突出如铜钱大,时疼痛,按之有结块并压痛,混合痔肛门疼痛,大便困难。舌淡红,苔薄,脉细弦。

消疝汤加减:生黄芪15g,生白术30g,萆薢12g,小茴香9g,橘核12g,泽泻12g,川楝子12g,毛柴胡6g,台乌药9g,生山楂15g,五味子9g,荔枝核15g,白芍30g,炙甘草12g,地榆15g,椿根皮15g,10剂。

二诊(9月9日):药后疝气即收,未再疼痛,按之无块,压痛(-),唯局部偶有胀感,大便仍欠畅,舌脉同上。原方去白芍、甘草、地榆、椿根皮,加木香12g,槟榔12g,制大黄15g,7剂。

三诊(9月16日):疝气未有突出,疝痛仅发生1次,按之无硬块,大便较前为畅。再予原方7剂以资巩固。后经随访,疝气突出疼痛仅于劳累甚时偶发而已。

案4 钱男,68岁,2011年7月15日初诊。主诉:腹股沟左疝气于生气、劳累、咳嗽时辄易突出、如乒乓球大,按之则进,伴明显疼痛感,平素用疝托。舌淡红,苔黄腻,脉细弦结代。

消疝汤加味:生黄芪15g,生白术12g,萆薢12g,小茴香6g,橘核12g,泽泻12g,川楝子12g,柴胡12g,台乌药9g,生山楂12g,五味子9g,莲子肉12g,党参30g,苍术9g,黄柏12g,7剂。

二诊(7月22日):服药4剂,疝气即缩进,疼痛大减;今添诉寐差,舌脉同上。原方加合欢皮15g,夜交藤30g,菖蒲12g,7剂。

三诊(8月2日):疝气偶尔突出,突出疝囊变小,疼痛也不明显,舌脉同上。原方生黄芪增至30g,7剂。

后以消疝汤调理将近2个月,原来劳累、咳嗽时疝气辄突出疼痛,现在即使较剧烈运动半小时亦无疝气突出疼痛,遂自行停药。

2012年1月,因劳累疝气复发,疝突胀痛,予服消疝汤14剂后,疝气回缩、胀痛止。2013年7月患者疝气又有反复,消疝汤再投再效。

案5 刘男,73岁,2012年9月18日初诊。主诉:疝气年余,腹股沟处有物突出伴胀痛,大便日行2次、便质稀。舌淡红,苔白略腻,脉弦数。

消疝汤加减:生黄芪15g,生白术12g,萆薢12g,小茴香6g,橘核12g,泽泻12g,川楝子9g,毛柴胡6g,台乌药9g,生山楂15g,五味子9g,茯苓15g,14剂。

二诊(10月12日):疝气突出、胀痛均明显减轻,大便日行1次、便质正常,舌脉同上。续予原方14剂。

三诊(10月23日):疝气回收之后未再有过突出,腹股沟胀痛明显减轻,大便通畅。原方生黄芪增至30g,加党参15g,再予7剂以善其后。

(二)消疝汤治疗成人疝气25例回顾性分析

著者2006年6月~2014年6月门诊运用消疝汤治疗中老年腹股沟斜疝共31例(男25例,女6例),除6例缺乏随访外,25例均获得不同程度疗效。

1. 一般资料

25例成人疝气诊断符合腹外疝的诊断标准(《成人腹股沟疝诊疗指南》):腹股沟或腹壁肿物突起或阴囊肿大,平卧可缩小或者用手推送后可以回纳入腹腔,病程2周以上、症状持续1周以上,治疗前1周未使用其他治疗疝气的药物或方法。

25例中男性21名,女性4名,男女比5.25∶1。年龄43~84岁,平均年龄(67.04±9.48)岁,平均病程(21.68±6.12)个月。25例中单侧腹股沟斜疝21例,双侧腹股沟斜疝1例,脐疝1例,切口疝2例。25例患者全部具有疝囊突出表现(100%);22 例患者具有疝囊胀痛表现(88%),其中胀痛兼见者 9 例(36%),仅胀不痛者 6 例(24%),仅痛不胀者 7 例(28%)。具有明显诱发因素的有 18 例(72%),其中因久行久站等劳累因素而诱发疝囊突出者 12 例(48%),因便秘、咳嗽、运动而诱发疝囊突出者 6 例(24%)。

2. 研究与治疗方法

采用回顾性调查法。根据成人疝气的临床特点设计回顾调查表,利用门诊电脑诊疗库中有关诊疗过程的记录结合门诊病历记录收集符合诊断标准的成人疝气病例共计 31 例。并按以下排除标准筛选病例:未按规定服药者;病史资料缺失,影响疗效评价者;失访者;自行合并其他中药或中成药治疗者。6 例患者因缺乏复诊、随访记录予以剔除,筛选出符合条件者共 25 例。记录患者基本信息(年龄、性别等)、主诉、伴随症状、诱因、既往史、诊断、诊疗方法及转归随访记录。

消疝汤随症加减,如年老体弱者黄芪增量至 30g,便秘者加木香、槟榔或火麻仁、郁李仁等。每日 1 剂水煎服,早晚分服。疗程依据患者疝气缓解的具体情况而定,平均疗程(5.37 ± 0.83)周。

3. 疗效判定标准

(1)疝囊回缩判定标准:目前尚无药物治疗疝气的临床疗效判定标准,自拟疝囊回缩标准如下。

1)明显缓解:疝囊完全消失,随访半年内未再突出,日常生活无异者。

2)基本缓解:疝囊缩小≥ 50%,随访半年内无加重者。

3)稳定:疝囊有所缩小,但缩小程度＜ 50%,随访半年内无加重者。

4)未缓解:疝囊未见缩小者。

有效率 = (明显缓解 + 基本缓解)例数 / 总例数 ×100%,即疝囊至少需要缩小一半以上者。

计算消疝汤对疝囊有效回缩病例的起效时间:疝囊回缩起效时间 = 从服药开始至疝囊回缩 50% 以上所需的时间。

(2)疝囊胀痛疗效判定:为进一步评价消疝汤治疗疝气胀痛的临床疗效,

自拟疝气胀痛疗效判定标准如下。

1）明显缓解：治疗后疝气胀痛完全消失，随访半年未见复发者。

2）基本缓解：治疗后疝气疼痛或坠胀感或胀痛减少 ≥ 50%，随访半年未见明显加重者。

3）部分缓解：治疗后疝气胀痛症状减少 < 50% 且 ≥ 10%，随访半年无明显加重者。

4）未缓解：治疗后疝气胀痛症状减少 < 10%，即胀痛症状基本无改善者。

有效率 =（明显缓解 + 基本缓解）的例数 / 总例数 ×100%，即疝囊胀痛至少需要缓解一半以上者。

计算消疝汤对胀痛有效缓解病例的起效时间：胀痛起效时间 = 从服药开始至自觉胀痛减轻 50% 以上所需的时间。

4. 结果

（1）疝囊回缩程度的疗效分析：25 例患者中有 6 例（24.00%）疝囊突出症状明显缓解，疝囊完全回纳，半年内未见复发；14 例（56.00%）疝囊缩小一半以上；两者相加为 20 例，疝囊回缩的总有效率为 80.00%（20 例 /25 例）。20 例疝囊有效回缩病例平均起效时间为服药后 1.95 周。

（2）疝囊胀痛症状的疗效分析：消疝汤对疝气单纯疼痛（仅痛不胀）的疗效最为明显，有效率达 100.00%（7 例 /7 例）；对胀痛兼见病例的缓解有效率为 77.78%（7 例 /9 例），其中包含疝囊完全回纳者 2 例、疝囊回纳 50% 以上者 1 例；对单纯坠胀感的疝气临床疗效相对偏弱，有效率为 66.67%（4 例 /6 例）。18 例疝囊胀痛有效缓解病例平均起效时间为服药后 1.94 周。疗效分析结果见表 3-2。

表 3-2 22 例疝气胀痛疗效分析

胀痛分类	例数（n）	明显缓解 [n(%)]	基本缓解 [n(%)]	部分缓解 [n(%)]	未缓解 [n(%)]
胀痛兼见	9	3(33.33)	4(44.44)	2(22.22)	0(0.00)
仅痛不胀	7	3(42.86)	4(57.14)	0(0.00)	0(0.00)
仅胀不痛	6	1(16.67)	3(50.00)	1(16.67)	1(16.67)

三、临床运用体会

1. 消疝汤方解与功效

肝经绕阴器上入少腹,故有"诸疝皆属足厥阴肝经之疾"之说。历来治疝多从经络辨证,选肝经方药。消疝汤中乌药、小茴香、橘核、川楝子、毛柴胡疏肝行气、散寒止痛,正为此用。《景岳全书》指出:"治疝必先治气……气虚者,必须补气。"生黄芪、生白术益气升阳举陷,补气固脱。朱丹溪认为疝气"不可只作寒论",也可因湿郁内蕴、寒气外束而致。《金匮翼》指出:"疝病不离寒湿热三者之邪。"消疝汤方中川萆薢、泽泻、石莲子利湿分清降浊(生白术亦有燥湿利水之用),宣通气机。五味子"酸咸入肝而补肾",生山楂味酸入肝、消食行气散瘀,皆具收敛固涩作用。

腹股沟斜疝病情与慢性便秘、排尿困难等引起腹压增高有关,减轻腹压是治疗疝气的重要辅助措施。消疝汤中泽泻、生白术、萆薢、石莲子有利水之功,可减轻膀胱压力。炒白术健脾止泻,大剂量生白术有通便作用,可减轻腹压。二便通畅有助于改善疝气脱出胀痛的症状。

门脉高压合并大量腹腔积液患者的腹壁疝修补术,当重视利尿以降低腹压,泽泻、萆薢有利尿作用。小茴香挥发油成分有助于排出腹部气体,减轻腹胀并散寒止痛。橘核对小肠疝气、睾丸肿痛等具有镇痛作用;乌药、川楝子醇提物亦有显著镇痛作用。

石莲子别名甜石莲、壳莲子,《本经逢原》载其性平味甘微苦,其味涩,性收敛;有清湿热、清心宁神等功效。著者以为不用石莲子似无不可。福建一带习称柴胡根为毛柴胡,有云毛柴胡别名毛牛耳大黄,有散结气、清热解毒、散瘀、利尿通淋、利水消肿之功,用于小便不利等症。另有报道称毛柴胡为湖南羊耳菊,有祛风散寒解表、利湿消肿、行气止痛之功。著者以柴胡代替毛柴胡似无不可。

消疝汤药虽仅有 12 味,内涵十分丰富,不仅包含益气升阳、疏肝理气之品,还包含散寒止痛、渗湿降浊、收敛固涩、通畅大便等诸多功效,基本涵盖了疝气病的病因病机。

2. 消疝汤主治适应证与疗效特点

腹外疝是以腹部脏器经腹壁薄弱或缺损处向体表突出为特征,主要包括腹股沟疝、股疝和脐疝。腹壁薄弱或缺损的原因有先天和后天两类,后天性可因腹壁损伤、感染、肌肉废用所致,其他如慢性咳嗽、便秘、排尿困难、妊娠、分娩、腹水、举重等可引起腹压增高及年老体弱诸因素,均可导致腹外疝发生。按病情严重程度,西医学将腹外疝分为易复性疝、难复性疝、嵌顿疝和绞窄性疝。消疝汤适用于治疗儿童及老年的易复性疝,疗效可靠。

成人易复性腹外疝主要包括腹股沟疝、股疝和脐疝,其中对高龄或有心肺肾等脏器功能不全、不能耐受手术治疗的患者,适合采用本方治疗。以上回顾性研究显示,消疝汤能有效促进患者疝囊回纳,使疝囊缩小一半以上者达80%;且对减轻疝气胀痛,尤其是减轻疝痛具有良好的治疗效果,平均服药2周便能开始见效。消疝汤还能有效降低疝囊突出的频度和时间,并提高对咳嗽、劳累、运动等诱因的耐受性。疝囊回纳的临床疗效与疝囊大小有关,疝囊小者更易于回纳。

消疝汤疗效与患者病程长短未见有明显相关性,有 2 例患者病程长达7 ~ 10 年,在服用消疝汤 1 周后疝囊均明显回纳、胀痛感消失;治疗 8 周后,疗效分别为"明显缓解"和"基本缓解"。

有报道指出疝气首发 3 个月内是疝囊最易发生嵌顿、绞窄的危险期。本组资料在治疗期间及在半年随访期内未发现有疝囊嵌顿、绞窄的情况发生。《成人腹股沟疝诊疗指南》(2012 年)指出:股疝(因出现嵌顿和绞窄概率较大)或疝囊明显增大者,应及时手术治疗;嵌顿及绞窄性疝应行急诊手术;无症状的腹股沟疝,可随诊观察。著者认为,凡易复性疝或年老体弱等不耐手术者,均可考虑服用消疝汤加用疝托以保守治疗。

刘超辉、韩万明报道消疝汤可使小儿腹股沟斜疝获得痊愈,恐与小儿薄弱的腹壁肌肉随着发育可日益强健有关。但以消疝汤治疗中老年斜疝难获痊愈,其疗效主要体现在缓解疼痛胀痛,减轻疝气肿块硬度,在一定程度上减轻疝囊突出程度、降低突出频率、缩短突出时间,这与老年薄弱的腹壁肌肉日益退化有关。

3. "辨病为主"运用消疝汤的策略

古代疝病包括多种病症：①泛指体腔内容物向外突出的病症，有"小肠气""小肠气痛"等名，如突出于腹壁、腹股沟，或从腹腔下入阴囊的肠段；②生殖器、睾丸、阴囊部位流脓，溺窍流出败精浊物，睾丸阴囊肿大疼痛等病症；③腹部剧烈疼痛，兼有二便不通的病症，如《金匮要略》之"寒疝"。以上"疝"病分别相当于西医学腹外疝、阴囊生殖器病变及肠痉挛、肠梗阻等腹痛疾病。

《实用中医内科学》(第二版)将疝气定义为"一侧或双侧睾丸、阴囊肿胀疼痛，或牵引少腹疼痛为主要临床表现的一类疾病"，其病因病机属寒湿凝滞、湿热搏结、肝郁气滞、气虚下陷、痰结血瘀等，可以椒桂汤、暖肝煎、五苓散、天台乌药散、补中益气汤、导气汤、济生橘核丸等进行治疗。

现代所论疝气基本为腹外疝。著者认为，以消疝汤治疗疝气，可免去烦琐辨证分型，理由如下：①腹股沟斜疝有其明确的发病机制与临床特征；②腹股沟斜疝之"病"通常缺乏能够判别"中医证候"的症状群，临床较少典型证候，以至于"有病无证"的情况并不鲜见；③消疝汤含散寒止痛、疏肝理气、益气升阳、渗湿降浊等诸多治疗原则，基本涵盖了腹股沟斜疝中医学常见的复合病因病机，组方用药已基本体现出了"复杂干预"；④部分患者或虽有一些兼杂症、兼夹症，与疝病多无特异性联系，可在消疝汤"辨病论治"的基础上适当"随症加减"，后者在某种程度上或也能体现出辨证论治的精神。

◆ **参考文献** ◆

[1] 刘超辉.消疝汤治疗小儿疝气[J].中国农村医学,1983,(2):6.

[2] 韩万明.消疝汤治疗小儿疝气[J].四川中医,1992,(6):18.

[3] 李威,崔晨,耿琪,等.消疝汤治疗成人疝气25例[J].河南中医,2016,36(12):2143-2144.

第四章

秘方揭秘

疗效得到充分肯定的验方,被誉为神方或仙方。秦始皇、汉武帝均曾遣人赴海上求不死仙药,故仙方又称海上方。宋代钱竽托名孙真人撰写过《奇效海上仙方秘本》(又名《孙真人海上方》)。禁方是指秘传或珍秘而不公开的神方。神方、海上仙方、禁方之称,都是为了突出强调验方的疗效与珍贵。

历代方书中蕴藏着许多极其珍贵的秘方,由于典籍浩瀚,内容博大精深,现代教科书百难载一,以至于许多珍宝至今仍然默默无闻地藏在深闺人未识。

现虽提倡"读经典",一般也就仅仅满足于四大经典而已,不及其余。现代生活节奏快捷,杂事繁多,内卷甚深,心浮气躁,往往被眼前即时的名利项目所诱惑、被各种短时间内可量化的绩效考核体系所束缚,真正能够做到不唯现世功名是求、本着传承发扬中医的使命感与责任感,两耳不闻窗外事,一心只读圣贤书,心无旁骛,兰室焚香,开卷静读,闭卷沉思,临证实践者,鲜见矣;从汗牛充栋的历代方书古籍中汲取精华,将祖上留下的大量秘方,加以寻觅与发现、加以甄别与挖掘、加以验证与运用,鲜见矣。

著者亦同样未能幸免其俗,然则内心不时十分挣扎。平素得暇时,偶尔对一些方书也略有涉猎,摘录于笔记,验证于临床,也有些许粗浅心得体会。本章介绍了宋代《太平圣惠方》石膏煎、明代龚廷贤《万病回春》荆芥连翘汤、金元李东垣《兰室秘藏》清空膏、清代陈士铎《辨证录》救破汤、北宋末年《苏沈良方》苏沈九宝汤、明代孙一奎《医旨绪余》胁痛神方、清代程国彭《医学心悟》橘核丸、明代郑泽《墨宝斋集验方》血崩验方、清代姚俊《经验良方全集》血枯经闭立效神方、清代鲍相璈《验方新编》四神煎计十个秘方的临床验证过程,著者感叹其非凡疗效,试图揭示其疗效的内在规律性与可重复性,推荐予同道以裨益于患者,更试图借以强调从古籍医书宝库中挖掘宝藏的必要性。

第一节　石膏煎治舌痛

一、方剂来源

石膏煎出自《太平圣惠方》,由石膏半斤,地黄汁一中盏组成。功效清心除热;主治热病口疮、口臭、喉中鸣。著者常用于治疗舌痛之属热者。

二、验案举隅

案 1 卞女,60 岁,2006 年 2 月 24 日初诊。主诉:舌痛,口苦,心悸怔忡,胸闷。寐差多梦。舌淡红,苔薄黄中剥,脉细数。

石膏煎主之:生地 15g,石膏 15g,7 剂;煎煮后代茶饮用。

二诊(3 月 17 日):舌痛即止。

案 2 支女,79 岁,2006 年 3 月 21 日就诊。主诉:舌痛,余无不适。舌质偏红,苔薄黄,脉细弦。

石膏煎主之:生地 15g,石膏 15g,3 剂;煎煮后代茶饮用,频频呷服。

二诊(3 月 24 日):舌痛明显减轻。

三、临证运用体会

舌痛以舌部烧灼样疼痛为主,又称舌痛症、舌感觉异常,多见于灼口综合征。病因或多与精神因素有关,在更年期或绝经期女性中发病率较高。

舌为心之苗,心气通于舌,足阳明胃经连舌本络唇口,故舌与心、胃关系密切。心胃火盛,上逆舌络,易发为舌痛。石膏入肺胃二经,走气分而清热泻火;生地入心肝肾经,走血分而清热凉血、养阴生津,两者相合,功在清除心胃火热,则舌痛多能止。石膏煎药仅 2 味为小方,煎煮后代茶频频呷服,具有简便廉验的特色。石膏和生地也是清胃散的骨干药物,必要时也可配合运用清胃散加减。

第二节　荆芥连翘汤治耳病

一、方剂出处及其背景

荆芥连翘汤出自明代龚廷贤《万病回春·卷五》,系由荆芥、连翘、防风、当归、川芎、白芍、柴胡、枳壳、黄芩、山栀、白芷、桔梗各等分,甘草减半组成,原主治肾经风热之两耳出脓以及胆热移脑之鼻渊。

古人评价此方"治两耳肿痛神效"。多年来,著者在临床遭遇耳痛者莫不投之辄效,始知此方名不虚传。

耳痛之症最早可追溯至《灵枢·厥论》:"耳痛不可刺者,耳中有脓。"清代陈士铎对耳痛认识颇详,其在《辨证录·耳痛门》中述道:"人有双耳忽然肿痛,内流清水……耳内如沸汤之响,或如蝉鸣,此少阳胆气不舒,而风邪乘之,火不得散";"人有耳中如针之触而生痛者,并无水生,止有声沸,皆云火邪作祟,不知乃肾水之耗也";"人有不交感而两耳无恙,一交接妇女,耳中作痛,或痒发不已,或流臭水,以凉物投之则快甚,人以为肾火之盛,谁知是肾火之虚乎"。由此推见,耳痛病因病机不外乎虚实两端,虚则肾亏或气血两虚,实则风热痰瘀,也可虚实夹杂。荆芥连翘汤主要可治实证耳痛及其他耳病。

著者深感荆芥连翘汤构方甚妙,用以治疗耳痛效如桴鼓,值得掌握与推广应用。

二、验案举隅

案1　耳痛　赵女,53岁,2006年11月24日就诊。主诉:两耳疼痛。1年前因乳腺癌接受手术和化疗以来,颌下淋巴肿大疼痛,头痛,易自汗,经中药调理后已愈。刻下:两耳疼痛已有时日,右上腹刺痛,大便欠通畅。舌淡红,苔薄黄,脉细弦。素有原发性胆汁性肝硬化。

荆芥连翘汤加味:荆芥12g,连翘12g,防风12g,当归30g,川芎15g,白芍30g,柴胡12g,枳壳12g,黄芩12g,山栀12g,白芷12g,桔梗10g,甘草10g,元胡30g,瓜蒌皮40g,虎杖30g,桑叶30g,7剂。

二诊(12月1日)：耳痛昨止，右上腹刺痛亦止，大便通畅，舌脉同前。再予原方10剂以资巩固。后随访再无耳痛发生。

【按】 耳痛多为风热阻窍、瘀毒内蕴，治以荆芥连翘汤清疏风热、活血止痛。方中荆芥、防风、白芷疏风散邪；柴胡、枳壳理气通窍；桔梗引药上行；连翘、黄芩、山栀清热解毒；当归、川芎、白芍活血止痛。再加桑叶疏风泄热，瓜蒌皮、虎杖化痰瘀而通便、使热下泄，元胡止痛。处方集疏风、清热、解毒、活血、理气、通窍为一体，方证治相合，故服药1周诸症悉平。

案2 耳痛并咳嗽咯痰 薛女，68岁，2012年1月13日就诊。主诉：慢性咳嗽2年余，近2个月来，咽痒咳嗽牵及两耳疼痛，咯痰色黄，时有口苦。舌淡红，齿痕，苔薄，脉细弦。

荆芥连翘汤加减：荆芥12g，连翘12g，防风12g，当归12g，川芎12g，枳壳12g，黄芩30g，山栀12g，白芷12g，桔梗12g，甘草12g，百部15g，白前12g，紫菀30g，款冬30g，鱼腥草30g，蒲公英30g，7剂。

二诊(1月20日)：服药数剂耳痛即止，咳嗽减半，咽痒有痰，舌脉同上。原方续服14剂。之后耳痛未再。

【按】 本案有长期慢性咽痒咳嗽病史，耳咽内在相连，或为咽部病症波及耳窍发为耳痛。咯痰色黄、口苦可知病机当属痰热内蕴。荆芥连翘汤疏风通窍、清热解毒；为止久咳，再加蒲公英、鱼腥草、百部、白前、紫菀、款冬。处方紧扣痰热内蕴之病机，药仅数剂，耳痛即愈，咳亦减半。

案3 耳痛外感后加重 王女，57岁，2013年4月12日就诊。主诉：右侧耳内疼痛2月有余。3周前感冒后，右耳痛加重并伴有肿胀感，查体可见右外耳道内红肿，无渗出液及流脓。平素自汗较甚，多集中于面部、胸背部及大腿根部。舌淡红，苔薄腻，脉细弦。

荆芥连翘汤去白芍：荆芥12g，连翘15g，防风12g，当归12g，川芎12g，柴胡12g，枳壳12g，黄芩12g，山栀12g，白芷12g，桔梗12g，甘草12g，7剂。

二诊(4月26日)：上药服数剂耳痛即止，故未服毕7剂即自行停药。因自汗未见明显改善，今求调治自汗。

6月7日：近日不慎感冒后，右侧耳痛又起，查耳内无明显红肿，时有胸骨后疼痛，气短自汗。舌淡红，苔薄，脉细弦。

荆芥连翘汤加味:荆芥 12g,连翘 15g,防风 12g,当归 12g,川芎 12g,白芍 12g,柴胡 12g,枳壳 12g,黄芩 12g,山栀 12g,白芷 12g,桔梗 12g,甘草 12g,蒲公英 30g,金银花 30g,麻黄根 12g,桂枝 12g,丹参 30g,予 14 剂。

随访(6 月 28 日):服上药后耳痛即止,唯胸痛气短自汗减而未尽。

【按】 本案耳痛 2 次于外感后加重,证属风热阻窍;荆芥连翘汤疏风清热投之即效,再投再效。

案 4 耳痛并头痛 冯女,64 岁,2013 年 6 月 4 日就诊。主诉:左侧后脑勺连及太阳穴处疼痛 1 年余,近 3 个月头痛牵连及左耳疼痛,伴口干、口苦、口臭。舌淡红,苔薄,脉细弦。

荆芥连翘汤合清胃散加减:荆芥 12g,连翘 15g,防风 12g,当归 12g,川芎 50g,柴胡 12g,枳壳 12g,黄芩 12g,山栀 12g,白芷 12g,桔梗 12g,石膏 15g,黄连 12g,生地 12g,丹皮 12g,升麻 12g,全蝎粉 2g(吞服),7 剂。

二诊(6 月 18 日):上周因事未及时复诊,停药 1 周。今诉服上药后耳痛即止,左侧后脑勺及太阳穴疼痛亦减轻,唯仍口干苦。舌淡红,苔黄腻,舌下静脉迂曲,脉细弦。以龙胆泻肝汤及桃红四物汤加减:川芎 50g,全蝎粉 2g(吞服),龙胆草 12g,山栀 12g,黄芩 12g,当归 12g,生地 12g,泽泻 12g,车前子 15g,柴胡 12g,桃仁 12g,红花 12g,川牛膝 12g,青蒿 12g,竹叶 10g,7 剂。

随访(7 月 2 日):耳痛未有复作,左侧后脑勺及太阳穴疼痛已止,口苦大减。

【按】 本案头痛波及耳痛,并有口干苦臭,内火上炎,热毒炽盛,阻滞耳窍。荆芥连翘汤疏风散邪、清热解毒,合清胃散清泻胃火;再加全蝎通络止痛,仅服药 7 剂,耳痛戛然而止,头痛亦随而减之。

案 5 带状疱疹后遗耳痛 金女,58 岁,2013 年 12 月 13 日就诊。主诉:右耳疼痛将近 4 个月。3 年前曾罹患带状疱疹,发于右侧面部三叉神经处,带状疱疹后遗神经痛逐渐由面部向耳后转移,右侧耳后颈动脉处可闻及搏动声。曾于沪上某医院神经内科就诊,行血管造影及颈动脉超声检查等,均无异常发现。服用过各种止痛西药、中药及藏药,皆告罔效。顷诊自觉右耳刺痛,疼痛严重,影响睡眠,需服用止痛药方能入睡;患者本人为医生,随身携带听诊器,将听诊器置于右侧耳后下方,可闻及明显的颈动脉搏动声。舌淡红,苔薄,舌下静脉迂曲显露,脉细弦。

荆芥连翘汤加味:荆芥 12g,连翘 30g,防风 12g,当归 15g,川芎 40g,白芍 15g,柴胡 12g,枳壳 12g,黄芩 12g,山栀 12g,白芷 12g,桔梗 12g,甘草 9g,炙乳没各 15g,五灵脂 15g,全蝎粉 2g(吞服),蜈蚣粉 2g(吞服),水蛭粉 2g(吞服),7 剂。

二诊(12 月 20 日):右侧耳痛几止,耳后颈动脉搏动声减弱,服中药期间未服用止痛西药,夜间也可安然入睡。舌脉同上。原方 14 剂。

随访(12 月 31 日):二诊药后诸症改善更加明显,右耳已不痛,耳后颈动脉搏动声减轻六七成。

【按】 带状疱疹后遗耳痛,为带状疱疹病毒邪热损伤血管神经,瘀毒内蕴并未肃清,逐渐蔓延至耳部。荆芥连翘汤既能清热解毒,又能活血化瘀,甚为对症。因病程较长、病势顽固,耳痛程度严重,除加大连翘、川芎用量外,另伍炙乳没、五灵脂、蝎粉、蜈蚣粉、水蛭粉加强活血祛瘀通络止痛之效。区区 7 剂,3 年顽疾痛苦,十去八九。

案 6 耳痛并咽痛、舌痛 李女,64 岁,2014 年 1 月 28 日就诊。主诉:两耳疼痛月余,多为刺痛,呈持续性发作,伴满舌痛,咽喉红肿疼痛,口干,头冷痛,平素睡眠欠佳。舌淡红,苔薄,脉细弦。

荆芥连翘汤加减:荆芥 12g,连翘 15g,防风 12g,当归 12g,川芎 15g,柴胡 12g,枳壳 12g,黄芩 12g,山栀 12g,白芷 15g,桔梗 12g,甘草 9g,黄连 9g,夜交藤 30g,14 剂。

二诊(3 月 4 日):因春节停诊,迟至今日复诊。诉服上药后耳痛即止,舌痛、咽痛亦减轻。舌淡红,苔薄黄,脉细弦。处方:金银花 30g,连翘 30g,黄连 9g,7 剂。

随访(3 月 11 日):耳痛未有再复,舌痛大减,咽痛减而未尽。

【按】 七窍内在相通,耳咽通过咽鼓管相通,故耳痛与咽痛并存。耳刺痛,又咽喉红肿疼痛,为瘀血热毒互结,羁留耳咽。荆芥连翘汤清热解毒、活血化瘀,方证对应,药到病除,持续 2 个月之久之耳痛止于 2 周之内。

案 7 中耳炎耳痛、听力下降 陈男,41 岁,2017 年 7 月 20 日初诊。主诉:1 周前洗澡时不慎右耳进水,引发喷嚏连作,右耳听力骤然下降,耳痛剧烈如遭拳擂,至西医医院五官科求治,被诊为中耳炎,予滴耳剂治疗,经日无效,遂前来转求中医治疗。舌淡红,苔薄,脉细弦。

荆芥连翘汤加味:荆芥 12g,连翘 12g,防风 12g,当归 12g,川芎 12g,柴胡 12g,枳壳 12g,黄芩 12g,山栀 12g,白芷 12g,桔梗 12g,白芍 12g,甘草 12g,菖蒲 12g,7 剂。

上方仅服 3 剂即耳痛止而复聪,服毕 7 剂,愈如常人。

随访(2019 年 8 月 15 日):陈某今时隔 2 年特地前来挂号求诊,但并无任何不适,只为索要曾治愈他耳病的上述处方。原来陈某在上海开粥店多年,现孩子长大,作为外地人子女在上海进学校读书有诸多限制,故将店面盘给他人,不日将离沪返回原籍。临行前,希望能给他曾治愈其耳病的"神方"携带回乡,以备日后不时之需。欣然应允之,再谢而退。

【按】 中耳炎耳痛并已引起听力下降,耳痛甚剧,西药滴耳剂治疗无效,以荆芥连翘汤加一味菖蒲,3 剂药轻松拿下。

案 8 耳道炎耳痒、听力下降 毕女,59 岁,2022 年 1 月 4 日初诊。主诉:右耳作痒伴听力下降、渗液已有 9 个多月。曾去复旦大学附属眼耳鼻喉科医院就诊多次,被诊断为右耳道炎、右耳道耵聍栓塞,用莫米松、氮䓬斯汀、氟康唑及耳道冲洗、硼酸湿敷等多种药物及方法进行治疗,但病情始终未见丝毫好转。顷诊右耳流溢淡黄色分泌物,鼻塞喷嚏流涕,咽痒而咳。头顶素有白疕、近来加重,下阴瘙痒。舌淡红,苔薄黄腻,脉细弦。耳疮(风热阻窍,湿毒内蕴);治以疏风清热,凉血解毒。嘱其停用所有治疗耳疮的西药(包括口服药与外用药)。

荆芥连翘汤加味:荆芥 12g,连翘 12g,防风 12g,当归 12g,川芎 12g,柴胡 12g,枳壳 12g,黄芩 12g,山栀 12g,白芷 12g,桔梗 12g,赤白芍 12g,甘草 12g,生地 40g,水牛角 30g(打碎,先煎),丹皮 12g,苦参 20g,14 剂。

二诊(1 月 18 日):右耳瘙痒减轻,耳内分泌渗出物明显减少,鼻塞、喷嚏、流涕、咽痒诸症皆瘥,下阴瘙痒止,头顶白疕亦见明显好转,舌脉同前。守上方 14 剂。

三诊(2 月 15 日):服药 4 周,折磨患者将近 1 年的耳疮瘙痒及耳道渗液倏然而愈。

随访(7 月 1 日):患者在电话中十分欣喜激动,说自从停用西药、服用中药 4 周以后,耳疮已经痊愈,听力完全恢复正常;且同时鼻塞、流涕、咽痒等症全都消失。目前在继续治疗头皮银屑病之中。

【**按**】 耳疮的主要症状是一侧或两侧耳内疼痛或瘙痒,常伴随耳内流汁、听力下降。病程短者,以耳内疼痛为主,张口咀嚼、按压耳屏或牵拉耳郭时疼痛加重;病程长者,因耳内经常瘙痒导致挖耳后损伤耳道造成疼痛,耳镜检查可见外耳道潮红、增厚、脱屑甚至狭窄,部分患者可有黄白色霉菌样斑块。中医一般多用黄连解毒汤、龙胆泻肝汤、地黄饮子类进行治疗。但其疗效不如用荆芥连翘汤。本案加用犀角地黄汤和苦参,是为了兼顾治疗白疕。

三、临床运用体会

1. 荆芥连翘汤方解

在荆芥连翘汤方中,荆芥、防风疏风散邪(川芎、白芷亦具祛风作用);连翘、黄芩、山栀清热解毒(荆芥、防风亦具清热解毒作用);当归、川芎、白芷、白芍活血止痛;桔梗、甘草利咽;柴胡、枳壳疏肝理气通窍;桔梗、白芷具排脓排痰作用;桔梗还能宣肺利气,与枳壳配合以升降气机,有利于理气通窍。全方13味药,蕴含了疏风散邪、清热解毒、活血止痛、利咽化痰排脓、理气通窍诸般治疗原则,体现了"复杂干预"的精神,几乎涵盖了耳肿痛可能存在的多种病机,故适用于多种病因病机所引起的耳病。以上8案充分地证明了这一点。

荆芥连翘汤虽治耳痛耳病但又七窍兼顾,构思缜密严谨,组方周全,配伍精妙,一药多任,君可兼臣,使可代佐,乃集诸般治则严阵以待,加减尺度不容过大,减味时必须注意不损害影响方中诸般治则的体现,尽量不作减味,以上验案大多加味、极少减味,即是出于此种考虑。

2. 荆芥连翘汤目标适应证分析

本方原治"肾经风热"耳痛,推测因自古有"肾开窍于耳"论之故,其实本方并不含有治肾药物,并非从肾论治,凡风热上扰致两耳肿痛皆可用之,不必拘泥于其与肾经有何干系。

本方原治外感风热所致耳痛,但事实证明本方也可用治内伤耳痛。上述案例多属内伤耳痛,案3耳痛虽因感冒加重,但在感冒前耳痛已有月余,是内伤耳痛在先,外感风热耳痛加重在后。

耳为七窍之一,七窍内在相通,鼻病、咽病与耳病均可互相影响。如案 2 咽痒咳嗽咯痰便牵及两耳疼痛,案 3 感冒后加重右耳痛耳胀,案 6 两耳疼痛还伴咽喉红肿疼痛,案 7 洗澡时右耳进水,耳痛、听力下降与喷嚏连连并作,案 8 耳痒炎症渗出与鼻塞喷嚏流涕、咽痒而咳并存,所有这些均提示耳病耳痛与咽炎、鼻炎及上呼吸道感染具有一定的内在关联性,即使案 1 与案 4 也有耳痛连带头痛一并发作的情况存在。因此,耳病耳痛通常并不是孤立的,鼻咽相连,耳鼻相通,耳与其他五官七窍是"命运共同体"。荆芥连翘汤内含有桔梗汤,具有利咽止痛、宣肺化痰排脓的作用,如耳痛与咽病有关,治咽亦有利于治耳。当发生中耳炎症时,邪毒可从咽鼓管侵及鼻咽部或鼻腔,引发鼻部炎症;反之,胆热移脑之鼻渊也可引起头痛、耳痛,方内白芷除疏散风邪外,又为治鼻渊要药,具有通窍止痛、消肿排脓的作用,治鼻亦有利于治耳。据此可以推测,荆芥连翘汤不仅治耳病有效,治疗鼻病、咽病亦当有效。

3. 荆芥连翘汤主治耳病范畴

西医学将耳痛分为原发性耳痛、继发性耳痛和神经性耳痛三类。原发性耳痛多由于耳部本身疾病刺激和压迫局部的痛觉神经末梢所致,如耳郭损伤、急慢性中耳炎(如案 7、案 8)、耳带状疱疹(如案 5)等;继发性耳痛多由邻近器官以及全身性疾病引起耳部感觉神经反射所致,如鼻窦炎、牙周炎、扁桃体炎、腮腺脓肿等;神经性耳痛多由分布到耳部的感觉神经病变所致,如三叉神经、耳颞神经、喉上神经等病变引起的耳痛。

荆芥连翘汤对部分原发性外耳道疾病、中耳疾病所致耳痛耳炎,对继发于鼻、口腔、咽喉、腮腺等器官的耳病,对部分神经性耳痛,都能发挥一定的治疗作用。

4. 荆芥连翘汤衍生方及其他作用

后人在《万病回春》荆芥连翘汤基础上加减改造,衍生出一些方剂,用来治疗痤疮、疱疹、口疮、淋巴结肿大等其他病证,均可获取不错的疗效。20 世纪初,日本医家森道伯在《万病回春》荆芥连翘汤基础上,加上同样出自《万病回

《春》的温清饮(四物汤加黄连解毒汤:当归、白芍、熟地黄、川芎、黄连、黄芩、黄柏、栀子),再加薄荷,构成汉方荆芥连翘汤,治疗蓄脓症(副鼻窦炎,鼻窦炎)、慢性鼻炎、慢性扁桃体炎、粉刺等。《万病回春》因此被日本汉方医家奉为必读经典,对日本汉方医学影响深远。荆芥连翘汤经过适当加减改造,还可治疗许多其他病证,本节略过不表。

第三节　清空膏治头痛

一、方剂出处背景

清空膏别名青空膏、清空汤,出自李东垣《兰室秘藏》:"治偏正头痛年深不愈者,善疗风湿热头上壅损目及脑痛不止。川芎(五钱)、柴胡(七钱)、黄连(炒)、防风(去芦)、羌活(各一两)、炙甘草(一两五钱)、细挺子黄芩(三两去皮锉一半酒制一半炒),上为细末,每服二钱匕,于盏内入茶少许汤调如膏,抹在口内,少用白汤送下,临卧。"

朱丹溪《脉因证治》论述了清空膏的适应证:"清空膏治风湿热及诸般头痛,惟血虚不治。"即除内伤血虚头痛外,其余"诸般头痛"均可以本方化裁治之。

明代李梴《医学入门》解释清空膏方名含义:"人首,天之象空虚。药能清头昏,故曰清空。"清空膏不仅能治头痛,尚能治头昏,扫除阴霾,使人脑清目明,犹如晴空无云。

清代医家对本方亦颇重视。张璐《张氏医通·诸痛门之头风》云:"风火相煽,额与眉棱俱痛,选奇汤(炙甘草、羌活、防风、酒黄芩)加葱、豉……湿热头风,遇风即发,加川芎、柴胡,名清空膏,不拘偏正并用。"程国彭《医学心悟》谓:"眉棱骨痛,或眼眶痛,俱属肝经,痛不可开,属风热,清空膏。"江涵暾《笔花医镜》载:"清空膏治肝经风热久升为头痛。"

清空膏药仅7味,组方严谨,配伍精当,相乘作用明显,具有丰富的中医理论内涵。张秉成《成方便读》谓:"用羌、防、柴、芎之入肝搜风者,上行而解散其邪;即以酒炒芩、连之苦寒,先升后降,以逐其火。"汪昂《医方集解》谓:"头为六阳之会,其象为天,清空之位也。风寒湿热干之,则浊阴上壅而作实矣。羌、防入太阳,柴胡入少阳,皆辛轻上升,祛风胜湿之药;川芎入厥阴,为通阴阳血气之使;甘草入太阴,散寒而缓痛;辛甘发散为阳也;芩、连苦寒,以羌、防之属升之,则能去湿热于高巅之上矣。"程国彭谓清空膏治肝经风热头痛,汪昂谓清空膏方药物可分别入太阳、少阳、厥阴、太阴,当以汪昂之论为是;其实眉棱骨及眼眶痛,与阳明经亦有干系。

《兰室秘藏》另有川芎散(川芎、柴胡、黄芩、黄连、防风、羌活、生甘草、熟甘草、升麻、藁本、生地黄),即为清空膏加炙甘草、升麻、藁本、生地黄而成,功能疏风清热止痛,主治风热头痛。许多治疗头痛的古方常可见到清空膏的踪迹。例如,《卫生宝鉴》之川芎散(川芎、羌活、防风、炙甘草、细辛、槐花、石膏、香附、荆芥、薄荷、茵陈、菊花),功能疏风清热止痛;主治头风、昏眩、偏正头痛。《银海精微》之清空散(川芎、柴胡、黄芩、黄连、防风、羌活、甘草、栀子),即清空膏加栀子而成,主治偏正头痛及雷头风,功效略同。

综上所述,清空膏功效祛风清热除湿,适用于风湿热所致诸般头痛,包括偏正头痛,前额、眉棱骨或眼眶痛,常伴头昏脑胀、眼目不清。除非进行适当配伍,否则清空膏一般不适用于精少血亏之虚证头痛。

二、验案举隅

案1 黄女,57岁,2004年11月5日初诊。主诉:反复前额部头痛已有10年,刻下前额部头痛,痛甚时有双目掉下之感。舌淡红,苔薄,脉细。

清空膏加减:川芎15g,羌活10g,防风9g,黄芩6g,生甘草6g,半夏12g,当归15g,白芷15g,7剂。

复诊(2006年2月24日):云2004年11月5日服药后头痛立马消失。近日头痛复发如前,前额部头痛,痛甚时有双目掉下感觉,伴胃脘痞胀。舌淡红,苔薄,脉细弦。

清空膏加减:川芎15g,羌活9g,防风9g,柴胡12g,黄芩12g,半夏12g,香附12g,佛手6g,枳壳12g,大枣10枚,7剂。

再诊(3月3日):服药2剂即头痛止,胃胀减半,原方加木蝴蝶5g,予7剂巩固疗效。

【按】 头痛以前额部为主且伴目珠掉下感为阳明头痛表现,适合以清空膏治疗,川芎为治诸经头痛之要药,羌活、防风祛风止痛。朱丹溪云半夏能"治眉棱骨痛",与性味苦寒之黄芩成为对药,既上清头目,又可制约风药温燥升散;川芎、当归养血活血,血行风灭。

案2 沈男,50岁,职员,2006年10月13日就诊。主诉:经常头痛,已有十数年,平均每周头痛发作2次以上,头痛发作时痛苦不堪,每有欲跳楼自杀的绝望感觉,曾经数位名医大家诊治罔效。顷诊头痛以前额、眼眶及后项为主,常夜间痛醒,伴有肝区痞胀(素有脂肪肝、胆囊摘除术后)。舌淡紫,舌下络脉迂曲显露,苔薄,脉细弦。

清空膏合都梁丸、芍药甘草汤加减:川芎50g,羌活12g,防风12g,柴胡10g,黄芩12g,甘草9g,白芷30g,半夏9g,葛根30g,白芍30g,全蝎粉1g(吞服),7剂。

二诊(10月24日):服药7日内头痛仍发作2次,但头痛程度已减半。原方加当归30g,车前草15g,茯苓30g,14剂。

三诊(11月14日):服药14日内头痛发作2次,以胀痛为主,偶尔刺痛,眼眶已不痛。上方白芷增至50g,白芍增至60g,甘草增至12g,再加淡豆豉30g,红花12g,14剂。

四诊(12月5日):服药后14日内再无头痛发作。

【按】 本案头痛年深不愈属顽固性头痛,发作欲死,观前医用药大同小异,唯觉其药力有所不逮。故在清空膏基础上加用大剂量都梁丸、芍药甘草汤止痛。《丹溪心法》载:"治头痛连眼痛,须用白芷开之。"因久病已入络,以性善走窜之全蝎搜风剔络、解痉止痛。头痛甚剧有绝望自杀念头,以淡豆豉、茯苓除烦安神,淡豆豉也有一定的止痛作用,常可用于治疗心痛、尿痛等。头痛牵及后项,故再加葛根。

案3 张女,23岁,2015年5月26日初诊。主诉:太阳穴部位头痛经常反复发作,工作压力大时加重,伴胃部不适,反胃欲吐,偶有胃痛胃胀、泛酸、便秘,2~3日一行,月期常提前5~6天。舌边红,苔薄,脉细弦。

清空膏合小柴胡汤、柴胡疏肝散、大黄甘草汤加减:川芎40g,柴胡12g,黄芩12g,甘草6g,半夏15g,党参12g,龙胆9g,香附12g,白芍30g,枳实12g,莱菔子15g,制大黄12g,7剂。

二诊(7月7日):因其他不适来诊,得知服上药后头痛即止,大便通畅,诸症均失,因无所苦,自行停药至今。

【按】 本案头痛主要以两侧太阳穴部位为主,属少阳头痛,但兼见反胃欲吐、便秘,又有阳明证。故以清空膏合大黄甘草汤从阳明论治,降浊升清;以小柴胡汤合柴胡疏肝散从肝胆少阳论治,疏泄枢机。是案证明通过配伍,清空膏也可治少阳头痛。

案4 顾女,53岁,2017年3月7日初诊。主诉:顽固头痛已有十七八年,伴不寐。患者每临床欲卧时,辄自觉有冷风进入左眼,继而引起目痛、偏左头痛;每晚均发,冬季尤重,夜寐欠安。此疾缘于十七八年前骑摩托车跌倒,自此后遗左侧头痛;白昼也有隐隐头痛,心情不佳时头痛加重,双下肢冷痛。舌淡红,苔薄白,脉细弦。头颅CT等影像学检查无异常发现;无脑震荡。

清空膏合都梁丸、止痉散、四逆汤加减:川芎50g,防风15g,柴胡12g,甘草15g,白芷30g,全蝎12g,蜈蚣粉2g(吞服),白蒺藜15g,熟附片12g(先煎2小时),干姜30g,吴茱萸12g,细辛12g,香附30g,酸枣仁30g,7剂。

二诊(3月14日):目不痛,冷风吹入感及偏头痛有所减轻,寐可。舌脉同上。上方香附减为15g,细辛减为9g,蜈蚣改为2条(药粉缺货),酸枣仁减为15g;防风增至30g,川芎增至60g,7剂。

三诊(3月28日):头痛欲吐,以前额为主连及两太阳穴。舌脉同上。血压140/90mmHg。

清空膏合芍药甘草汤为主加减:川芎60g,羌活9g,柴胡12g,黄芩12g,炙甘草12g,白芍45g,石决明30g,生龙牡(各)30g(先煎),吴茱萸12g,细辛12g,蜈蚣粉2g(吞服),14剂。

四诊(4月11日):头痛减九成,受冷风易引发头痛,前额或麻,平素怕冷。舌脉同上。血压130/80mmHg。改以四逆汤、都梁丸、止痉散加味善后。

【按】 本案为顽固性头痛,虽起于跌扑损伤,但并无后遗脑震荡的证据。病由既奇,痛发更怪,每晚临睡前感风邪自左目入左脑诱发偏侧目痛头痛,欲寐不能,反复发作,迁延不愈,心境每况愈下。治疗先以清空膏合都梁丸、止痉散、四逆汤复剂祛风散寒、通络解痉为主,继以清空膏合芍药甘草汤加减治疗,头痛减轻九成后,再以四逆汤、都梁丸、止痉散加味善后。经治月余,持续十七八年之顽固性头痛终告消除。历来清空膏主治风湿热头痛,是案表明亦可治风寒头痛,要在少用苦寒、加用辛热之品。

案 5 刘女,36 岁,2018 年 6 月 20 日初诊。主诉:头痛,经前头痛更甚,平均每月头痛发作 6 次,每次持续数小时,已有八九年;月经量少,寐浅梦多,工作压力大,平时易焦虑,神疲乏力。舌淡红,苔薄,脉细弦。

清空膏合归脾汤加减:川芎 30g,柴胡 12g,黄芩 9g,甘草 9g,半夏 12g,生黄芪 15g,党参 15g,当归 30g,赤白芍(各)12g,生熟地(各)12g,茯苓神(各)12g,酸枣仁 15g,全蝎粉 2g(吞服),生龙牡(各)30g(先煎),益母草 30g,21 剂。

二诊(7 月 11 日):头痛发作次数减少,3 周内仅发作 3 次;6 月 29 日经来头痛,经量增多接近正常。

清空膏合止痉散加减:川芎 60g,羌活 12g,柴胡 12g,黄芩 12g,半夏 12g,细辛 10g,全蝎粉 2g(吞服),蜈蚣 2 条,7 剂。

三诊(7 月 18 日):再无头痛发作,睡眠佳,情绪轻松。予上方 7 剂以资巩固。

【按】 本案头痛病程久、发作频繁、持续时间长,月经量少而寐浅神乏,已有气血亏虚之兆。焦虑易使心脾气血两亏,故月经量少,神疲乏力;气血亏虚亦致头痛。虽《脉因证治》明确指出"清空膏治风湿热及诸般头痛,惟血虚不治",是案表明通过配伍益气养血归脾汤类,清空膏亦可用于治疗血虚头痛。

三、临床运用体会

清空膏可治偏正头痛,但诚如清代医家所云,清空膏似对前额疼痛、眉棱骨痛、眼眶痛牵及目痛等阳明头痛疗效更佳。如案 1 前额部为主头痛伴目珠掉下感,案 2 头痛以前额、眼眶为主,案 4 冷风由目进入引起目痛及偏头痛。著者体会,临床凡如遇前额、眉棱骨、眼眶及目痛,可优先考虑投用清空膏。

清空膏通过配伍小柴胡汤、柴胡疏肝散、四逆散及芍药甘草汤对少阳肝胆经头痛或少阳合并阳明头痛也有效,如案 3 太阳穴部位头痛者。

清空膏主要功能在于疏风清热,主治风热头痛,但通过配伍可以治疗风热病机以外的头痛。朱丹溪《脉因证治》认为通过加减可使清空膏适应更广:"若有风,加荆芥,倍防风;有寒,去黄芩、黄连,加生姜、细辛;有暑,加石膏、黄连;有湿,加苍术、白芷;有燥,加知母、石膏;火旺,加山栀、黄连。"所论极是。案4即是去芩连加附姜辛萸。虽然朱丹溪《脉因证治》提到清空膏"惟血虚不治",但如案5见月经量少、寐浅梦多、神疲乏力等气血亏虚之象,清空膏合补益气血之归脾汤一起运用,似亦未见其弊。临证要在灵活配伍,圆机活法。

清空膏对于头痛甚剧者仍有所不殆,需要增加川芎用量并配伍诸如含白芷之都梁丸、止痉散、芍药甘草汤,如此获效更著,如案2～案4。清空膏对于头隐痛伴头昏目胀或头昏沉不清者有独到疗效。

清空膏原将诸药为细末,混匀,每取二钱匕于盏内,入茶汤少许,调如膏状,抹在口内,白汤送下,临卧前服。现在一般习惯用汤剂煎煮服用,如能酒水各半煎煮或兑酒服用,可能取效更捷。

第四节　救破汤治顽固性头痛

一、方剂来源与背景

救破汤出自清代陈士铎《辨证录·头痛门》,由川芎一两、白芷一钱、细辛一钱组成,水煎服,主治剧烈头痛。原文云:"人有头痛如破,走来走去无一定之位者,此饮酒之后,当风而卧,风邪乘酒气之出入而中之也。酒气既散,而风邪不去,遂留于太阳之经。太阳本上于头,而头为诸阳之首,阳邪与阳气相战,故往来于经络之间而作痛也。病既得之于酒,治法似宜兼治酒矣,不知用解酒之药必致转耗真气,而头痛愈不能效,不若直治风邪能奏效之速也。"原书描述其疗效:"一剂而痛止,不必再剂也。"其实除了酒后卧风头痛外,其他原因所致头痛均可应用本方"直治风邪",与酒无关。

陈士铎另一部著作《石室秘录·完治法》中亦载治疗头痛的救破汤,方名及药物组成同上,唯加大了剂量,以川芎三两、白芷一两、细辛一两,用黄酒一升煮之,一醉而愈。云其可大散终年累月邪深入于脑之头痛。

救破汤组成药物虽少,然则集历代治疗头痛药物之大成。《是斋百一选方》之都梁丸、《古今医鉴》之芎芷散、《世医得效方》之四生丸、《张氏医通》之芎辛汤、《仙拈集》之风热散、《卫生宝鉴》之石膏散、《辨证录》之芷桂川芎汤、《普济方》之清香散、《石室秘录》之清上至圣丸《寿世保元》之清上蠲痛汤《重楼玉钥》之开关散等治疗头痛之方,均含有救破汤三药中的 2 味或全部。《中医方剂大辞典》收载古今 502 首以头痛为主治的方剂中,使用频次在前 5 位的药物即为川芎、甘草、防风、白芷、细辛。

头为髓海所在,诸阳之会,清阳之府。头痛病因病机复杂,凡风、寒、湿、热等外邪上犯颠顶阻抑清阳,抑或肝脾肾功能失调,致使寒凝、风动、痰阻、瘀滞等,皆可导致头痛发生。外感头痛多为自限性疾病,略过不表,内伤头痛多有病情缠绵、疼痛程度剧烈者,治疗颇为棘手。历代医家分别有从肝、从风、从火、从瘀、从痰、从虚论治者。

从救破汤药物组成来看,川芎祛风行气活血以止痛,白芷祛风通窍活血以止痛,细辛祛风散寒通窍以止痛,正如陈士铎《辨证录》所云,其可"直治其风邪,能奏效之速也","川芎最止头痛,非用细辛则不能直上于巅顶,非用白芷则不能尽解其邪气,而遍达于经络也"。由此可见,救破汤具有祛风行气活血,辛温散寒止痛之功,正可针对头痛常见而基本的病机。运用救破汤为主治疗头痛,疗效显著;救破汤配伍其他治则方药可治疗多种病机所致的头痛。

二、验案举隅

案 1 马男,45 岁,2010 年 11 月 9 日就诊。主诉:偏头痛 20 余年,近 1 年来加重。曾于外地多家西医院就诊,服用多种药物(具体药物不详),收效欠佳,遂来沪求治中医。顷诊右半头痛呈阵发性发作,发作时间无规律,近 1 年发作明显加重。发作时,右半头部呈胀痛或刺痛,伴头晕,或有沉重感、飘然感。大便不成形但排出困难,小便无力。脑血流图示脑供血不足;头颅 CT、心电图检查未见异常。舌淡红,苔薄,舌下静脉迂曲,脉细弦。

救破汤合止痉散加味:川芎40g,白芷30g,细辛3g,蜈蚣2条,全蝎粉2g(吞服),白芍30g,当归15g,威灵仙12g,僵蚕12g,天麻12g,钩藤12g,川牛膝

15g,茯苓 15g,7 剂。

二诊(12 月 3 日):外地来诊不便,故停药数日。今诉服上药后头痛几止,仅偶有轻微头痛而已,程度较前均明显轻减,头痛发作频次亦明显减少。停药后,头痛亦无反复。依旧大便不成形、排出困难,小便无力感。舌脉同上。原方加山药 15g,蒲公英 30g,14 剂。

随访(2011 年 2 月 20 日):诉自去年服用中药 21 剂后,迄今再无偏头痛发作。

【按】 偏头痛 20 余年,时呈刺痛,久病必瘀,舌下静脉迂曲亦为佐证;头痛晕胀沉重有飘然感,乃肝阳肝风之象。治以祛风潜阳,化瘀通络止痛。救破汤合止痉散祛风化瘀,通络解痉止痛,取天麻、钩藤平肝息风。服药 21 剂便控制了病情。

案 2 陈女,36 岁,2011 年 10 月 7 日就诊。主诉:左半头痛连及左耳疼痛将近 1 年。因工作繁忙,自觉压力较大导致偏头痛频发。顷诊左侧偏头痛,每周发作 2～3 次,每次发作可持续 1 天,痛势较甚连及左耳,伴恶心。近 5 个月来,月经周期为 21 天左右,量可,夹血块,经期腰酸。舌淡红,苔黄,脉细。

救破汤加味:川芎 50g,白芷 30g,细辛 10g,全蝎粉 2g(吞服),当归 50g,吴茱萸 10g,肉桂 10g,炮姜 15g,威灵仙 10g,黄芩 12g,7 剂。

二诊(10 月 18 日):患者因外地出差未及时复诊,已停药 4 日。诉服上药后,偏头痛发作频率减少,原每周发作 2～3 次,现约 10 天发作 1 次,唯头痛持续时间及疼痛程度同前,舌脉同上。上方再加僵蚕 12g,地龙 12g,蜈蚣 2 条,制川草乌各 6g,7 剂。

随访(11 月 29 日):服二诊药后,偏头痛即止,之后未再发作。

【按】 救破汤合止痉散及僵蚕、地龙虫类药搜风剔络、活血止痛,更以制川草乌、吴茱萸、肉桂、炮姜温经散寒止痛,大量当归补血活血,药猛量重。本案 1 年头痛,发作频繁,服药 2 周获效。

案 3 陈女,57 岁,2011 年 11 月 29 日就诊。主诉:两侧太阳穴处及巅顶部头痛已有 3 周,伴目痛目干。舌淡红裂纹,苔薄,脉细弦。

救破汤合止痉散加味:川芎 50g,白芷 30g,细辛 6g,蜈蚣 2 条,全蝎粉 2g(吞服),吴茱萸 6g,枸杞 12g,菊花 10g,生熟地各 15g,14 剂。

二诊(12月13日):头痛减半,双侧太阳穴及枕部微痛,大便每日3次,质松散,舌脉同上。上方去枸杞、菊花、生熟地,川芎增至60g、白芷增至40g、细辛增至10g、吴茱萸增至10g、再加威灵仙12g、茯苓15g、香附12g、柴胡12g、肉苁蓉10g、白豆蔻10g,7剂。

三诊(12月20日):头痛续减,大便成形。今添诉肝区隐痛。舌淡红,裂纹,苔薄,脉细弦。处方:川芎60g,白芷30g,全蝎粉2g(吞服),柴胡12g,香附15g,白芍30g,夏枯草30g,茯苓12g,当归15g,14剂。

四诊(2012年1月13日):头痛累计减轻八九成,目不痛。处方:川芎12g,全蝎粉2g(吞服),荆芥12g,羌活9g,甘草6g,菊花9g,防风9g,藁本12g,茯苓12g,当归12g,山栀12g,赤芍12g,没药6g,生地12g,7剂。

五诊(1月31日):头痛止,停药1周无头痛。唯目痛目糊又起,舌脉同上。处方:川芎30g,白芷15g,全蝎粉2g(吞服),生熟地各12g,赤白芍各15g,当归12g,枸杞12g,菊花10g,木贼12g,青葙子12g,白蒺藜12g,14剂。

此后头痛、目痛未再有发作。

【按】 两侧太阳穴及颠顶头痛伴目痛目糊目干,肝血不足,清窍失养,治以养血活血止痛。以救破汤合止痉散为主进行治疗,时或参以奕安私方杞菊四物汤养肝或柴胡、香附疏肝为辅。

案4 汤女,53岁,2012年10月9日就诊。主诉:偏头痛数十载,近2年加重。自幼即有偏头痛偶尔发作,似与情绪变化无明显关联。2011年初左侧脑动脉血管瘤术后,偏头痛程度明显加重、发作次数频繁。服用中药多时,效果平平,遂来求治。顷诊偏头痛每周平均发作4~5次,疼痛程度较甚,伴左侧头皮麻木及左半身麻木。舌淡红,苔薄,脉细弦。

救破汤合止痉散、黄芪桂枝五物汤化裁:川芎50g,白芷50g,细辛3g,全蝎粉2g(吞服),蜈蚣2条,地龙12g,地鳖虫12g,生黄芪30g,桂枝12g,白芍30g,泽泻30g,甘草9g,7剂。

二诊(10月19日):头痛发作频率尚未见降低,但头痛程度稍有减轻;近日稍有嗜睡,舌脉同上。原方去泽泻,川芎增至60g,再加威灵仙12g,当归15g,元胡30g,菖蒲12g,肉桂粉2g(吞服),7剂。

三诊(10月26日):头痛程度减轻三成,1周头痛发作减少为3次;依旧左侧头皮麻木。

进一步加大救破汤之剂量:川芎60g,白芷50g,细辛6g,地龙12g,全蝎粉2g(吞服),蜈蚣粉2g(吞服),生黄芪30g,白芍30g,地鳖虫12g,威灵仙12g,元胡30g,当归30g,淫羊藿15g,肉桂粉2g(吞服),7剂。

四诊(11月2日):偏头痛发作频度及疼痛程度均减半,左侧头皮及左半身麻木减八成,舌脉同上。原方加桃仁12g,红花12g,生地12g,7剂。

五诊(11月9日):服药至今已有1个月,头痛发作频度及疼痛程度减去九成,左侧头皮及半身麻木感几除。续予原方7剂以资巩固。

六诊(11月16日):偏头痛止,左侧头皮及半身麻木亦止。

【按】 自幼即患偏头风已有几十年,近2年每周发作4～5次,痛甚。以活血行气、祛风止痛、和营通痹为治,用药分量够重,即便如此,疗效并不显著,直至二诊以后不断增量加药后,方逐渐显出止痛效果。数十年偏头痛于服药35剂后得止。

案5 徐女,50岁,2013年6月4日就诊。主诉:反复头痛发作数十年。头痛以双侧太阳穴上方为主,呈胀痛、跳痛,头痛甚时有欲裂开感,平均每2～3天发作1次,头痛甚时伴恶心,头痛发作似与睡眠欠佳有关。舌淡红,苔薄,舌下静脉迂曲显露,脉细弦。

救破汤合止痉散加味:川芎50g,细辛6g,白芷30g,全蝎粉2g(吞服),蜈蚣粉1g(吞服),香附12g,7剂。

二诊(6月11日):头痛几无发作,睡眠亦有所改善,舌脉同上。原方加夜交藤30g,7剂。

三诊(6月18日):昨日发作1次头痛,以晕痛为主,程度较前减轻三成。守方14剂以资巩固。

随访(7月12日):服药后头痛至今未再有过发作。

【按】 头痛反复发作数十年,头痛欲裂伴恶心,正合陈士铎救破汤方名之意,救破者,即止破裂头痛甚者。

案6 周女,58岁,2014年6月3日就诊。主诉:偏头痛30余年。头部两侧绞痛,每于饮酒后痛甚,多处求医无果。磁共振成像(MRI)、脑电图等多项检查未见明显异常。常自服阿咖酚散(成分:阿司匹林230mg,咖啡因30mg,

对乙酰氨基酚 126mg）以缓解疼痛。近年来疼痛程度逐渐加重、疼痛持续时间延长，服用阿咖酚散从每次 1 包逐渐加量至每次 4 包、每日 3 次（1 日服用计12 包），即便如此，尚无法缓解头痛，遂来求治。患者有吸烟、饮酒史近 20 年。顷诊偏头痛每日均有发作，痛势甚，伴恶心呕吐、冷汗淋漓，服阿咖酚散 4 包无效。舌偏红，苔黄腻，舌下静脉迂曲，脉细。

救破汤合止痉散、芍药甘草汤加味：川芎 60g，白芷 50g，细辛 10g，全蝎粉 2g（吞服），蜈蚣粉 2g（吞服），当归 30g，白芍 50g，炙甘草 12g，7 剂。

二诊（6 月 10 日）：上药服至第 2 剂后，头痛程度即见减轻。现每日除早晚 2 次服用中药外，晨起只需服 4 包阿咖酚散即可，其余时间虽有头痛但可耐受，每日可以少服 8 包阿咖酚散。但患者反映每次服完中药后，即刻冷汗出，伴胸闷、心悸等不适，需卧床 5 ~ 10 分钟后方可缓解，如不躺平则恶心欲吐。此恐为细辛之不良反应，上方遂减细辛至 6g，再加制川草乌各 12g，7 剂。

三诊（6 月 17 日）：服二诊方期间未再出现出冷汗及胸闷心悸等不适。现仅晨起头痛，服用中药及 4 包阿咖酚散后可缓解，其余时间再无头痛。续予二诊方 7 剂。

随访（10 月 26 日）：因种种原因未能坚持治疗。患者评价在服用中药后，头痛频次及程度明显轻减，仅晨起有头痛；停药后头痛虽有反复，但与服中药前比较，头痛程度轻，仅服用阿咖酚散即可缓解。

【按】 严重偏头痛 30 余年，每日发作，头部两侧绞痛伴呕恶冷汗。救破汤、止痉散及芍药甘草汤等用药剂量已臻极限。中药疗效主要体现在每日服用阿咖酚散减少三分之二（12 包减少到 4 包），服药 21 剂后，头痛发作频度与程度明显轻减。值得注意的是，患者首诊服用细辛 10g 后出现出冷汗、胸闷心悸、呕恶等不适，此为细辛不良反应，细辛减量后，不良反应即消失。

案 7 陈男，34 岁，2014 年 9 月 19 日就诊。主诉：阵发性偏右头痛年余，主要位于右侧太阳穴处呈胀痛，平均每月发作 1 ~ 2 次，工作压力大时更易发作，休息后可缓解。顷诊偏右头痛，口疮，舌麻，睡眠欠佳。舌淡红，苔薄黄，脉细弦。

救破汤合止痉散加味：川芎 50g，白芷 30g，细辛 3g，全蝎粉 2g（吞服），蜈蚣粉 1g（吞服），夜交藤 30g，生黄芪 15g，7 剂；另予万应胶囊 2 盒以治口疮。

二诊(10月10日):头痛几止,舌麻消失,口疮又有新发。舌淡红,边有齿痕,苔薄白,脉细弦。原方去夜交藤,蜈蚣粉增至2g,加威灵仙12g,7剂;续服万应胶囊。

随访(12月16日):服中药14剂之后,偏头痛再未发作,舌麻亦止。

案8 居男,69岁,2017年1月10日初诊。主诉:反复头痛将近40年。患者自30岁以后即有此疾,几乎每日午后3~4点开始头痛发作,头痛往往可持续至深夜而影响睡眠,头痛颇甚,痛时自觉头部血管跳动,服氟桂利嗪(西比灵)等西药治疗欠效,头痛发作时畏声、光刺激,头痛遇寒加重、遇热可缓。家族中,其父及兄弟姐妹皆有此头风顽疾。西医相关检查未有明显异常发现。舌暗红,苔薄,舌下静脉迂曲,脉细弦。

救破汤加味:川芎50g,白芷30g,细辛6g,熟附片12g(先煎2小时),吴茱萸6g,肉桂粉2g(吞服),全蝎粉2g(吞服),蜈蚣粉2g(吞服),甘草12g,7剂。

二诊(1月17日):服药3剂后头痛即止。

随访(2022年8月30日):5年多以后的2022年8月30日,患者陪其夫人前来就诊时,将其精心保存的老病历取出,翻到5年前就诊的那一页,说自2017年1月10日服药以后,5年多来头痛未再发生过。

【按】 本案头痛长达40年,其父及兄弟姐妹皆有头风顽疾,服药仅仅3剂即霍然而愈,5年随访无恙,可见救破汤神效。

三、临床运用体会

1. 救破汤取效时间

陈士铎虽云救破汤治疗头痛"一剂而痛止,不必再剂",但临床未必尽然如此,尤其中重度以上头痛患者病史较长、病情顽固、反复发作者,治疗难以速战速决,往往需要假以一定的时日。从以上所举案例来看,大多服药时间一般在2~8周间见效,但其中案5、案7、案8确实服药3~7剂便能快速见效。

假如用黄酒或酒水煎药服之,有可能更快起效。

2. 救破汤量效关系

"救破汤"顾名思义,是形容头痛甚剧欲破,本方堪当大任以解头痛如破者于水火之中,疗效可靠。以本方治疗一般程度头痛者,谨遵《辨证录·头痛门》中常规剂量救破汤水煎煮服用即可。如治中度以上头痛者,需大剂量方始见效,一般取川芎 30 ~ 60g,白芷 30 ~ 50g,细辛 10g,必要时酒水合煎或以黄酒煎煮服用。救破汤的量效关系是显而易见的。

以上所举头痛病案大多有如下特征:病程长、发作频繁、头痛程度剧烈、头痛发作持续时间较长。如案 1 偏头痛 20 余年、逐步加重;案 2 左半头痛连及左耳疼痛将近 1 年、每周频繁发作 2 ~ 3 次;案 4 偏头痛几十年,每周发作 4 ~ 5 次;案 5 头痛欲裂也达几十年;案 6 偏头痛 30 余年,每日服阿咖酚散 12 包仍难以缓解头痛;案 7 偏头痛年余;案 8 头痛长达 40 年,均为重症顽固性慢性头痛病,谓之"头风病",病程较长,病情严重,反复发作,顽固难愈,治此非大剂量救破汤难以获效。

治重度头痛者,是否竟用《石室秘录·完治法》中超大剂量之救破汤治疗,即川芎三两(90g)、白芷一两(30g)、细辛一两(30g),用黄酒一升煮之,一醉而休?考虑到此方剂量过大,尤其细辛重用至一两,恐易发生不良反应,未免令人踌躇犹豫。著者宁肯通过在救破汤基础上加载其他方药的方法来治疗重度头痛。

3. 救破汤常用加载方药

(1)加载止痉散及其他虫类搜风剔络药如僵蚕等(案 1 ~ 案 8)。止痉散见于《流行性乙型脑炎中医治疗法》,由全蝎、蜈蚣组成,功效祛风止痉,通络止痛,主治痉厥,四肢抽搐等;对顽固性头痛、偏头痛、关节痛亦有较好的疗效。止痉散全蝎、蜈蚣粉剂吞服有助于提高疗效并节约药材,粉剂时常缺货,则可用煎服方法。

(2)加载大剂量芍药甘草汤及当归等活血祛瘀止痛药(案 1 ~ 案 4,案 6)。芍药甘草汤具有缓急止痛作用,活血药也有一定的祛瘀止痛作用。

(3)加载制川乌、制草乌、吴茱萸、肉桂、炮姜等散寒温阳止痛药(案 2 ~ 案 4,案 6,案 8)。

当救破汤加载以上三方面的方药时,止痛作用可得倍增。

4. 救破汤不良反应

历来有医家认为大剂量辛温香窜药物易于伤阴,尤其清代以降的南方温病学派认为辛温香窜的理气药多有伤阴之弊,投用之际往往畏首畏尾。川芎与白芷均为辛温,但大剂量运用少见不良反应,不必顾虑太多,运用大剂量川芎、白芷相对比较安全。

唯大剂量使用细辛时需充分注意其不良反应。古代本草言"细辛不过钱"一般系指用细辛末吞服而言,如宋代陈承《本草别说》云:"细辛若单用末,不可过一钱,太多则气闷塞,不通而死。"

至于在复方汤药中也可发现细辛的不良反应与用量有关,案 6 细辛用 10g 时,患者服药后即出冷汗、胸闷心悸甚或恶心欲吐;当将细辛减至 6g 时,上述不良反应随即消失。细辛不良反应存在个体差异,案 2 同样用 10g 细辛,却未见有任何不良反应发生。

有临床报道应用大剂量细辛 30 ～ 160g,见其效而未见其弊。还有研究表明,细辛所含挥发油随煎煮时间延长而挥发、细辛水提液临床应用安全有效。尽管如此,临床运用较大剂量细辛时仍需高度谨慎,密切观察有无不良反应,及时作出判断并采取保护性措施。

5. 关于治疗头痛引经药

李东垣提出治疗头痛时用引经药的论点:"头痛须用川芎,如不愈,加各引经药,太阳羌活,阳明白芷,少阳柴胡,太阴苍术,厥阴吴茱萸,少阴细辛也。"后世医家多遵此说。此说似有两层含义,一是承认川芎具有辨病论治治疗头痛的"专属性"效果,二是加载引经药或可增效。

当代不少中医对药物引经论持质疑态度,认为引经药说在理论上不能得到合理解释,缺乏严谨性、客观性和科学性。例如,引经药是否可以引一些不该归某经的药也归于某经? 引经药能否改变药物在脏腑经络中的血药浓度分布? 引经药应是"向导"而起到"引路"的作用,但李东垣所提之白芷、细辛、吴茱萸、羌活及柴胡等药,本身就是具有治疗头痛作用的"先锋药",加了这些药物后如果头痛缓解,究竟是应该归功于这些药物"引经"的功劳,还是应该归功于这些药物本身所发挥出的止痛作用? 两者之间如何区别?

著者对治疗头痛用引经药之说持保留态度,理由如下。

(1)治疗头痛无效时,首先考虑的并不是加用引经药,而是调整治则方案、药物及其剂量等方法来解决。

(2)药物归经理论告诉我们,一些药物可同时归数经,无法保证其仅归某经而不去他经。

(3)并非所有头痛均能明确区分经络循行部位而选择适当的引经药;反之,仅仅根据头痛部位便确定某经而用归某经的引经药,难免差强人意。

(4)如认为引经药更好地发挥了止痛作用,需撤除单纯引经药(无治疗头痛作用的药物)进行"证伪"。

(5)如果治疗头痛可有引经药之说,那么治疗其他一切病证岂非也都可以用引经药来提高疗效? 这在事实上缺乏临床客观依据。

6. 救破汤药物现代药理

川芎水煎剂能抑制小鼠中枢神经系统的兴奋性,有镇静催眠作用。其活性组分如川芎嗪、川芎内酯类化合物具有明显的抗血管痉挛、舒张血管、改善脑部微循环、抑制血小板聚集等作用;阿魏酸钠可抑制血小板释放 5- 羟色胺(5-hydroxytryptamine,5-HT),阻止颅内外血管异常收缩,起到治疗和预防偏头痛的作用。白芷具有解痉止痛作用,其挥发油可促进 β- 内啡肽的前体物质前阿黑皮素 mRNA 的表达,进一步激活内源性镇痛机制、调整体内单胺类神经质含量而发挥镇痛作用。细辛挥发油对小鼠腹痛、足痛等有明显镇痛作用,并可抑制神经动作电位的传导。以上药理作用,均与偏头痛发病机制的主流学说——血管源学说和三叉神经血管反射学说有关,通过干预 5- 羟色胺、降钙素基因相关肽(calcitonin gene-related peptide,CGRP)、调控神经动作电位等,缓解偏头痛发作。

现代药理研究还表明细辛存在呼吸抑制作用,灌服大剂量细辛散剂后可引起家兔呼吸先兴奋后抑制的病理变化,过量服用可导致中枢神经系统陷入麻痹状态。

第五节　苏沈九宝汤治咳喘

一、方剂来源与背景

苏沈九宝汤始载于北宋末年《苏沈良方》:"治积年肺气,九宝散。大腹并皮、肉桂、甘草(炙)、干紫苏、杏仁(去皮尖)、桑根白皮(各一两),麻黄(去根)、陈皮(炒)、干薄荷(各三两),上捣为粗末,每服十钱匕,用水一大盏,童便半盏,乌梅二个,姜钱五片,同煎至一中盏,滤去滓,食后临卧服。两浙张大夫,病喘二十年。每至秋冬辄剧,不可坐卧,百方不瘥。后凡服此药,须久乃效。"主治素有喘急哮吼不已,夜不能卧者,包括感风伏热,肺气壅滞,咳嗽喘急,积年累发;或时下感冒,鼻塞流涕,一切咳嗽喘急;小儿因伤寒邪,不曾解利,致成远年嗽。虚劳自汗慎服。

宋代王硕《易简方》载:"素有喘疾,遇寒暄不常之时发则连绵不已,夜不能睡,则服九宝汤。"明代《古今医统大全·喘证门》谓"苏陈九宝汤治老人小儿素有喘疾,遇寒暄不常,发则连绵不已,咳嗽哮吼,夜不得卧。桑白皮、陈皮、大腹皮、紫苏、杏仁、薄荷、甘草、麻黄、官桂各八分,上水盏半,姜三片,乌梅一个,煎七分服",并标明该方出自《易简方》,主治因风寒引动之喘咳。

《易简方》成书于公元1191年,沈括及苏轼撰《苏沈良方》在公元960—1127年期间,《易简方》苏陈九宝汤转自于《苏沈良方》。苏沈九宝汤别名九宝汤、九宝饮、苏陈九宝汤。但苏陈九宝汤有出自《扶寿精方》者,其药物组为:紫苏叶5钱,陈皮4钱,桔梗3钱,川芎3钱,白芷3钱,杏仁3钱(去皮尖),麦门冬3钱,麻黄5钱,茯苓2钱。加生姜5片,葱7根,水煎,温服。发遍身大汗即止。主治伤风咳嗽。因此,《苏沈良方》苏沈九宝汤与《扶寿精方》苏陈九宝汤不是同一方。

近代除蒲辅周老曾推崇此方外,知之者尚少。著者经过长期临床运用与观察,发现该方乃是呼吸系统疾病咳嗽痰鸣哮喘第一方,掌握了苏沈九宝汤的临床运用,相当于掌握了治疗呼吸系统咳喘类疾病的法宝法器。

二、验案举隅

案 1 昼夜咳嗽月余 邵女,49岁,2005年9月20日就诊。主诉:咳嗽已1个月有余,昼夜均咳,以干咳为主,痰少质黏色偏黄,咽痒,晨起面浮。舌淡紫暗,苔薄白,脉细。曾服复方甘草口服溶液等无效。有肾结石、心律不齐病史。

苏沈九宝汤加减:麻黄6g,肉桂6g,杏仁12g,薄荷10g,乌梅12g,紫苏12g,桑白皮12g,柴胡24g,黄芩12g,款冬花12g,紫菀12g,百部12g,天南星12g,7剂。

二诊(9月27日):咳止痰消,唯咽仍痒。上方去肉桂、麻黄,加玄参15g,麦冬10g,10剂,服用2周以巩固疗效。嘱患者如症状消失不必来院。患者未再来复诊。

【按】 面浮苔白为寒,痰黏色黄为热,寒热错杂;苏沈九宝汤既有麻桂之温,又有桑薄之凉,合黄芩清热,并伍款冬花、紫菀、百部增强止咳化痰,月余之咳止于1周。

案 2 夜间哮喘 吴女,28岁,2006年10月24日就诊。主诉:自幼有哮喘史,近来又复发,白昼不喘而夜间喘,因喘导致难以入睡,无痰。舌淡红,苔薄,脉细滑。

苏沈九宝汤加味:麻黄10g,肉桂10g,杏仁12g,紫苏叶10g,薄荷叶10g,乌梅12g,桑白皮12g,大腹皮10g,陈皮12g,甘草10g,干姜10g,枳实12g,半夏12g,煅石膏15g,全瓜蒌15g,7剂。

二诊(10月31日):服药至第3剂,夜间自觉身热汗出而喘止。舌淡红,苔薄,脉细弦。原方去麻黄,加黄芩15g,石膏增至30g,再予7剂以资巩固。

【按】 本案仅在夜间喘,无寒无热,仍以苏沈九宝汤合甘草干姜汤,参以越婢加半夏汤、小青龙加石膏汤及小陷胸汤加减,3剂喘平。

案 3 通宵咳嗽月余 朱女,31岁,2008年1月11日就诊。主诉:咳嗽月余,白昼不咳,但通宵咳嗽而无法入眠,痰不多。舌淡红,苔薄白腻,脉细弦。

苏沈九宝汤加味:麻黄12g,桂枝12g,杏仁12g,紫苏12g,薄荷6g,乌梅12g,桑白皮12g,大腹皮12g,陈皮12g,射干15g,车前草15g,葛根15g,侧柏叶25g,7剂。

二诊(1月18日):服药仅3～4剂,夜间咳嗽戛然而止。

【按】 苏沈九宝汤加射干、车前草、葛根、侧柏叶等清肺止咳化痰,侧柏叶有较好止咳化痰作用。

案4 顽咳30余年 杨女,64岁,2010年11月9日就诊。主诉:慢性咳嗽已有30年余。起初秋冬咳嗽为甚,后逐渐发展为四季皆咳,遇刺激性气味时则咳嗽更甚,干咳无痰,咽喉奇痒无比,自诉需经歇斯底里咳后方觉咽痒稍止而舒;曾服多种止咳药物(氨溴索、止咳糖浆、复方甘草口服溶液等)及中药汤剂均无效果。舌淡红,苔薄,脉细弦。胸片提示两肺纹理增多。

苏沈九宝汤加味:麻黄12g,肉桂12g,杏仁12g,紫苏叶12g,薄荷9g,乌梅15g,桑白皮12g,大腹皮10g,陈皮9g,柴胡30,紫菀48g,款冬花48g,7剂。

二诊(11月16日):服药仅1剂即咳止,患者难掩兴奋诉从未有过如此舒坦;后因遇刺激性气味而偶咳;服至第5剂时,喉咙略有干痛,舌脉同上。原方加射干12g,山豆根3g,7剂。

三诊(11月23日):服上药仅1剂,咽痛即止,7剂药服毕,咽痒咳嗽止。

2011年2月15日:上周因感冒高热,诱发咳嗽,咳嗽程度、频度与初诊相似,顷诊发热虽退但咳嗽甚。舌淡红,苔薄,脉细弦。

苏沈九宝汤加味:麻黄12g,肉桂12g,杏仁12g,紫苏12g,薄荷6g,乌梅20g,桑白皮12g,大腹皮12g,陈皮12g,柴胡30g,紫菀50g,款冬50g,生地50g,鱼腥草30g,14剂。服毕14剂后,咳嗽明显减轻。

2012年11月2日:咳嗽又复作匝月,咽痒难忍,歇斯底里地咳,干咳无痰,日甚于夜,愈咳愈甚,因以往服上药效果显著,今特再来求治。舌暗红,苔黄腻,脉细弦。

苏沈九宝汤加味:炙麻黄12g,肉桂12g,杏仁12g,紫苏12g,薄荷6g(后下),乌梅12g,桑白皮12g,大腹皮12g,陈皮12g,丹参30g,枳实12g,蒲公英30g,金银花30g,射干12g,14剂。

后经电话随访:服上药14剂后,咽痒咳嗽减九成以上;之后咽痒咳嗽基本未有发作。

【按】 咽痒咳嗽30余年,逐渐发展为剧烈咳嗽不分季节,经中西医药物治疗毫无起色。投以苏沈九宝汤加大剂量紫菀、款冬花,1剂即咳止。本案病情顽固病程缠绵,2010 年 11 月、2011 年 2 月、2012 年 11 月慢性咳嗽反复发作,辄投苏沈九宝汤加味治疗,屡用屡效。

案 5　喉间痰鸣　梅女,71 岁,2013 年 1 月 4 日就诊。主诉:夜间喉咙气管处有痰鸣声,已有数月,咳不甚,痰少,大便欠畅,3 日一行。舌淡红,苔黄,脉滑。

苏沈九宝汤加味:炙麻黄 12g,肉桂 12g,杏仁 12g,薄荷 6g(后下),紫苏 12g,乌梅 12g,桑白皮 12g,大腹皮 15g,陈皮 12g,射干 12g,车前草 15g,侧柏叶 15g,葛根 15g,神曲 15g,7 剂。

二诊(1 月 11 日):咳止,痰鸣声除,唯喉间略有痰,大便仍欠畅,舌脉同上。原方去大腹皮,加制大黄 12g,7 剂。

【按】　本案特点是咳不甚,喘也不甚,唯夜间喉咙气管处有痰鸣声,已有数月之久,恐为气管支气管分泌黏稠痰液、影响气流通畅所致。病情与案 1 不同,但治疗用苏沈九宝汤加味略同。

案 6　咳喘痰鸣　林男,81 岁,2013 年 2 月 26 日就诊。主诉:咳嗽半年多,痰少色白,伴气喘,夜间喉间痰鸣声甚响。舌淡红,苔薄白腻,脉弦滑。无哮喘病史。

苏沈九宝汤加味:炙麻黄 12g,肉桂 10g,杏仁 12g,紫苏 12g,薄荷 6g(后下),乌梅 12g,桑白皮 12g,大腹皮 9g,陈皮 12g,甘草 9g,蝉衣 10g,僵蚕 12g,桔梗 12g,射干 12g,7 剂。

二诊(3 月 5 日):服药 4 剂,咳嗽咳喘即止,喉间无痰鸣声,痰亦减少,稍有气短,汗出。舌脉同上。原方去蝉衣、僵蚕、桔梗,加细辛 6g,五味子 9g,干姜 12g,予 7 剂以善后。

【按】　咳痰喘鸣四症俱全,由久咳不愈,肺失宣肃,渐至发展到痰鸣而喘。苏沈九宝汤加味止咳平喘化痰,半年咳喘愈于数剂,二诊合入小青龙汤意。

案 7　类风湿关节炎伴闭塞性细支气管炎、支气管扩张顽喘　缪女,57 岁,2019 年 7 月 25 日诊。主诉:反复胸闷气喘伴咳吐黄绿色痰 10 余年,加重 2 周。患者有类风湿关节炎病史 20 余年,10 余年前渐出现气喘胸闷,伴咳吐黄绿色痰,在本市某三甲医院诊断为"类风湿关节炎伴闭塞性细支气管炎,支气管扩张症"。10 余年间气喘、咳痰不断,冬春加重,夏季好转。自 2011 年至今,每年至少住院 1 次。2019 年 6 月患者因胸闷气促明显、咳痰量多不畅,在著者所在医院住院治疗,查胸部 CT 示"右肺中下叶、左肺上叶及下叶支气管扩张,两肺炎症"。予甲泼尼龙抗炎,左氧氟沙星、二羟丙茶碱、复方甲氧那明胶囊(阿斯美)等治疗后,病情好转出院。2019 年 7 月 9 日,患者再次胸闷气促加重,遂至住址附近医院急诊,予甲泼尼龙、左氧氟沙星、头孢他啶、氨溴索、二羟丙茶碱治疗后,症状稍有缓解。为求进一步治疗,由门诊收入病房。刻下查房:咳痰黄绿,咳出欠畅,胸闷不舒,动则气喘,无法下床活动,头目昏沉,胃纳差,夜寐欠安。舌偏暗红,苔薄腻,脉细滑数。

苏沈九宝汤加减:炙麻黄 12,肉桂 6g,苦杏仁 12g,苏子 9g,制乌梅 12g,桑白皮 15g,大腹毛 10g,陈皮 12g,射干 12g,白前 12g,南沙参 15g,北沙参 15g,金银花 30g,鱼腥草 30g,制半夏 15g,金沸草 9g,白芍 15g,甘草 12g,3 剂。

3 天后出院,带上药 21 剂续服。

复诊(9 月 17 日):患者今来门诊复诊时情绪颇佳,说近年来咳嗽气喘始终难以缓解,慢步行走片刻即感气喘,连续行走 10 余步必须停下休息,来医院看病必须家人陪同,但自服上方后,喘促日渐好转,今虽已停药多日,亦未见病情反复,今天可以在无家人陪同下独自来院就诊。刻诊:慢步行走不喘,但动作稍快仍有气喘,偶咳,痰少,每日 2～3 口痰,色黄绿,咯出欠畅,口干喜热饮。舌微暗,苔净,脉细弦滑。前方加瓜蒌皮 18g,海蛤壳 30g,14 剂。

随访(2019 年 12 月底):一直坚持服用上方,现在即使平地行走 100 米,中途无需休息;以往冬天不敢出门,现在已能外出走亲访友。

【按】 类风湿关节炎伴闭塞性细支气管炎是类风湿关节炎在肺部的罕见并发症,以咳嗽伴进行性呼吸困难为主要表现,本案又合并支气管扩张,可见反复咳吐脓痰。本病早期使用糖皮质激素对症状有一定的缓解作用,合并感染时可使用抗生素。由于缺乏有效治疗手段,该病多发展为进行性呼吸衰竭。

本例 10 余年来症状逐年加重,平时行走 10 余步即感气喘,一旦合并感染,则出现咳痰增多、咳吐不畅,引发呼吸困难加重。本次入院虽经西药抗炎、平喘、化痰,但病情缓解不理想,咳痰不畅,呼吸困难,难以下床活动。采用苏沈九宝汤加味,重用金银花、鱼腥草,服药 24 剂,呼吸困难改善,慢步行走时气喘不明显,痰量明显减少;持续服上药治疗数月后,获得了疗效的满意,逐年恶化之病势竟得逆转。

案 8　慢性咳嗽 60 余年　张女,68 岁,2021 年 12 月 23 日初诊。主诉:长期反复咳嗽 60 余年。患者自幼记事起即每年大部分时间都有咳嗽,遇天气变化时尤易发作咳嗽,病情随时令变化波动,一般从入秋天凉开始出现咳嗽,冬季咳甚,夏季减轻,如此循环,年复一年,迄今已有 60 余年。患者说,据其父母告知,她在幼年 1 岁时患"麻疹合并肺炎",自此以后,每遇秋冬开始即发咳嗽,不分昼夜,可咳出白色泡沫样痰,偶有咽痒,不伴喘息。在青春期时曾一度有缓解,但 40 岁后再发如初,并有逐年加重倾向。顷诊:昼夜咳嗽,有少量白色泡沫样痰,咽喉不痒,无喘息气短,原就睡眠欠佳,现因夜间咳嗽更严重影响睡眠,入睡困难,多梦早醒。平素自觉身体上热下寒,心烦肢冷。舌淡红,苔薄白,脉细弦。

苏沈九宝汤加减:炙麻黄 12g,肉桂 10g,杏仁 9g,薄荷 6g(后下),乌梅12g,桑白皮 12g,大腹皮 15g,陈皮 12g,甘草 15g,百部 30g,款冬花 15g,紫菀15g,白芍 30g,酸枣仁 30g,14 剂。

二诊(2022 年 1 月 6 日):上药仅服 4 剂,咳嗽便戛然而止,此后未再有过反复,睡眠也有改善。

随访(2022 年 6 月 23 日):2022 年 3 ～ 5 月,上海因新冠肺炎疫情封控,患者未有机会出门就诊,今解封后因睡眠问题前来复诊。诉自服用苏沈九宝汤加味 4 剂以来,迄今未再有过咳嗽发作。患者说,如果不服这中药而按照往年"规矩"走的话,至少整个冬季延至春天都将顽咳不已。现已夏至,安然无咳。

【按】　本案慢性咳嗽病程迁延长达 60 余年,具有少见之特异体质禀赋。在苏沈九宝汤基础上,再加白芍以配合乌梅敛肺,加百部、款冬花加强止咳化痰,紫菀润肺下气,4 剂而瘥。

案 9　慢阻肺咳喘气短　张女,69 岁,2022 年 10 月 11 日初诊。主诉:咳嗽喘息气短 3 年加重 1 个月。患者 2019 年因"胸闷喘息发作"于外院被诊断为"慢性阻塞性肺疾病"。肺功能检查提示"中度混合性通气功能障碍"。目前每日吸入布地奈德气雾剂,但效果不理想。家住四楼,但登楼梯至三楼时,必气喘吁吁,须停歇须臾。顷诊:喘息气短不足以续,语声低微,稍劳即气喘吁吁,不耐家务活,咽痒而咳,夜间咳甚,晨起痰黄量多,便溏、1 日数行。舌淡红,苔薄黄腻,脉细弦。

苏沈九宝汤加味:炙麻黄 12g,肉桂 9g,杏仁 12g,苏子 12g,薄荷叶 6g(后下),乌梅炭 15g,桑白皮 12g,大腹皮 9g,陈皮 9g,炙甘草 20g,蝉衣 10g,玄参 15g,土茯苓 15g,五味子 12g,干姜 9g,胖大海 3g,白前 9g,半夏 12g,炮姜炭 12g,白术炭 12g,14 剂。

二诊(11 月 8 日):服上药后喘息气短明显减轻,说话连贯无需停顿,可不用再吸入布地奈德气雾剂,家务劳作无碍,甚至拖地板 90 平方米中途无需休息,咽痒咳嗽减半,晨起咯痰色黄质黏,口干,便质稀。舌淡红,苔薄腻,脉细弦。

苏沈九宝汤合瓜蒌薤白半夏汤加减:炙麻黄 12g,官桂 12g,杏仁 12g,苏子 30g,薄荷叶 9g(后下),乌梅炭 15g,桑白皮 12g,大腹皮 12g,陈皮 9g,甘草 15g,半夏 12g,薤白 12g,瓜蒌皮 12g,紫石英 30g,菟丝子 15g,白术炭 15g,黄芩炭 15g,白前 12g,前胡 12g,14 剂。

三诊(11 月 22 日):短气喘息进一步减轻,可轻松登楼梯至四楼而中途无需休息,已可彻底摆脱布地奈德气雾剂依赖;咳嗽轻微无痰,舌脉同前。上方去薤白、瓜蒌皮、白术炭、黄芩炭,加胖大海 3g,干姜 9g,百部 15g,予 14 剂以资巩固。

【按】 本案慢阻肺咳痰喘已逾 3 年,曾用抗生素及激素类气雾剂等西药治疗,屡治欠效。首诊以苏沈九宝汤合过敏煎及养阴利咽,兼顾健脾止泻。二诊时症情明显减轻,苏沈九宝汤合瓜蒌薤白半夏汤通阳散结,祛痰宽胸;加白前、前胡降逆定喘止咳,取紫石英、菟丝子补肾纳气,标本兼治。三诊时咳痰喘诸症均进一步减轻,登楼轻松,体力恢复。

案 10 哮喘持续半年 王女,34 岁,2022 年 10 月 27 日初诊。主诉:过去半年以来每月哮喘发作 15 次左右,基本隔天发作 1 次。患者从 9 ~ 10 岁时哮喘发作,此后较长一段时间病情稳定,并无哮喘发作。但近 3 ~ 4 年来每年均有哮喘发作,今年起哮喘发作更为频繁,诱因通常为换季、闻到烟味或空气浑浊等。顷诊:哮喘持续发作状态中,气喘难以接续,气短不足以吸,连说话也欠顺畅,每天吸入布地奈德福莫特罗粉吸入剂 1 次,仍难以控制哮喘发作。舌淡红,苔薄腻,脉细弦。今年 5 月以来在肚脐及手腕处发作湿疹,使用含激素药膏后痊愈。例假将至,来经时伴有腰痛。

苏沈九宝汤加味：炙麻黄 12g，官桂 12g，杏仁 12g，薄荷叶 6g（后下），乌梅 12g，桑白皮 15g，大腹皮 12g，陈皮 12g，甘草 20g，旱莲草 15g，当归 20g，地龙 12g，白芍 30g，元胡 30g，五灵脂 12g，14 剂。

二诊（11 月 10 日）：服药 1 剂哮喘即止，翌日即无需布地奈德福莫特罗粉剂吸入，诉服药后感觉胸肺"像打开了一样"，2 周内未有哮喘发作，经期已过、腰痛减轻。上方去元胡、五灵脂、旱莲草，加土茯苓 15g，白鲜皮 12g，地肤子 12g，14 剂。

三诊（11 月 24 日）：服上药 2 周期间内仍无哮喘发作，曾有 2 次因过度力量训练致气短，但因无哮喘发生，也未用布地奈德福莫特罗粉吸入剂。舌暗红，苔薄，脉细弦。近日去仁济医院检查，肺功能示轻度阻塞性通气功能障碍，支气管扩张吸入试验阳性。过敏原检测示多种物质过敏（报告中除德国小蠊、大豆、杂草类花粉组合、法国梧桐、葎草、梯牧草、小麦、百慕大草不过敏外，其他包括食物组合、动物皮毛屑、霉菌、灰尘、尘螨、鱼虾蟹、牛奶、蛋类等常见物质均过敏）。总免疫球蛋白 E（immunoglobulin E，IgE）1 321KU/L（正常 < 60KU/L）。血常规示白细胞 9.55×10^9/L，嗜酸性粒细胞绝对值 1.04×10^9/L[正常（0.02 ~ 0.52）$\times 10^9$/L]。素有痛经伴腰痛、脘腹痞闷、身冷，还有 2 ~ 3 天来经。

处方（1）少腹逐瘀汤合失笑散加减：白芷 20g，吴茱萸 10g，元胡 15g，五灵脂 15g，制乳没各 12g，肉桂 12g，小茴香 10g，川芎 12g，当归 12g，炮姜 20g，旱莲草 30g，生蒲黄 10g（包煎），熟附片 12g（先煎），白花蛇舌草 20g，4 剂。

处方（2）**苏沈九宝汤**加味：炙麻黄 12g，肉桂 12g，杏仁 9g，苏子 9g，薄荷 9g（后下），乌梅 12g，桑白皮 12g，大腹皮 12g，陈皮 9g，炙甘草 12g，白前 9g，14 剂。

嘱其先服处方（1）防治痛经，继服处方（2）防治哮喘。

四诊（12 月 9 日）：患者遵嘱先服处方（1），11 月 26 日来经，此次来经时无腰痛。服处方（1）期间无哮喘发作；继服处方（2）期间亦无哮喘发作，几已忘却此病。

处方（2）再加白鲜皮 15g，地肤子 15g，土茯苓 15g，甘松 12g，予以 14 剂以资巩固。

随访（2023 年 1 月）：患者服药至 2022 年 12 月 23 日，无哮喘发作。12 月

27 日感染新型冠状病毒（抗原阳性），发热，乏力，全身酸痛，3 ~ 4 天后又复出现哮喘症状，但程度较前为轻，仅需布地奈德福莫特罗粉吸入剂隔天吸入 1 次（初诊前需每天吸入 1 次）。时值上海新型冠状病毒（简称新冠病毒）感染疫情大流行期间，患者未来医院就诊。

【按】 本案幼年即有哮喘病史，本次哮喘发作已持续半年，服用苏沈九宝汤一剂便知，直至感染新冠病毒后又引哮喘复发，但哮喘程度较前大为轻减。

三、临床运用体会

1. 苏沈九宝汤方解

肺为娇脏，呼吸升降之间，过与不及皆易致咳痰喘逆。苏沈九宝汤中含麻黄汤、三拗汤宣肺平喘止咳，合紫苏有辛温解表之用，本适用于外感风寒表实之证，故"虚劳自汗慎服"；但本方妙在配伍薄荷、桑白皮辛凉清热，寒温并用互相牵制以宣肃肺气；杏仁、陈皮、大腹皮、生姜祛化痰湿；肺与大肠相表里，大腹皮下通腑气可助肺气肃降；乌梅生津敛肺，适用于肺虚久咳，且具有抗过敏作用（参见第六章"中方西用"之"过敏煎治疗过敏相关性疾病"）。全方温清同用，寒热平调，宣肃有节，敛散并举，具有宣肺止咳化痰、平喘降逆功效，堪称为治疗咳痰喘逆类构方榜样。

原方剂型取饮片粗末，每用 10 钱匕，将药液一大盏煎煮至一中盏，估计煎煮 10 分钟左右即可。古代 1 钱匕相当于 1.5 ~ 1.8g，剂量十分低。现多用传统饮片，极少用粗末，煎煮时间可相应延长。

服用时间宜食远服。夜间咳喘为主者，不妨可临卧服。

2. 苏沈九宝汤功效主治与适应证

凡是咳嗽痰鸣哮喘，无论外感内伤，无论新旧轻重，无论寒热虚实，也无论肺炎、支气管炎、慢性支气管炎、哮喘、慢性阻塞性肺疾病、类风湿关节炎伴闭塞性细支气管炎、咳嗽变异性哮喘以及慢性咽炎、过敏性咳嗽等病，均可酌用本方治疗。通过配伍养肺敛肺之品，体虚者未尝不可用苏沈九宝汤，但若体虚自汗者当慎。

咳嗽既是呼吸系统疾病的一个症状,不妨也可看作是一种独立的疾病,通常除了咳嗽以外,并无任何其他临床表现,这种单纯咳嗽在临床上十分常见,对辨证论治带来一定的困难。咳嗽无论有痰与否,无论是否伴有喘逆,苏沈九宝汤均有佳效,治疗哮喘更不在话下。

因此,本方对咳喘者不具备典型证候者也可投之。经一般辨证论治无效者,也可试投本方。

对于寒热虚实偏颇甚者,可以适当调整某些药物剂量或加减配伍予以兼顾。著者主张运用苏沈九宝汤时宜加味不宜轻易减味。

3. 苏沈九宝汤疗效特点

苏沈九宝汤治咳痰喘疗效非凡,主要凸显在以下几个方面。

第一,苏沈九宝汤可用于治疗病程较长、病情顽固、病情缠绵、久治不愈的难治性喘咳。如案 1 昼夜咳嗽,案 3 通宵咳嗽月余,案 5 喉间痰鸣数月,案 6 咳喘痰鸣咳嗽半年多,案 2 自幼即有哮喘史,案 7 类风湿关节炎伴闭塞性细支气管炎、支气管扩张,反复胸闷气喘伴咳吐黄绿色痰 10 余年,案 4 顽咳 30 余年案,案 8 慢性咳嗽 60 余年,案 9 慢阻肺咳嗽喘息气短 3 年,案 10 哮喘半年。

第二,苏沈九宝汤对剧烈咳嗽或喘咳甚急等病情较重者有显著疗效。如案 1 咳嗽昼夜不歇,案 2 夜间因喘难以入睡,案 3 通宵咳嗽,案 4 顽咳不分四季、咳到"歇斯底里"的程度,案 7 气喘胸闷难以缓解、行走 10 余步便难以支撑,案 8 几乎一生都在咳嗽,尤其秋冬咳嗽不分昼夜,案 9 咳喘气短不耐家务,以上临床事实充分证明,苏沈九宝汤治疗病情较重的喘咳堪当大任。

第三,苏沈九宝汤对咳嗽无论是昼咳还是夜咳(案 3、案 8),甚至昼夜皆咳(案 1)都有效;无论是对干咳(案 1、案 3、案 4、案 6)还是咳痰(案 5、案 7)都有效;不仅如此,对哮喘(案 2、案 10)、痰鸣(案 5)或喘咳(案 6、案 7、案 9)都有效。以上临床事实充分证明,苏沈九宝汤有咳止咳,有痰化痰,有哮定哮,有喘平喘。

第四,苏沈九宝汤取效捷,疗程短。一般服药 1 周以内,疗效如同立竿见影。如案 1 服 7 剂咳止痰消,案 2 服 3 剂咳喘止,案 3 服 3 ~ 4 剂夜咳顿消,案 4 服 1 剂即咳止,案 5 服 7 剂咳止痰鸣除,案 6 服 4 剂咳喘即止,案 8 服 4 剂咳嗽戛然而止,案10服1剂哮喘即止。以上临床事实充分证明,苏沈九宝汤效贵神速,直如温酒斩华雄囊中探物。

第五,苏沈九宝汤治疗喘咳具有西医西药难以替代的独特作用。苏沈九宝汤止咳化痰平喘的作用是其他中西药物所难以完全覆盖的,以上案例病程长、病情顽固或病势较重,大抵经过了其他中西医药治疗而莫之奈何,如案1曾服复方甘草口服溶液,案4曾服氨溴索、止咳糖浆、复方甘草口服溶液等多种止咳药物,案7用甲泼尼龙、左氧氟沙星、头孢他啶、氨溴索、二羟丙茶碱治疗后,症状稍有缓解而已,自服苏沈九宝汤以后,疗效焕然一新;案9与案10可减少乃至摆脱布地奈德气雾剂或布地奈德福莫特罗粉吸入剂吸入。

第六,苏沈九宝汤的临床疗效是经得起重复的。从个体看,例如顽咳30余年的案4,于2010年11月、2011年2月、2012年11月冬季咳嗽反复发作,投苏沈九宝汤屡用屡效;从群体看,以上案例投苏沈九宝汤皆效。

第六节 胁痛神方合神效瓜蒌散治胸胁痛

一、方剂来源

明代孙一奎《医旨绪余》中记载一则胁痛案诊治过程:"余弟于六月赴邑,途行受热,且过劳,性多躁暴,忽左胁痛,皮肤上一片红如碗大,发水泡疮三五点,脉七至而弦,夜重于昼。医作肝经郁火治之,以黄连、青皮、香附、川芎、柴胡之类,进一服,其夜痛极,且增热。次早看之,其皮肤上红大如盘,水泡疮又加至三十余粒。医教以白矾研末,井水调敷,仍于前药加青黛、龙胆草进之。其夜痛苦不已,叫号之声,彻于四邻,胁中痛如钩摘之状。次早观之,其红已及半身矣,水泡疮又增至百数。予心甚不怿,乃载归以询先师黄古潭先生,先生观脉案药方,哂曰:切脉认病则审矣,制药订方则未也。夫用药如用兵,知己知彼,百战百胜,今病势有烧眉之急,迭卵之危,岂可执寻常泻肝之剂正治耶? 是谓驱羊搏虎矣! 且苦寒之药,愈资其燥,以故病转增剧。水泡疮发于外者,肝郁既久，不得发越，乃侮其所不胜，故皮腠为之溃也，至于自焚则死矣，可惧之甚！为订一方，以大栝蒌一枚，重一二两者，连皮捣烂，加粉草二钱，红花五分。戌时进药，少顷就得睡，至子丑时方醒，问之，已不痛矣。乃索食，予禁止之，恐邪火未尽退也。急煎药渣与之，又睡至天明时，微利一度，复睡至辰时。起视皮肤之红，皆已冰释，而水泡疮亦尽敛矣，后亦不服他药。夫病重三日，饮食不进，呻吟不辍口，一剂而愈，真可谓之神矣。夫栝蒌味甘寒，《经》云：'泄其肝者，缓其中'。且其为物，柔而滑润，于郁不逆，甘缓润下，又如油之洗物，未尝不洁。考之本草，栝蒌能治插胁之痛，盖为其缓中润燥，以致于流通，故痛自然止也。"

由上不难看出，患者为带状疱疹所致胁痛，先师黄古潭先生所订之方由瓜蒌、红花、甘草组成，重用瓜蒌，合少许甘草和红花，缓中润燥，泻肝经郁火，一剂而愈。此方即是**胁痛神方**。

神效瓜蒌散出自宋代陈自明《妇人大全良方》：瓜蒌（一个，去皮，焙研为末）、生粉草（半两）、当归（酒洗，去芦，焙，半两）、乳香（一钱）、通明没药（一分，二味并别研）。服用方法：无灰酒三升，同于银石器中慢火熬，取一升，清汁分作三服，食后良久服。功效：理气活血、化瘀消痈；主治：妇人乳痈、奶劳。其云："妇人乳痈方甚多，独此一方神效无比，万不失一"。

神效瓜蒌散主治妇人乳痈奶劳，胁痛神方主治带状疱疹胁痛，两方主治相去甚远；然则两方主治虽异，但其组方原则及其用药却有类似之处，神效瓜蒌散即胁痛神方去红花，加当归、乳香、没药。这便是著者将两方相合以治疗胸胁痛证的理论依据。

二、验案举隅

案 1 左侧胁痛 朱男，30 岁，2004 年 11 月 23 日初诊。主诉：左侧肋骨疼痛 1 周，痛有定处，每于夜间发作而痛甚，扰及睡眠，以致日间昏沉疲乏；因工作繁忙而精神紧张，时有疲劳心慌之感；大便日行 1 ~ 2 次，多不成形；体胖面白，面目略呈浮肿，双耳冠心沟明显。舌淡红，齿痕，舌下脉络迂曲，苔薄白微腻，脉细偏沉。尿酸偏高（453.5μmol/L）。

胁痛神方合**神效瓜蒌散**加减：瓜蒌 35g，红花 3g，没药 15g，甘草 10g，五灵脂 15g，白芍 20g，白术 15g，茯苓 30g，泽泻 15g，车前子 30g，7 剂。

二诊(11月30日):服至3剂,左侧肋骨疼痛尽除,寐安,白昼神清气爽;7剂服毕,诸症如失,大便亦成形。再予7剂以固前效。

【按】 体胖面白、略呈浮肿、大便不实,示痰湿之体;痛有定处、舌下脉络扩张、双耳冠心沟,示瘀血之征。痰瘀内蕴,以胁痛神方、神效瓜蒌散化痰祛瘀为主,配合泽泻汤、苓桂术甘汤蠲饮化湿,芍药甘草汤缓急止痛。瓜蒌有润肠之虞,但有健脾利湿药,故大便成形。

案2 怪异胸胁疼痛 朱男,57岁,2008年4月15日就诊。主诉:胸背胁肋胀痛3年。3年前于右侧第8肋与锁骨中线交点处出现胀痛,渐蔓延至第9、第10肋间疼痛伴轻微压痛,疼痛程度逐渐加重,以致于刻下凡深呼吸、上身转侧等动作皆引疼痛加剧连及胸背,夜间因疼痛无法入睡,多方诊治无果,痛苦异常,今特来求治。平素乏力倦怠,口酸,咽部不适,小便色深如茶色,大便质稀。舌暗红,边有瘀斑,舌下静脉显露,苔薄白腻,脉涩。素有乙肝病史,肝功能及B超、CT检查均无异常发现。

胁痛神方合**神效瓜蒌散**加味:瓜蒌15g,红花6g,甘草6g,当归9g,制乳没各6g,五灵脂9g(包),川芎12g,赤白芍各20g,青皮12g,金银花15g,蒲公英12g,连翘12g,黄柏12g,苏梗12g,黄芪12g,防风6g,桔梗12g,7剂。

二诊(5月2日):在别处续上方7剂,共服14剂。诉服2剂后小便色清,服4剂后口不酸,背部胀痛消失,胸胁疼痛明显减轻,右侧第8肋与锁骨中线交点处不痛,压痛(−),第9、第10肋间胀痛减轻七成。

胁痛神方合**神效瓜蒌散**增量调整:全瓜蒌30g,红花10g,甘草10g,当归15g,制乳没各15g,五灵脂15g(包),川芎15g,白芍30g,金银花15g,蒲公英15g,黄柏12g,连翘15g,枳壳12g,7剂。

三诊(5月9日):胸胁疼痛进一步减轻,背痛消失,侧睡无妨。上方略作加减继续服用,终于胸胁疼痛全消。

四诊(9月2日):6月起停服中药无事,但昨日胸胁部疼痛又作,但疼痛程度较前大为减轻。舌紫暗,边有瘀斑,苔黄腻,舌下静脉迂曲,脉细弦。

胁痛神方合**神效瓜蒌散**加味:全瓜蒌30g,红花6g,甘草10g,当归12g,制乳没各9g,五灵脂15g(包),川芎15g,白芍30g,延胡索30g,7剂。

服3剂疼痛即止。上药续服至10月,疼痛未再发。

【按】 本案胁肋疼痛连及胸背,病程长达3年,病情迁延缠绵,随着时间推移,疼痛程度逐渐加重、疼痛范围逐渐扩大,兼症繁杂。怪病必有痰,久病必有瘀,胸胁久痛入络,无非痰瘀互阻,坚持以胁痛神方合神效瓜蒌散为主化痰祛瘀,终得善果。

案3 胸骨并剑突下痛 夏女,44岁,2009年1月5日就诊。主诉:胸骨及剑突下疼痛年余,剑突下压痛,胃脘痞塞感。舌淡红,苔薄,舌下静脉迂曲显露,脉细弦。胃镜示"慢性浅表性胃炎",无反流性食管炎。

胁痛神方合**神效瓜蒌散**加减:瓜蒌皮30g,红花12g,没药12g,乳香12g,五灵脂15g,蒲公英15g,金银花15g,香附12g,枳壳12g,青陈皮各12g,紫苏梗12g,木香12g,7剂。

二诊(1月12日):胸骨疼痛止,剑突下疼痛明显减轻,胃脘痞塞感消失。继予原方7剂以资巩固。

【按】 胸骨并剑突下疼痛、剑突下压痛(+),提示病机或与痰瘀有关,故以胁痛神方合神效瓜蒌散加疏肝理气消痞药;按"久痛之处必有伏阳"论,另用蒲公英、金银花清热解毒药,已成个人用药习惯,获益匪浅。

案4 右侧胸胁痛 岑女,47岁,2009年5月19日就诊。主诉:胸胁部疼痛长达7个多月。2008年10月以来,右侧第9~11肋一带疼痛,痛及右胸部,凡哈欠、喷嚏、行走较快等均可牵引胸胁作痛,右侧卧或仰卧亦致右胸胁疼痛,因疼痛难以入眠。舌紫,舌下静脉迂曲显露,苔薄白,脉涩。无心脏病病史。

胁痛神方合**神效瓜蒌散**加减:瓜蒌皮15g,红花12g,炙甘草12g,当归12g,制乳没各15g,桃仁12g,五灵脂15g(包),白芍30g,延胡索30g,青皮12g,蒲公英15g,金银花9g,4剂。

二诊(5月22日):服2剂即觉胸胁疼痛减半,哈欠、喷嚏、行走引痛明显减轻,已可仰卧,睡眠因此得到改善。唯药后大便质稀1日4次,上方加茯苓30g,10剂。

三诊(6月2日):右胸胁疼痛几除,哈欠、喷嚏、快走时偶觉胁肋部稍有不适感而已。患者云大半年来从未有过如此舒坦。

【按】 胸胁疼痛半年多,久病必有痰瘀互阻,何况舌紫、舌下静脉迂曲显露,治疗原则以胁痛神方合神效瓜蒌散为主活血化瘀,化痰宽胸。右侧9~11

肋间疼痛及胸,不能排除肋间神经炎症粘连疼痛,依著者经验加蒲公英、金银花清热解毒,"久痛之处必有伏阳"之谓也。持续半年多之胸胁痛服药2剂即见效。

案5　两侧胸胁部刺痛　夏女,43岁,2009年6月5日就诊。主诉:带状疱疹后遗胸胁部刺痛年余。2007年、2008年连续2年罹患带状疱疹,右胸胁一带见皮损愈后痕迹,顷诊两侧胸胁部阵发性刺痛,痛减后两侧胸胁部皮肤瘙痒,剑突处疼痛、压痛(+),时有痞胀感。舌淡红,苔薄,舌下静脉迂曲显露,脉细弦。

肋痛神方合**神效瓜蒌散**加减:瓜蒌皮12g,红花10g,制乳没各12g,当归12g,五灵脂15g(包),赤白芍各12g,川芎15g,延胡索30g,香附12g,青皮12g,蒲公英15g,金银花15g,7剂。

二诊(6月12日):两侧胸胁部刺痛、剑突下疼痛明显减轻,仍有压痛。原方去金银花,加枳壳12g,姜黄12g,川楝子12g,7剂。

三诊(7月10日):两侧胸胁刺痛消失,局部皮肤瘙痒明显减轻,遂自行停药数日,未见病情反复。首诊方去赤白芍、川芎、延胡索、香附、青皮,加黄连10g,苍术12g,车前草15g(包),再予7剂以资巩固。

【按】　本案带状疱疹曾发于右侧胸胁,现两侧胸胁均有阵发性刺痛,痰瘀阻络,以活血止痛、理气化痰、清解热毒为治则处药而获效。

案6　右胸胁连及腹痛　冯男,33岁,2009年3月24日就诊。主诉:右胸胁内疼痛,还引起右下腹部疼痛,此疾已有5～6年;此外,脐左腹痛也有2～3年,隐痛绵绵不休,发作无规律。舌淡红,苔薄,脉细弦。B超检查示脂肪肝。

肋痛神方合**神效瓜蒌散**加减:瓜蒌皮15g,红花10g,乳香9g,没药9g,五灵脂12g,赤白芍各20g,川芎15g,延胡索30g,柴胡12g,香附15g,枳壳12g,蒲公英30g,红藤30g,7剂。

二诊(3月31日):右胸胁疼痛未减,脐左腹痛已消。上方再加川楝子12g,姜黄12g,郁金12g,7剂。

三诊(4月14日):诸症均告消失。上周因出差停药也未见病情反复,再予14剂以资巩固。

【按】 右胸胁疼痛发作后易引起右下腹疼痛这个症状,可以看作是肝经病变。《素问·脏气法时论》曰:"肝病者,两胁下痛引少腹,令人善怒。"李东垣《脾胃论》亦谓:"肝木妄行,胸胁痛……转筋腹中急痛。"是以本案除用胁痛神方、神效瓜蒌散外,还用柴胡疏肝散与金铃子散。处方体现了疏肝理气、祛瘀化痰、缓急止痛的治则。

三、临床运用体会

1. 胸胁痛析义

《医宗金鉴》界定了胸胁部位曰:"胸者,缺盆下,腹之上,有骨之处也";"其两侧自胸以下,至肋骨之尽处,统名曰胁"。胸痛以前胸部为主,即心肺所居部位;胁痛是一侧或两侧胁肋疼痛,主要是肝胆所居部位。若胸痛兼有胁痛则统称为胸胁痛。胸痛与胁痛部位有时难以精准定位,何况疼痛还有放射痛、牵引痛,故自古以来就以"胸胁满""胸胁痛""胸胁支满""胸胁苦满"等胸胁并称。如《素问·刺热》:"热病先眩冒而热,胸胁满,刺足少阴、少阳。"《素问·热论》:"少阳主骨,其脉循胁络于耳,故胸胁痛而耳聋。"《素问·腹中论》:"有病胸胁支满者,妨于食……病名血枯。"

张仲景《伤寒杂病论》以小柴胡汤主治"胸胁苦满",以柴胡桂枝干姜汤主治"胸胁满微结",以苓桂术甘汤主治"胸胁支满";附子粳米汤证有"胸胁逆满"。张仲景又提出了"胸痹"的概念,以心悸气短,胸部闷痛,甚则胸痛彻背,喘息不得卧为临床特征。《医宗金鉴·订正金匮要略注》云:"胸痹之病,轻者即今之胸满,重者即今之胸痛也"。

1975年版《中医内科学》教材将胸痛胁痛、胸痹、真心痛合并为胸胁痛,此后各版《中医内科学》将胸痛(痹)属于心系、胁痛属于肝(胆)。事实上,胸胁痛涉及心病、肺及气管支气管疾病、食道疾病、肝胆胰疾病,还可涉及肋软骨炎、肋间神经痛、胸壁胸膜炎症、胸背部骨骼肌肉及胸部肌纤维组织炎、乳房疾病甚至胸痹挫伤、骨折、带状疱疹等多种疾病,更有一些难以明确诊断的胸胁痛者。因此,辨治胸胁痛并非易事一桩。

2. 痰瘀互阻是胸胁痛常见隐匿性病机

胸胁痛病因病机有肝郁气滞、肝阴不足、少阳枢机不利、停痰伏饮、痰湿阻络、瘀血停着、热毒壅滞、外邪侵袭等多种。其中，难以明确诊断的顽固性难治性胸胁痛常有隐匿性痰瘀互阻病机存在。之所以称"隐匿性痰瘀互阻病机"是因为部分胸胁痛患者痰瘀互阻的征象并不显在，但以化痰祛瘀法治疗有效。

以上所举顽固性难治性胸胁痛案例的痰瘀征象并不显著，判断案 1～案 5 存在瘀血病机的依据无非是舌下静脉迂曲显露，判断案 1～案 6 存在痰湿病机的依据更是鲜少近于无。由于以上案例或病程缠绵顽固，或病情怪异，在"山重水复疑无路"的场合下，只能根据"怪病必有痰""怪病必有瘀""久病必有瘀"之类训示，试从痰瘀角度进行治疗。以上这些病例都以胁痛神方合神效瓜蒌散加减治疗有效，由于胁痛神方与神效瓜蒌散两方相合的功效恰是针对痰瘀互阻病机而具有化痰祛瘀功能，从其对胸胁痛有效的治疗结果可以倒推这些病例均存在痰瘀互阻的"隐匿性"病机。

基于《黄帝内经》"肝生于左，肺藏于右"之论，已有古人隐隐约约认识到胸胁痛与痰瘀有关。例如王肯堂认为胸胁痛病机因部位而异："其左胁多因恶血作痛，右胁悉是痰积作痛……虽然痰气亦有流注于左者，然必与血相搏而痛，不似右胁之痛无关于血也。"陆定圃《冷庐医话》云："胁痛当辨左右，有谓左为肝火或气，右为脾火或痰与食。"但张景岳反对以上观点，其在《景岳全书》指出："胁痛有左右血气之辨，其在诸家之说，有谓肝位于左而藏血，肺位于右而藏气，故病在左者为血积，病在右者为气郁。脾气亦系于右，故湿痰流注者亦在右。若执此说，则左岂无气，右岂无血，食积痰饮岂必无涉于左乎。古无是说，此实后世之谬谈，不足凭也。"显然，景岳之论最为公允。王肯堂、陆定圃按胁痛部位定病机虽然不科学，但不难看出，他们也已认识到胁痛确实多与痰瘀病机有关，或许正因为痰瘀互阻的病机具有隐匿性，才不得不从左右论痰瘀。

3. 胁痛神方合神效瓜蒌散治疗胸胁痛即是圆机活法

以胁痛神方合神效瓜蒌散治疗胸胁痛需要一定的想象力。

首先，如同上述，推测痰瘀互阻是胸胁痛的隐匿性病机需要想象力。当然这种想象力并不是没有根据的。张仲景治疗胸痹的瓜蒌薤白白酒汤、瓜蒌薤白半夏汤、瓜蒌薤白桂枝汤以及治疗结胸的小陷胸汤等方中均用到瓜蒌、半夏、枳实等化痰药,胸痹、结胸多有胸胁满痛的特点,用到瓜蒌、半夏、枳实等化痰药治疗绝非偶然。《医旨绪余》以胁痛神方治疗带状疱疹带有皮损的胸胁痛,其医案中记载有:"考之本草,栝蒌能治插胁之痛,盖为其缓中润燥,以致于流通,故痛自然止也。"这与瓜蒌有缓中润燥化痰作用有关。《妇人大全良方》神效瓜蒌散用瓜蒌治乳痈乳痛,乳处于胸,为肝胃两经所布,乳痛可以看作是胸痛的特殊类型。由上不难看出,瓜蒌清热化痰、宽胸散结,是治疗胸胁痛的要药。此外,疼痛多由瘀血引起,王清任血府逐瘀汤即是治疗血府瘀血胸痛的方剂,膈下逐瘀汤即是治疗膈下瘀血胁痛的方剂。故胁痛神方还用红花活血化瘀,神效瓜蒌散还用当归、乳香、没药化瘀止痛。胁痛神方与神效瓜蒌散两方均以瓜蒌化痰,用红花、当归、乳香、没药活血化瘀,正契合痰瘀互阻胸胁痛的病机。

其次,胁痛神方原治带状疱疹胁痛,神效瓜蒌散原治乳痈奶劳,前者属皮肤疾病,后者属乳房疾病。带状疱疹与乳痈、奶劳属于不同的疾病,临床表现迥异,胁痛神方与神效瓜蒌散两方之间本似风马牛不相关,用此两方合治胸胁痛更似驴唇不对马嘴。但是,由于两方具备2个共同点,一是都有瓜蒌化痰药,二是都有活血化瘀止痛药,推测以之可以治疗痰瘀互阻之胸胁痛,似并无不可。

中医历来圆机活法一说,年轻时一头雾水不甚理解其含义,现在才逐渐领悟到——所谓圆机活法,就是凭借有根有据的想象力(中医基础理论)举一反三,触类旁通。

4. 胁痛神方合神效瓜蒌散治胸胁痛注意点

本节所举案例多为程度较重之胸胁痛,或稍有活动如深呼吸、咳嗽、喷嚏及抬举负重、转侧用力时便疼痛难忍,或痛甚影响睡眠,或病程长而病情顽固,或曾经中西医多方治疗效果欠佳者。根据著者有限的临床经验,与以血府逐瘀汤、膈下逐瘀汤、复元活血汤、活络效灵丹等单纯活血化瘀方药相比,与以瓜蒌薤白白酒汤、瓜蒌薤白半夏汤及小陷胸汤等单纯化痰通阳方药相比,与以柴胡疏肝散、四逆散、金铃子散等单纯疏肝理气方药相比,以胁痛神方合神效瓜蒌散为基础方从痰瘀角度进行治疗,效果更为理想。

"久痛之处必有伏阳",意指热毒内蕴日久可致痛证。热毒共痰瘀相合纠缠,更使病情顽固难除。故著者还常喜配合运用蒲公英、金银花等清热解毒药治疗顽固性胸胁痛。实因胸胁痛病因病机多端,毕竟非痰瘀可以囊括。举凡心血管疾病、肋软骨炎、胸壁胸膜胸肌组织炎症粘连、肋间神经痛、肺炎支气管炎、食管炎、肝炎、胆囊炎、胰腺炎甚至七情不遂等均可引起胸胁痛,应根据不同疾病的个性加以适当的药物配伍。诸如此类,毋庸赘言。

第七节　橘核丸合神效瓜蒌散治乳癖疼痛

一、方剂来源

橘核丸出自清代程国彭《医学心悟》:橘核(盐酒炒,二两)、川楝子(煨去肉)、山楂子(炒)、香附(姜汁浸炒,各一两五钱)、荔枝核(煨研)、小茴香(微炒,各一两)、神曲(四两),上药研末,煮糊为丸,如梧桐子大。功效:行气活血,软坚散结;主治:癥瘕疝癖,小肠膀胱等气,颓疝等。

神效瓜蒌散出自宋代陈自明《妇人大全良方》:瓜蒌(一个,去皮,焙研为末)、生粉草(半两)、当归(酒洗,去芦,焙,半两)、乳香(一钱)、通明没药(一分,二味并别研)。服用方法:无灰酒三升,同于银石器中慢火熬,取一升,清汁分作三服,食后良久服。功效:理气活血、化瘀消痈;主治:妇人乳痈、奶劳。其云:"妇人乳痈方甚多,独此一方神效无比,万不失一。"

著者以橘核丸合神效瓜蒌散治疗乳癖疼痛,效果颇佳。

二、验案举隅

案1　王女,45岁,2009年6月12日就诊。主诉:双乳小叶增生,乳房胀痛多年,查体可触及双乳房结块,按之痛,穿衣服摩擦时亦觉乳头疼痛,值经期,量少有血块、少腹不适,大便秘结。舌淡红,苔薄,脉细弦。

橘核丸合**神效瓜蒌散**加减:橘核 12g,荔枝核 15g,香附 15g,瓜蒌皮 40g,当归 12g,制乳香 6g,制没药 6g,赤白芍各 12g,川芎 15g,白芥子 15g,丹参 30g,柴胡 12g,夏枯草 30g,牡蛎 30g,玄参 30g,虎杖 30g,14 剂。

二诊(6 月 30 日):乳痛止,经量增多,血块减少,少腹无不适,大便通而欠畅。

此后调治便秘,乳痛不再,自按乳块缩小几至于无。

【按】 橘核丸合神效瓜蒌散祛瘀化痰基础上,加丹参、川芎、赤芍加强活血祛瘀,加白芥子、夏枯草、牡蛎、玄参加强化痰散结,加柴胡、白芍疏肝理气、柔肝止痛,虎杖化瘀、化痰、通便。

案 2 鲍女,62 岁,2011 年 4 月 26 日就诊。主诉:双乳反复胀痛半年。素有乳腺小叶增生史,近日双乳胀痛甚,触之有结块、质较硬,神疲乏力,嗜睡,夜间皮肤瘙痒。舌偏红,苔薄,脉细弦。

橘核丸合**神效瓜蒌散**加减:橘核 12g,荔枝核 12g,瓜蒌皮 12g,当归 12g,制乳香 6g,制没药 6g,甘草 12g,夏枯草 30g,石菖蒲 12g,威灵仙 12g,制首乌 12g,苦参 12g,火麻仁 12g,7 剂。

二诊(5 月 6 日):乳房胀痛稍有减轻,夜间肤痒减半。适逢五一长假,停药已有 3 天。原方乳香、没药减为 3g,加夜交藤 30g,合欢皮 15g,酸枣仁 12g,7 剂。

5 月 17 日复诊:双乳胀痛已止,续予上方加减调理。

随访(10 月 18 日):乳块减半、质变软。

【按】 痰瘀互阻故乳有结块质硬胀痛,神效瓜蒌散之瓜蒌与橘核丸之橘核、荔枝核合用则理气化痰、散结止痛作用倍增,当归、乳香、没药活血化瘀止痛,双管齐下。夏枯草清肝火、散痰结,元代窦汉卿曰:"乳上只有一核可治……宜调经开郁治之,多用夏枯草"。服药 2 ~ 3 周后乳痛即止,继续调治数月则乳块缩半、质亦变软。

案 3 朱女,52 岁,2011 年 11 月 22 日就诊。主诉:双乳胀痛将近 2 个月,时有胃脘疼痛。舌淡红,边有齿痕,苔薄白,脉濡细。乳腺 B 超示双乳乳腺病,左乳结节 US BI-RADS 3 级,**右侧腋下副乳腺。**

橘核丸合**神效瓜蒌散**加减:橘核 12g,荔枝核 12g,香附 12g,瓜蒌皮 12g,

当归 12g,制乳香 6g,制没药 6g,丹参 30g,白芍 10g,柴胡 12g,皂角刺 10g,白芥子 12g,蒲公英 15g,7 剂。

二诊(11 月 29 日):上药服尽,乳房胀痛即止,胃痛亦止。今添诉月经淋漓不尽已有 2 个月,此后调理月经。

2012 年 1 月 31 日复诊时诉双乳胀痛又作,余无不适。

神效瓜蒌散合**橘核丸**加减:橘核 12g,荔枝核 12g,香附 12g,当归 12g,制乳没各 6g,丹参 30g,白芥子 12g,柴胡 12g,7 剂。

2 月 7 日复诊:乳房胀痛减轻九成。

继续以上方调治 3 周,乳痛完止。

随访(6 月 19 日):华山医院 B 超复查示双乳乳腺病,左乳结节 US BI-RADS 2 级,右侧腋下副乳腺。

【按】 皂角刺、白芥子、蒲公英助瓜蒌、橘核、荔枝核化痰散结;丹参助当归、乳、没活血化瘀;柴胡、白芍助香附疏肝顺气、柔肝止痛。此用药思路初诊告捷,半年后 B 超复查左乳结节 US BI-RADS 分级由 3 级转为 2 级,证明所用方药不仅能够减轻乳痛症状,亦且能够改善病理。

案4 龚女,59 岁,2014 年 4 月 8 日就诊。主诉:双乳阵发性疼痛 2 个月余,疼痛严重时双侧乳头有灼热感,压痛明显,伴咽痛,胃痛,夜寐欠佳,大便欠畅,舌淡红,苔薄黄腻,脉细弦。乳腺科检查示乳腺小叶增生。

橘核丸合**神效瓜蒌散**加减:橘核 12g,荔枝核 12g,瓜蒌皮 30g,当归 12g,制乳香 9g,制没药 9g,炙甘草 12g,夏枯草 30g,白芍 30g,射干 12g,山豆根 3g,夜交藤 30g,合欢皮 15g,7 剂。

二诊(4 月 22 日):患者自行将 1 剂药服用 2 天,乳房疼痛减轻九成。

此后以上方为基本方服用至 6 月 10 日,乳痛全止。

【按】 乳癖疼痛兼见乳头灼热、大便干结、苔薄黄腻,痰瘀蕴热,故祛痰化瘀基础上再加夏枯草清热化痰散结,芍药甘草汤缓急止痛;射干、山豆根利咽,夜交藤、合欢皮安神,治疗兼症。

三、临床运用体会

1. 痰瘀互阻是乳癖疼痛的核心病机

乳癖之名始见于《中藏经》,《诸病源候论》称之为"乳中结核"。清代高秉钧《疡科心得集》认为乳癖无疼痛:"乳中结核,形如丸卵,不疼痛,不发寒热,皮色不变,其核随喜怒为消长,此名乳癖"。但顾世澄《疡医大全》指出乳癖或有疼痛:"乳癖乃乳中结核,形如丸卵,或坠重作痛,或不痛,皮色不变,其核随喜怒消长"。高秉钧与顾世澄都指出乳癖之核可随喜怒情绪变化而消长,可知其病机多由肝郁气滞导致痰凝血瘀结成块,故治疗方法包括疏肝理气、活血祛瘀、化痰散结及调理冲任,由于痰瘀互阻是其核心病机,故化痰散结、活血祛瘀为治疗伴疼痛之乳癖不可或缺的重要原则,橘核丸合神效瓜蒌散正具此功效。

《妇人大全良方》神效瓜蒌散原治乳痈奶劳,但其针对痰瘀互阻的病机可见于许多病证,包括上节的胸胁痛与本节的乳癖,故可用来治疗乳癖。《医学心悟》橘核丸原治癥瘕疝癖、小肠膀胱疝气、睾丸肿胀类病证,这些病证多属足厥阴肝经病变,多有气滞痰凝血瘀的病机,故橘核丸也可用来治疗乳癖。

2. 橘核丸与神效瓜蒌散治疗乳癖疼痛的机制

神效瓜蒌散中瓜蒌理气化痰、散结消痈、清热解毒,当归补血活血,乳香、没药活血行气止痛,生甘草清热解毒、调和诸药,共奏理气化痰、活血止痛之功。橘核丸中橘核"疏肝、散逆气""入足厥阴",荔枝核"行散滞气",川楝子、香附疏肝行气解郁,小茴香温经散寒止痛,山楂、神曲活血化瘀、健脾理气。以上两方相合加减共奏理气化痰散结、活血祛瘀止痛之功,十分契合乳癖"气滞痰凝血瘀"的病机特点。

现代药理研究发现,瓜蒌、当归、乳香、没药、橘核、荔枝核等药物具有抗炎、镇痛、调节激素水平等作用,有止痛、抑制乳腺增生的效果。活血散结、软坚化痰类药物可通过改善乳房血液循环、抑制腺体增生、调整雌激素水平等多种途径改善乳腺增生、减轻乳房疼痛。

3. 橘核丸与神效瓜蒌散临床运用注意点

乳癖相当于西医学的乳腺增生症,分为乳腺腺病和乳腺纤维囊性病。乳腺纤维囊性病囊性增生为不可逆病理组织学改变,存在恶变的可能性,必要时需手术治疗。乳腺增生常见于20多岁没有生育过的经期女性或处于更年期前后的女性,内分泌激素失衡是其主要原因,乳房有包块并变大,这些可以视作为是正常的生理过程,乳腺增生通常并不会增加乳腺癌的发病率,可不予药物干预。但乳癖有不痛者、有痛者,如果乳癖疼痛较甚或疼痛持续时间较长,将影响生活质量,可优先考虑用中医治疗,橘核丸合神效瓜蒌散加减便是不错选择。

本节所举乳癖案例病情相对较重,案1双乳小叶增生,结块按痛,乳房胀痛;案2乳腺小叶增生,结块质硬,双乳胀痛半年;案3乳腺病双乳胀痛将近2个月;案4乳腺小叶增生,双乳阵发性疼痛压痛2个月余。均有乳房疼痛且病程较长,经橘核丸合神效瓜蒌散为主进行治疗后,疗效较好。

以神效瓜蒌散和橘核丸主要药物,化痰结合祛瘀治疗乳癖疼痛较单纯化痰或单纯祛瘀治则的疗效为佳。若乳房痛甚,肿块明显,结块质地较硬,活动度较差者,当强化散结化痰和/或活血祛瘀;若苔腻、脉滑等痰湿明显时,可加用皂角刺、山慈菇、白芥子、浙贝母、半夏、胆南星、夏枯草、牡蛎等,或联合运用消疬丸、半夏厚朴汤等化痰方药;若舌质瘀斑瘀点、舌下静脉曲张显露、脉涩等瘀象显著时,可加用元胡、丹参、川芎、芍药等,或配合运用血府逐瘀汤等活血祛瘀方药;若经前乳房胀痛连及胸胁,或乳痛轻重明显受情绪影响者,可加用柴胡、枳壳(实)、厚朴、佛手、苏梗、木香、青皮等,或配合运用柴胡疏肝散、逍遥散、四逆汤等疏肝理气方药。

第八节 《墨宝斋》血崩验方治崩漏

一、方剂来源及其演变

《墨宝斋集验方》乃明万历三十七年(公元1609年)郑泽所辑,为郑泽30

余年间所集秘验方,与时太守焦竑所集禁方合为一编。书中凡千余条,皆"已验之方,精良之伎"(余瀛鳌,李经纬.《中医文献辞典》北京科学技术出版社;丹波元胤《中国医籍考》人民卫生出版社)。"血崩方"即出自《墨宝斋集验方》,故又名《墨宝斋》血崩:"治血崩百药不效,一二服即愈方。升麻五分,柴胡五分,川芎一钱,白芷一钱,荆芥穗六钱,当归六钱。水二碗,煎一碗,食远服,即止,多不过五六服。"

明万历年间太傅姚思人(号罗浮山人)所修订的《菉竹堂集验方》转载了此方,称其为"治血崩百药不效,一二服即愈方",流传至今。因其疗效显著,亦有称其名为"**《墨宝斋》血崩验方**"者。

《墨宝斋》血崩验方仅寥寥6味药,原用分量甚轻,却疗效非凡。《本草纲目》载升麻可"治阳陷眩运……带下、崩中、血淋、下血";《济阴纲目》言"升麻引阳明清气上升,柴胡引少阳清气上行"。《滇南本草》云"荆芥穗……止女子暴崩"。《药性论》称白芷"主女人血崩……疗妇人沥血、腰腹痛"。《本草汇言》谓川芎"上行头目,下调经水,中开郁结,血中气药"。《本草正》云:"当归,其味甘而重,故专能补血,其气轻而辛,故又能行血,补中有动,行中有补,诚血中之气药,亦血中之圣药也。"全方升清阳之气以摄血,活血养血以止血,气血合参,动静结合,轻灵流动,药简效著。

清代陈佳园《妇科秘书八种》治疗产后血崩诸方中,多可寻找到《墨宝斋》血崩验方的踪影,如升陷固血汤(当归、川芎、白芷、升麻、熟地、血余炭)"治产后月余,经血不止,陷下者举之";荆芥止崩汤(川芎、当归、荆芥穗、白芷、干姜、炙草)、加参生化止崩汤(当归、川芎、白芷、荆芥穗、人参、干姜炭、炙草、桃仁)、滋荣益气止崩汤(升麻、荆芥、白芷、川芎、当归、人参、炒白术、生地、陈皮、黄连、炙草、枣)治疗产后血崩等。清代吴迈《方症会要》中治"妇人血崩方"(荆芥、升麻、柴胡、川芎、当归、黄芩、蔓荆子、知柏、细辛、黄连、羌活、防风、生地、甘草)中亦可隐约可以见到《墨宝斋》血崩验方的痕迹。

时至当代,未见教科书记载介绍本方,倒是近时《男女科药膳秘宝大全》记载了此方,但不知何故将其改名为"升麻汤",功效仍为"行瘀活血止血,主治血崩"。还有《茶饮保健》将此方作为茶饮方,方名改为"升麻止崩茶",功效升阳止崩,主治阳气下陷崩漏不止。以上"升麻汤""升麻止崩茶"均未注明方剂出处来源及其与"《墨宝斋》血崩验方"的瓜葛,其实就是《墨宝斋集验方》中的血崩方。

血崩方具有升清止血、行气活血养血功效,主治妇人崩漏。著者作为非妇科专家常以该方止崩堵漏,屡获良效,感叹该方疗效神奇,不敢独匿于袖而窃喜,有必要交代其来龙去脉,推而广之。

二、验案举隅

案1 朱女,52岁,2011年11月29日就诊。主诉:月经淋漓不尽已有2个月,每次正常经水仅为2~3日,其余27~28天每日均淋漓不尽,以往月经周期及经量均正常,时伴双乳胀痛。舌淡红,齿痕,苔薄,脉细弦。B超检查示双侧卵巢囊性占位。

《墨宝斋》血崩验方加味:升麻9g,柴胡12g,川芎12g,白芷12g,荆芥15g,当归15g,地榆炭12g,益母草15g,凌霄花10g,14剂。

二诊(12月13日):服药5剂后月经淋漓即止。近日便秘,乳房胀痛,原方再加橘核12g,荔枝核12g,制大黄3g,7剂。

之后转治乳癖匝月期间,再无经水淋漓,月经5~7日即净,恢复如初。

【按】 年逾七七,近2个月月经淋漓不尽或为天癸将竭之兆,本不欲治,奈何几乎每日滴答不净,甚为烦恼,何况卵巢囊性占位病变,姑付《墨宝斋》血崩验方加地榆炭、益母草、凌霄花升陷止崩,调经活血。5剂即效,亦天癸尚未绝。

案2 张女,47岁,2012年11月20日就诊。主诉:本次经水淋漓不断已达21日,少腹冷痛,时头痛并伴右边头皮发麻。舌淡红,苔薄,舌下静脉迂曲显露,脉细弦。平素月经周期及量、质尚属正常。妇科检查示子宫内膜增厚。

《墨宝斋》血崩验方加味:升麻6g,柴胡12g,川芎15g,白芷12g,荆芥12g,当归12g,地榆炭12g,贯众炭9g,陈棕炭12g,7剂。

二诊(11月30日):服药2~3剂后,经水淋漓霍然立止,少腹冷痛随之而消;唯时前额疼痛并右头皮麻。转以清空膏为主处方14剂。

此后因胆结石症持续就诊数月期间,月经正常,再无淋漓发生。

【按】 崩漏伴少腹冷痛、头痛而麻、舌下静脉迂曲显露,寒凝血脉,经水不行常道故淋漓20余日。血崩方中川芎、白芷、当归性温散寒活血,崩漏日久,急则治其标,故再以地榆炭、陈棕炭、贯众炭加强收涩止血。

案3 陈女,34岁,2012年12月4日就诊。主诉:月经淋漓不断,自11月21日至今不净,已有14日。2012年9月行人流手术,自11月起出现月经淋漓不尽。平素月经周期及经量均正常。舌淡红,苔薄,脉细弦。妇科彩超未见胚胎残留。有慢性盆腔炎病史。素有咳嗽变异性哮喘而常有喘咳,为此目前服用阿斯美、酮替芬中。嘱其停服阿斯美和酮替芬,纯以中药止崩并兼顾治疗咳嗽变异性哮喘。

《墨宝斋》血崩验方合过敏煎加减:升麻9g,柴胡12g,白芷12g,荆芥12g,陈棕炭12g,贯众炭12g,地榆炭12g,防风12g,乌梅12g,白鲜皮15g,土茯苓30g,7剂。

二诊(12月11日):服药2剂,月经淋漓立止;并且即使在停服阿斯美和酮替芬的情况下,咳喘亦止。改治咳嗽变异性哮喘。

随访:在治疗咳嗽变异性哮喘逐渐向愈的数月间,月经来去正常,再无淋漓。

【按】《墨宝斋》血崩验方亦适用于本案小产后崩漏,所加地榆炭、陈棕炭、贯众炭是为加强收涩止血;所加防风、乌梅、白鲜皮、土茯苓等是为抗过敏兼顾治疗咳嗽变异性哮喘(参见第六章"中方西用"之"过敏煎治疗过敏相关性疾病")。

案4 代女,31岁,2017年10月11日就诊。主诉:半年多来月经量多且持续7~8日,周期尚属正常,素有痛经,下次月经约9天后将至,面色㿠白,动辄气短,自汗,眩晕,时有咽痒咳嗽。舌淡红,苔薄,脉细弦。妇科查出子宫腺肌症。

《墨宝斋》血崩验方加味:柴胡12g,升麻12g,川芎12g,白芷12g,荆芥12g,当归12g,太子参9g,麦冬15g,枸杞12g,甘草12g,7剂。

二诊(10月25日):10月21日月经至,经量减半如常,经期亦减半、4天即净,痛经较前明显减轻。上方加生黄芪30g,女贞子12g,旱莲草12g,益母草15g,再予7剂以资巩固。

随访:此后半年期间因其他不适持续就诊,每次月经均正常。

【按】 经量多且面㿠气短、自汗眩晕、痛经,气血亏虚兼有血瘀,故《墨宝斋》血崩验方加味突出益气摄血、滋阴补血的作用。

案5 王女,48 岁,2017 年 12 月 12 日就诊。主诉:月经量大如崩已 3 个月有余,经水量大色黑,淋漓不尽持续 10 余日,腰膝酸软,时泛酸。舌淡红,苔薄,脉细弦。妇科检查子宫肌瘤、内膜增厚。

《墨宝斋》血崩验方加味:柴胡 12g,升麻 9g,川芎 12g,白芷 12g,荆芥炭 12g,当归 12g,棕榈炭 12g,艾叶 10g,杜仲 12g,川断 12g,煅瓦楞子 30g,海蛤壳 15g,7 剂。

随访(2018 年 4 月 26 日):隔 4 个月后,患者因他病再来就诊,告知服上药 7 剂以来,经量经期皆已恢复正常。

【按】 年近七七,肾亏腰膝酸软,冲任不调,《墨宝斋》血崩验方再加止血、补肝肾以冲任调,血海宁静,经行不妄。

三、临床运用体会

1.《墨宝斋》血崩验方治疗疾病范畴

运用本方应明确西医诊断,不适合用于治疗妇科恶性疾病及妊娠相关出血性疾病。

本方主要可用于治疗功能失调性子宫出血,包括子宫内膜增厚、不规则脱落、萎缩、出血自限机制缺陷以及黄体功能不足等,临床以子宫内膜增厚者居多;他如子宫肌瘤、卵巢肿瘤、子宫腺肌症、子宫肥大症、急慢性子宫内膜炎及盆腔炎、多囊卵巢综合征等生殖系统器质性疾病;流产、子宫复旧不良、胎盘残留等妊娠相关疾病以及激素类药物使用不当、宫内节育器或异物引起的子宫不规则出血等,也有不同程度运用本方的机会。

对于外源性激素药物以及宫内节育器或异物引起的崩漏,应以祛除诱因为先。子宫肌瘤、息肉、腺肌症等疾病出血者可试用本方治疗,但若出现子宫肌瘤体积过大或生长过速或引起继发性贫血时,宜考虑手术治疗。急慢性炎症及全身性疾病引起的崩漏,可用本方止血,但仍应针对原发器质性疾病进行相应的西医或中西医结合治疗。绝经后出血且子宫内膜≥5mm 者,原则上应行分段诊刮以明确病理学诊断。青春期或生育期功能失调性子宫出血伴子宫内膜增厚者,应警惕内膜剥脱性大出血引起或加重贫血。高泌乳素血症、多囊卵巢综合征或需应用激素类药物或诱发排卵治疗。

2.《墨宝斋》血崩验方适应证及常用加味

历来医家多认为《墨宝斋》血崩验方主要用于治疗气陷之崩漏,其实不必过于拘泥于此,清阳不升、气不摄血者固然可用,并无气虚阳陷者未尝不可运用。经过适当配伍,寒热虚实崩漏均有运用机会。

由于《墨宝斋》血崩验方虽然只有 6 味药,但其配伍全面。施今墨借鉴《墨宝斋》血崩验方,常以"黑升麻、荆芥穗"为药对升清止血,用治中下焦出血;郑纯常用血崩方主药荆芥、升麻、白芷、柴胡治疗中气下陷各种血证,可知其掌握了配伍的造诣。因此之故,临床运用时宜加味,不宜轻易减味。

若气虚气陷者,可加党参、太子参、红参、生晒参、黄芪等补气升提之品(如案 4);若有癥瘕、痛经等瘀血明显者,可加益母草、桃仁、丹皮、丹参、红花、凌霄花之属(如案 1);若崩漏出血量大而多经久难止者,再加棕榈炭、血余炭、贯众炭、地榆炭、旱莲草等收敛止血之品(如案 1 ~ 案 5);若兼有肝肾亏虚、冲任失调者,可再加杜仲、川断、淫羊藿、枸杞、益母草、二至丸等(如案 4、案 5);若兼宫寒少腹冷(痛)及形寒怕冷者,可加炮姜、艾叶、吴茱萸、干姜、附子等温阳散寒之药;若兼肝气郁结、乳房胀痛者,可加香附、橘核、荔枝核、佛手等疏肝理气之品;若兼其他疾病时,可在《墨宝斋》血崩验方基础上再加治疗相应兼病的方药(如案 5 兼咳嗽变异性哮喘)。

3.《墨宝斋》血崩验方剂量、疗程与煎煮服法

《墨宝斋》血崩验方原方药物用量甚轻,考虑到古今体质不同、药质药效不同,当代用此方时,药物分量不必如《墨宝斋》那般过轻,但也不必过重,常规剂量即可。

关于疗程,原文云"食远服,即止,多不过五六服",观以上所举案例,的确一般服药不超过 7 剂,多有服至 2 ~ 3 剂即能见效者。这是本方令人啧啧称奇之处,信古人诚不欺吾。当然,获效快慢可因疾病及病情而异,不可一概

而论。

关于煎煮和服用方法，原文云"水二碗，煎一碗，食远服"，现在如不特意嘱咐患者，患者自煎多已习惯 1 剂药煎煮 2 次、每次煎煮 20 ~ 30 分钟的做法。但从原文"水二碗，煎一碗"来看，似乎煎药时间掌握在 15 分钟左右便够了。现在医院多委托第三方代煎，虽然方便了患者，但似本方药物少、分量轻者，应建议患者尽量自己煎煮为是，否则疗效可能受到影响。

4.《墨宝斋》血崩验方药效药性

从现代药理来看，《墨宝斋》血崩验方止血作用主要体现在以下 3 个方面。一是缩短凝血时间，如荆芥、升麻生药或炒炭后均能显著缩短出血时间，有明显的止血作用；二是促进宫缩，如升麻、白芷、川芎可使子宫张力增高，收缩增强，当归对子宫平滑肌具有双向调节作用；三是抗炎作用，炎症或损伤可以诱导表达诱导型一氧化氮合酶（inducible nitric oxide synthase，iNOS），引起或加重出血，而升麻、荆芥、柴胡、白芷、当归均有较好的抗炎抑菌作用。此外，升麻尚有雌激素样作用，可促进子宫内膜生长，短期内修复创面而止血，促进月经周期建立。

崩漏发生与七情内伤也密切有关。女子以肝为先天，多有委婉隐曲之情，尤易生郁；冲任又与肝主疏泄、藏血生理功能密切相关，故情志因素伤肝，也可损及冲任而致崩漏。《墨宝斋》血崩验方中升麻、荆芥、柴胡、白芷、川芎，张元素皆将其归为"风药"类。清代徐大椿《神农本草经百种录》谓："凡药之质轻而气盛者，皆属风药"。风药具有清轻宣散、条达疏泄之性，既顺应肝喜条达恶抑郁之性而解肝郁，又因其清轻而助脾升发清气，使气机条畅，气血和匀。自古有以风药治疗崩漏者，认为具有祛风散邪、升举阳气、疏肝解郁、调和气血、活血化瘀、引经报使的作用，此或与风药具有不同程度的疏肝解郁作用有关。此论可备以参考。

参考文献

[1] 侯书良.男女科药膳秘宝大全.石家庄:花山文艺出版社,1993.

第九节　血枯经闭立效神方治闭经

一、方剂来源背景及演变

清代姚俊辑(公元 1865 年)《经验良方全集》载**血枯经闭立效神方**(此方一帖即愈,惟久远者服二帖):蓬术(醋炒)一钱四分,干漆一钱,归尾一钱四分,红花一钱四分,肉桂一钱,大黄一钱,青皮一钱,干姜一钱,元胡索一钱,桃仁四十粒,川椒三分。酒一碗,水一碗,共煎一碗,空心服。

1. 血枯经闭立效神方与通经丸

《经验良方全集》为清代医家姚俊荟萃前贤效方、民间单偏方以及王公内府秘方所辑。经著者寻踪研究,血枯经闭立效神效方与清之前历代版本的通经丸存在一定的关联(表 4-1)。

表 4-1　血枯经闭立效神方与历代通经丸的药物组成比较

出处方名	以血枯经闭立神效方为比较基准的药物加减
《经验良方全集》血枯经闭立效神方	蓬术、归尾、红花、肉桂、大黄、青皮、干姜、元胡索、桃仁、川椒、干漆
《博济方》蓬莪术散	血枯经闭立效神方减干漆、红花、青皮、干姜、川椒,加川芎、牡丹皮、木香、赤芍药
《普济本事方》通经丸	血枯经闭立效神方减干漆、归尾、红花、元胡索
《女科百问》通经丸	血枯经闭立效神方减红花、元胡索,加川乌
《济生方》通经丸	血枯经闭立效神方减元胡索
《邯郸遗稿》通经丸	血枯经闭立效神方减元胡索,加川乌
《宋氏女科秘书》通经丸	血枯经闭立效神方减元胡索,加川乌、紫葳、牛膝、刘寄奴
《杂病源流犀烛》通经丸	血枯经闭立效神方减红花、川椒

宋代王衮《博济方·卷四》(公元 1047 年)蓬莪术散"治产后血海气虚,腹脏疼痛,心胸怔闷,每遇红脉行,或多或少,及有块积"。蓬莪术散具备了血枯

经闭立效神方的雏形。

宋绍兴二年(公元1132年)许叔微《普济本事方·妇人诸疾》载通经丸主治"妇人室女月候不通,疼痛,或成血瘕"。此方7味药全是后来血枯经闭立效神方的组成药物。

南宋嘉定十三年(公元1220年)齐仲甫《女科百问》载通经丸"治妇人室女月候不通,疼痛或成血瘕",《女科百问》载通经丸即在《普济本事方》通经丸基础上加干漆、当归、川乌3味;较血枯经闭立效神方少红花、元胡索,加入川乌。南宋嘉熙元年(公元1237年)陈良甫《妇人大全良方·室女月水不通方论》、金元朱震亨《丹溪心法·妇人八十八》、明代徐彦纯《玉机微义》、虞抟《医学正传·妇人科》、楼英《医学纲目》、孙文胤《丹台玉案》均转载《女科百问》通经丸方。

宋宝祐元年(公元1253年)严用和《济生方》亦载通经丸主治"室女血瘕,月经不通,脐下坚结大如杯,发则寒热往来"。该方较血枯经闭立效神方仅少一味元胡索。明代张洁《仁术便览·妇女经病》、李梴《医学入门》、清代冯兆张《冯氏锦囊秘录》《女科精要》均转载《济生方》通经丸方。

明代赵献可《邯郸遗稿·经候》载通经丸主治"室女经闭成劳,脐腹瘕痛",乃《济生方》通经丸加川乌而成。

明代宋林皋《宋氏女科秘书》载通经丸主治"室女妇人,经脉不通,脐腹疼痛,潮热,或成瘕等症",乃《济生方》通经丸加川乌、紫葳、牛膝、刘寄奴。

至清代沈金鳌《杂病源流犀烛》(公元1773年)卷二十四又载通经丸治"妇人因经闭而火升,致喉症肿痛者",此方即《济生方》通经丸减红花、川椒,加延胡索。

由上可知,血枯经闭立效神方似发轫于宋代蓬莪术散,85年后被许叔微改名为通经丸纳入《普济本事方》;此后虽皆名为通经丸,但药物组成略有出入,至1865年(清同治四年)被更名为血枯经闭立效神方纳入《经验良方全集》。其间历经宋金元明清长达818年的临床实践,被历代医家所重视并在其著作中被一再转载,药物组成不断得到精炼,表明该方治疗闭经的临床疗效确凿可靠并经得起重复。

当代尚未见以此方治疗闭经的临床报道。查《北京市中药成方选集》载有通经甘露丸(当归、桃仁、大黄、干漆、肉桂、莪术、红花、丹皮、牛膝、三棱),还从文献资料中查到杜敬唐治疗闭经方(莪术、当归、桃仁、红花、干漆、醋香附、鹿角霜、醋艾叶、川芎、三棱、赤芍、白芍)、王维昌坤宝汤(延胡索、当归、莪术、大黄、桃仁、红花、干漆、川芎、水蛭、虻虫、川膝、苏木、卷柏、三七、鸡血藤、益母草、吴茱萸、官桂、乌药、干漆等)及朱卓夫通经丸(莪术、当归尾、桃仁、大黄、干漆、肉桂、牡丹皮、牛膝、三棱、麝香),这些方剂似均含有血枯经闭立效神方的一些主要药物。

2. 血枯经闭立效神方药性

《经验良方全集》血枯经闭立效神方由 11 味药组成。

莪术"专攻气中之血,主破积消坚,去积聚癖块,经闭血瘀"(《药品化义》)。桃仁乃"血瘀血闭之专药"(《本经逢原》),"走肝经,主破蓄血,逐月水"(《药品化义》)。红花"活血,润燥,止痛,散肿,通经"(《本草纲目》)。大黄"主下瘀血,血闭,寒热,破癥瘕积聚"(《神农本草经》)。当归"其味甘而重,故专能补血,其气轻而辛,故又能行血,补中有动,行中有补,诚血中之气药,亦血中之圣药也"(《本草正》)。元胡索"能行血中气滞,气中血滞"(《本草纲目》)。肉桂"散寒邪而利气,下行而补肾,能导火归原以通其气,达子宫而破血堕胎,其性剽悍,能走能守之剂也"(《本草汇》)。干姜"治腰肾中疼冷,冷气,破血……治血闭"(《药性论》),又能"引血药入血分、气药入气分"(《本草纲目》)。川椒"辛热纯阳……破血通经"(《本草备要》)。青皮"主气滞……破积结及膈气"(《本草图经》)。

干漆为漆树树脂加工干燥品,生品一般不入药,我国历版药典均有收录,用量 2～5g,有破瘀通经、消积杀虫之效,药性峻猛,用治瘀血经闭、癥瘕积聚、虫积腹痛。但干漆主要成分为漆酚,有毒性,可引起人体严重过敏反应,孕妇及对漆过敏者禁用。干漆炮制乃"炒令烟尽为度,或烧存性"(《本草从新》),"否则损人肠胃"(《本经逢原》),虽能"削年深坚结之积滞,破日久凝结之瘀血"(《本经逢原》),"主女人经脉不通"(《药性论》),但"有大毒,观其能烂人肌肤,或生漆疮"(《本草便读》),"犹有啮肠胃者,畏漆人乃致死,外气亦能使身肉疮肿"(《新修本草》)。虽然"中其毒者,以所畏之物解之"(《雷公炮制药性解》),可用"半夏为使,畏川椒、紫苏、鸡子、蟹"(《本草从新》),"漆得蟹而成水"(《本草从新》),"凡人畏漆者,嚼蜀椒涂口鼻则可免"(《本草纲目》)。历代通经丸在宋以前曾数次三番减去干漆,是权衡利弊的明智之举。著者亦弃血枯经闭立效神方中干漆不用,并不影响该方疗效发挥。

3. 血枯经闭立效神方配伍方义

莪术、当归、红花、桃仁、大黄、元胡索为消癥软坚、破蓄活血之峻品。"桃仁四十粒"相当于 15 ~ 20g,用量偏重。诸药合用,破瘀之力甚巨,专克血瘀经闭。

血得寒则凝泣、得热则易行,故配伍肉桂、干姜、川椒辛热之品补火助阳,散寒温经,则使活血通经之力得到增强。

气为血帅,气行血行,气滞血瘀,以青皮行气散滞以助血行。莪术、当归、元胡索等活血药皆兼有理气祛滞之用,行血中之气滞,故理气活血效率更高。

血瘀经闭,不通则痛,易伴少腹血瘕疼痛,瘀去则痛止。元胡索止痛甚佳;寒凝血脉亦痛,肉桂、干姜、川椒均能散寒止痛,故本方止痛效果甚著。

本方寒温互相制约,攻中兼补。肉桂、干姜、川椒等温热药可制约大黄苦寒凉遏,反之大黄苦寒亦可制约桂姜椒温燥之弊。当归活血又能补血养血,祛瘀而不伤正。

综上,血枯经闭立效神效方具有破瘀通经、散寒止痛、活血消癥功效,主治妇人瘀血阻闭胞脉之经闭,或经少欲绝,少腹结块,寒凝腹痛等症。无论闭经与否,凡妇人具有寒凝血脉、瘀血内阻病机诸疾病证,皆可应用。诚如徐大椿《女科指要》评价此方:"无不使瘀化气行,则坚积自散而经气鼓运,营血输化,何经闭不月,结块坚凝之不退哉。"

二、验案举隅

案1 怀女,39岁,2004年11月23日就诊。主诉:经水2个月未至。平素月经周期不规则,经量少,伴血块,痛经,面色萎黄少华,畏寒。因患溃疡性结肠炎持续脓血便2年有余,经中药治疗后脓血便止,大便1日1次,基本成形,仅偶尔脐周隐痛。舌质红,舌下静脉迂曲显露,苔薄黄腻,脉细弦。既往有宫外孕史。

血枯经闭立效神方加减:桃仁 12g,红花 10g,当归 12g,莪术 12g,生大黄 5g,肉桂 10g,干姜 10g,川椒 6g,青皮 10g,茜草 30g,生蒲黄 12g,苦参 20g,金银花 30g,连翘 30g,椿根皮 30g,生地榆 15g,7 剂;嘱其以水和黄酒各半煎煮,日 1 剂,分 2 次服。

2005 年 1 月 8 日复诊:服上药 4 剂经水即至。

2 月 12 日复诊知其服上药以来,每月经水均按期而至。

【按】 本案血枯经闭立效神方以外药物为奕安私方溃结方。患者原患溃疡性结肠炎,在上海青浦当地服用柳氮磺吡啶片等西药治疗经年,但脓血便持续 2 年余并伴腹痛便稀,特来求诊,经奕安私方溃结方治疗后,脓血便消失,溃结诸症改善显著,中途提出调经要求。清利肠道湿热的奕安私方溃结方苦寒药性可钳制血枯经闭立效神方的辛热药性。药后 4 剂经水即至。

案 2 陆女,45 岁,2006 年 9 月 1 日就诊。主诉:月经 2 个月未至。餐后感右胁痞胀,时或隐痛,寐差,大便欠通畅。舌淡红,舌下静脉迂曲显露,苔薄,脉细弦。有脂肪肝、肝内胆管结石病史。

血枯经闭立效神方去干漆:桃仁 12g,红花 10g,当归 30g,莪术 12g,延胡索 20g,生大黄 10g,肉桂 6g,干姜 10g,川椒 6g,青皮 10g,7 剂;嘱以水和黄酒各半煎煮,日 1 剂,分 2 次服。

服上药 7 剂毕,月经即至。

随访(2006 年 11 月 10 日):自服上药以来 2 个月内,经水定期而至 2 次。

【按】 本案停经兼有气滞血瘀之象,以血枯经闭立效神方之桃仁、红花活血化瘀,以通经闭;当归养血活血,为血中之气药;莪术、延胡索行气止痛、化瘀散结,以助血行;生大黄逐瘀通经,又能泻下通便;肉桂、干姜、川椒温经散寒,以温通血脉;青皮疏肝理气,以调畅气机。诸药合用,共奏活血化瘀、行气通经之功。

案 3 彭女,29 岁,2008 年 8 月 1 日就诊。主诉:月经 3 个月未至。平素月经 40 ~ 50 日一行,量少,末次月经为 4 月 25 日。舌淡红,苔白腻,脉细弦。

(1)**血枯经闭立效神方**加减:桃仁 12g,红花 15g,当归 15g,莪术 15g,元胡 15g,生大黄 6g,肉桂 12g,干姜 12g,川椒 12g,青皮 12g,茜草 40g,怀牛膝 15g,

川芎 15g,白芍 12g,郁金 12g,枳壳 12g,7 剂;嘱以水和黄酒各半煎煮,日 1 剂,分 2 次服。

(2)制大黄 70g,生地 70g;嘱其研末后混合,每日用热黄酒吞服 10g。

随访(2009 年 7 月 14 日):1 年后,患者因他病前来就诊,得知当时服药毕,月信即至,月经恢复正常至今。

【按】《本草易读》载:"妇人室女经脉不通,大黄三钱,烧存性,有实热者生地三钱,为末,空心酒下。"处方(2)遵此之旨,将制大黄、生地等量研末和合后以黄酒服下。是方虽小,大含妙处:一妙在于与汤药相合,构成桃红四物汤以活血养血;二妙在于两方相合,相当于每日用了生熟各半 11g 大黄,取活血通经之效,却未见腹泻之弊;三妙在于多用黄酒有助于温通寒凝之血脉。

案 4 姜女,47 岁,2010 年 5 月 18 日就诊。主诉:停经已有 14 个月。14 个月前取节育环,自此月经中断至今。8 天前服用西药(药名不详)后,于 5 月 12 日月经虽至而量少,2 日即尽。面部散在色素沉着,大便 1 日 2~3 次,质稀不成形。舌淡红,苔薄,舌下静脉迂曲,脉细弦。嘱停服所有西药,纯以中药治疗。

(1)**血枯经闭立效神方**去干漆、大黄加茯苓:莪术 12g,当归 15g,红花 12g,肉桂 10g,青皮 12g,干姜 12g,延胡索 15g,桃仁 12g,花椒 10g,茯苓 15g,7 剂;嘱以水和黄酒各半煎煮,日 1 剂分 2 次服。

(2)茜草 50g,7 剂,黄酒煎服,日 1 剂,服 1 次。

二诊(5 月 25 日):添诉头痛,腰酸,眠浅梦多,舌脉同上。方(1)加柴胡 12g,川芎 20g,酸枣仁 15g,14 剂,煎服法同前;不再予服(2)方。

三诊(6 月 11 日):服药期间 6 月 6 日经水始来,持续 3 天,经量较 5 月 12 日明显增加,伴血块。二诊方再予 7 剂,煎煮、服用方法同前。

四诊(6 月 29 日):诉服药后觉全身舒畅,诸症均消,并无不适。改投桃红四物汤加味,14 剂。

五诊(7 月 13 日):7 月 8 日月经按期又至,5 日尽,经量适中。

【按】 本案年近七七,天癸将竭,因患者初诊时云服用西药后曾经见红,姑为之治。面部色素沉着、舌下静脉迂曲,瘀血之征显露,嘱停服西药,投血枯经闭立效神方;另以茜草酒煎服以助活血通经,此方源自《本草纲目》:"妇女经闭,用茜根一两,煎酒服。"坚持服药 2 周多,月经终至。

案 5 高女,47 岁,2010 年 5 月 25 日就诊。主诉:半年多来,月经点滴量少,1 日即尽。末次月经 4 月 15 日,时有舌麻辣感,便质稀溏 1 日一行,两腿沉重无力。舌淡红,苔薄白,脉细弦。

血枯经闭立效神方去干漆加茜草、川牛膝:青皮 12g,桃仁 12g,红花 12g,当归 12g,莪术 12g,延胡索 12g,大黄 3g,肉桂 10g,干姜 12g,花椒 12g,茜草 30g,川牛膝 15g,7 剂;嘱以水和黄酒各半煎煮,日 1 剂,分 2 次服。

二诊(6 月 1 日):服上药 2 剂,5 月 27 日月经即至,至今已持续有 7 天,经期仍服中药,经量较前明显增加。近日舌尖疼痛及麻辣感。舌淡红,苔薄白,脉细弦。改投四物汤为主:生熟地各 12g,赤芍 12g,白芍 12g,川芎 9g,当归 12g,淫羊藿 12g,7 剂;水煎煮,日 1 剂,分 2 次服。

三诊(6 月 11 日):舌麻辣感止。再予上方 14 剂;另予螺旋藻胶囊口服。

四诊(6 月 29 日):6 月 23 日月经如约又至,今第 7 日将尽,经量正常。

【按】 本案长达半年月经量少但尚能按期而至,就诊因延迟 10 余日月经未至,故来求诊。因大便稀溏,减少大黄用量,并加茜草、川牛膝弥补活血祛瘀之力,才服 2 剂即经至,经量增加且达 7 日,显系血枯经闭立效神方之效。中病即止,二诊遵《医学见能》"经水过少,以及干枯发热者,胞宫之血虚也。宜加味四物汤"之训,兼补肾激活天癸。其中生地、赤芍养阴凉血清热,又可针对舌麻辣之症。

案 6 张女,31 岁,2012 年 6 月 5 日就诊。主诉:月经量少 1 年有余。经量点滴而下 3～4 天,甚则 1 天即止,周期正常,烦躁易怒,神疲乏力。舌淡红,苔黄,舌下静脉迂曲,脉细。

血枯经闭立效神方加减:桃仁 12g,红花 12g,当归 30g,莪术 12g,元胡 12g,制大黄 6g,肉桂 10g,干姜 9g,川椒 12g,青皮 12g,益母草 30g,柴胡 12g,香附 12g,丹皮 12g,黄芩 12g,7 剂;嘱以水和黄酒各半煎煮,日 1 剂,分 2 次服。

二诊(6 月 12 日):服药 1 剂月经即至,量稍增,4 天尽。原方再予 7 剂,煎煮服法同前。

三诊(7 月 10 日):7 月 7 日月经又至,今第 3 天,经量较前明显增多,经期少腹疼痛。舌淡红,苔薄黄,脉细弦。处方改取生化汤意:肉桂 10g,炮姜 20g,

川芎 15g,当归 50g,14 剂;水煎煮,日 1 剂,分 2 次服。

【按】 血枯经闭立效神方不仅可以再通经水,又可治疗似本案月经点滴量少。患者心烦易怒、舌下静脉迂曲,肝郁化火、气滞血瘀;故增大血枯经闭立效神方当归剂量,加益母草养血活血调经,再加柴胡、香附疏肝理气,丹皮、黄芩清肝泻火。服药后经量增加,中病即止,改投生化汤善后。

案 7　朱女,28 岁,2014 年 2 月 14 日就诊。主诉:月经 2 个月余未至。去年曾出现月经 3 个月未行,他院予服黄体酮后,月经少量点滴而至。目前继续服用黄体酮,但月经依然 2 个月未至,面部痤疮,入睡较难,寐中易醒,神疲乏力,大便艰。舌淡红,苔薄白,脉细弦。2013 年 12 月 17 日 B 超示双卵巢呈多囊结构,右卵巢小囊肿,子宫腺肌症。性激素、胰岛素释放、血糖、甲状腺功能检查等均未见异常。

血枯经闭立效神方加减:桃仁 12g,红花 12g,当归 30g,莪术 12g,元胡 12g,生大黄 9g(后下),肉桂 10g,干姜 9g,青皮 9g,川椒 9g,淫羊藿 15g,巴戟天 15g,吴茱萸 6g,酸枣仁 12g,7 剂;嘱以水和黄酒各半煎煮,每天 1 剂,分 2 次服。

二诊(2 月 21 日):服药才 2 剂,2 月 16 日月经即至,今已第 6 天,前 5 天经量适中,今日量少似将尽。改予桂枝茯苓丸、当归芍药散:桂枝 12g,茯苓 12g,炒白术 12g,泽泻 12g,泽兰 12g,当归 12g,桃仁 12g,川芎 12g,丹皮 12g,淫羊藿 15g,巴戟天 15g,7 剂;水煎煮,日 1 剂,分 2 次服。

三诊(2 月 28 日):面部痤疮始见减少。改服桂枝茯苓胶囊,1 日 3 次,1 次 3 粒。

【按】 本案初诊投以血枯经闭立效神方加减,方中桃仁、红花、当归活血化瘀,莪术、元胡行气止痛,生大黄化瘀兼通便,肉桂、干姜、川椒、吴茱萸温经散寒,淫羊藿、巴戟天补肾助阳,酸枣仁养心安神。诸药合用,共奏活血化瘀、温经散寒、补肾助阳之功。服药仅 2 剂,月经即至,二诊遂改予桂枝茯苓丸合当归芍药散加减,以活血化瘀、健脾利湿、温补肾阳为法,继续调理月经。方中桂枝、茯苓、泽泻、泽兰活血化瘀、利湿通经,炒白术健脾益气,当归、桃仁、川芎养血活血,丹皮清热凉血,淫羊藿、巴戟天温补肾阳。三诊面部痤疮始见减少,病情进一步好转。遂改服桂枝茯苓胶囊,以巩固疗效。

案8 张女,43岁,2018年9月27日就诊。主诉:闭经已有3年。闭经前月经量少,末次月经2015年8月30日,闭经前,月经时有延后2～3个月未至,需肌内注射黄体酮月经方至;入眠困难,易醒梦多,大便难;5年前因弟弟车祸去世而抑郁寡欢,时有悲伤欲哭,面色灰暗。舌淡红,舌下静脉迂曲,脉细弦。

血枯经闭立效神方加减:桃仁12g、红花12g、当归15g、莪术15g、元胡12g、生大黄9g、肉桂9g、干姜9g、川椒9g、青皮9g、熟地12g、淫羊藿12g、巴戟天12g、酸枣仁15g,7剂;嘱以水和黄酒各半煎煮,日1剂,分2次服。

二诊(10月4日):睡眠改善,大便通畅,时有轻腹痛。上方生大黄减量为6g,元胡增量至15g,再加白芍30g、甘草12g,14剂;煎服法同上。

三诊(11月1日):月经尚未至,大便又显难,舌脉同上。上方当归增至30g,再加益母草30g,14剂;煎服法同上。

四诊(11月15日):11月12日月经至,但量少,夜梦减少,神疲乏力。舌淡红,苔薄黄,脉细弦。经询问,其母于44岁绝经。改投归脾汤、生脉饮加减:生黄芪15g、党参15g、麦冬12g、五味子9g、当归12g、酸枣仁15g、合欢皮30g、生龙骨30g、生牡蛎30g、红枣7枚(自备)、龙眼肉7枚(自备),14剂;水煎煮,日1剂,分2次服。

【按】本案闭经3年,予血枯经闭立效神方达5周,月经终临而量尚偏少。妇人绝经年龄有个体差异,著者发现一般断经年龄多存在与其母其姐略同的倾向。其母44岁绝经,患者43岁,转以养心安神为治,静待天命。

案9 许女,44岁,2019年5月20日就诊。主诉:月经量少1年余,2天即点滴而尽,平素经期延后、周期不规则,末次月经4月18日。刻下潮热盗汗,入眠难而早醒,易胸闷心慌,时有头痛。舌淡红,苔薄白,脉细弦。既往患桥本甲状腺炎,长期服用左甲状腺素钠片(优甲乐)。性激素检查未见异常。

血枯经闭立效神方合二至丸、酸枣仁汤加减:当归30g、莪术12g、肉桂6g、青皮9g、川芎30g、知母12g、熟地12g、生地12g、益母草30g、女贞子15g、旱莲草15g、酸枣仁30g、合欢皮30g,14剂;水煎煮,日1剂,分2次服。

二诊(6月3日):潮热盗汗止,睡眠未见改善,月经仍未至。

血枯经闭立效神方合当归和血汤加减:桃仁15g、红花15g、当归30g、莪术

12g,元胡 12g,制大黄 9g,肉桂 9g,干姜 9g,川椒 9g,青皮 12g,生炙鳖甲各 12g（先煎）,生熟地各 12g,赤芍 12g,川芎 12g,柴胡 12g,香附 12g,14 剂；嘱以水和黄酒各半煎煮,日 1 剂,分 2 次服。

三诊（6 月 17 日）：服药至第 9 剂（6 月 13 日）月经至,经量较前明显增多,今第 4 天,舌脉同上。改投四物汤合益肾之品以巩固疗效：生熟地 12g,当归30g,赤芍 12g,川芎 12g,益母草 30g,枸杞 12g,淫羊藿 15g,巴戟天 15g,菟丝子 15g,锁阳 12g,14 剂；水煎服。

【按】 本案月经量少及延后或与甲状腺功能紊乱有关,因伴潮热盗汗等阴虚内热之象,故初诊仅投血枯经闭立效神方中当归、莪术、肉桂、青皮 4 味药（约全方的三分之一）,合滋阴清热安神之品,采用水煎煮,服药 2 周后月经仍未至,但潮热盗汗止,故二诊予血枯经闭立效神方合当归和血汤加减,并采用水和黄酒各半煎煮服用法,月经终至且经量恢复正常。三诊改调冲任。

当归和血汤出自《陈素庵妇科补解·调经门》："妇女经水乍多乍少……多则血必热,少则血有滞,可服当归和血汤。当归二钱,川芎一钱五分,白芍一钱,生地一钱五分,熟地一钱五分,香附一钱二分,鳖甲一钱二分,丹皮一钱五分,丹参二钱,川断一钱五分,秦艽一钱五分,红花少许。"

案 10 赵女,29 岁,2019 年 8 月 12 日就诊。主诉：月经量少已有 8 年多,渐至近 2 年闭经。8 年前因节食并服用减肥药物（具体用药不详）,导致在体重骤减的同时,月经量亦逐渐减少,并由 2～3 个月一行直至发展到经闭不至,末次月经 2017 年 6 月。曾在他院服用中药调经无果（具体药物不详）。刻下多食体瘦,胃脘痞满,夜寐欠安。舌淡红,苔黄,脉细弦。2019 年 8 月 12 日性激素测定：卵泡刺激素（follicle-stimulating hormone,FSH）0.10mIU/ml,黄体生成素（luteinizing hormone,LH）< 0.1mIU/ml,雌二醇（estradiol,E_2）300 pg/ml,孕酮（progesterone,P）0.6ng/ml,抗米勒管激素（anti-Müllerian hormone,AMH）3.07ng/ml。

血枯经闭立效神方加减：桃仁 12g,红花 12g,当归 30g,莪术 12g,制大黄12g,肉桂 9g,干姜 9g,青皮 9g,益母草 30g,茜草 30g,仙茅 30g,淫羊藿 30g,巴戟天 30g,酸枣仁 15g,焦三仙各 12g,7 剂；日 1 剂,嘱以水和黄酒各半煎煮 2次约 400ml,趁温分 2 次服下。

二诊(8 月 26 日):服至第 5 剂,月经久别重逢,经量中等,但 2 天即止;夜寐明显改善,大便量增多。上方制大黄减至 6g,仙茅、淫羊藿、巴戟天减至 15g,再予 14 剂,煎服法同前。

随访(9 月 18 日):服上药 14 剂后,自行在外又续方 7 剂,9 月 16 日月经再至,经量较前增多,持续 4 天,已同正常。

【按】 本案服用减肥药物,体重骤减引起闭经,FSH 及 LH 降低,内分泌紊乱。血枯经闭立效神方加仙茅、淫羊藿、巴戟天温补肾阳、调理冲任,加益母草、茜草养血活血通经,2 年闭经,5 剂而至。

案 11 刘女,26 岁,2022 年 6 月 10 日从外地前来就诊。主诉:月经 2 个月未至。曾在当地医院 B 超示:右侧卵巢内 3.6cm×3.0cm 无回声,考虑卵巢囊肿可能。服西药后(具体用药不详)月经来潮,3 月份服西药后亦来潮,但 4 月以后月经未至,伴少腹冷,纳食减少,大便日行 2 ～ 3 次,形体偏丰(身高 160cm,体重 75kg)。舌尖红,苔薄白,脉细弦。

血枯经闭立效神方为主:桃仁 12g,红花 12g,当归 30g,莪术 12g,制大黄 3g,肉桂 10g,干姜 12g,川椒 9g,青皮 12g,茜草 30g,淫羊藿 15g,吴茱萸 10g,14 剂。

二诊(7 月 1 日):药后 3 天月经即来潮,经行 6 天,量偏少。因要返还原籍,予益气养血活血、调理冲任处方:黄芪 30g,丹参 30g,生熟地各 12g,当归 12g,川芎 12g,赤白芍各 12g,益母草 15g,淫羊藿 15g,巴戟天 15g,菟丝子 12g,14 剂。

【按】 本案停经兼有虚寒之象,故以血枯经闭立效神方为主加吴茱萸温经散寒,淫羊藿补肾助阳,共奏活血化瘀、温经散寒、补肾助阳之功。服药后 3 天,月经即来潮,但量偏少,故予益气养血活血、调理冲任处方,方中黄芪益气,丹参、益母草活血,生熟地、当归、川芎、赤白芍养血调经,淫羊藿、巴戟天、菟丝子补肾助阳。诸药合用,旨在调养气血,调理冲任,以巩固疗效并预防复发。

案 12 周女,32 岁,银行职员,2022 年 6 月 17 日初诊。主诉:月经 2 个月未至。近 3 个月反复中上腹痞胀,食后加重,无泛酸,大便尚可。舌淡红,苔薄,脉细弦。先予半夏泻心汤合四物汤为治:半夏 12g,黄芩 12g,黄连 6g,党参 12g,干姜 9g,甘草 12g,当归 30g,生地 12g,川芎 12g,赤芍 12g,益母草 30g,

14 剂。

二诊(7月8日):胃痞止,月经仍未至。追问此前月经尚规律,患者因疫情期间留守银行 2 个月,觉心理压力很大,出现停经。舌脉同前。

血枯经闭立效神方加减:桃仁 12g,红花 12g,当归 15g,莪术 12g,元胡 15g,肉桂 12g,干姜 12g,花椒 12g,青皮 12g,生熟地各 15g,生黄芪 30g,14 剂。

三诊(7月29日):服上药 1 周月经即来,来潮顺畅,量、色均正常。上周因工作忙未及时来复诊,顷诊仍时有胃痞,早醒。舌脉同前。再以半夏泻心汤合养心安神药治疗:半夏 12g,黄芩 9g,黄连 6g,党参 12g,甘草 9g,干姜 9g,酸枣仁 30g,合欢皮 30g,甘松 12g,夜交藤 30g,14 剂。

随访:胃痞已轻,8 月份月经又至。

【按】 患者因疫情期间留守单位不能回家,精神心理压力大,可以导致停经(参见《郁证发微六十论·四十八郁证经乱论》)。

三、临床运用体会

1. 血枯经闭概念

闭经多由月经量少渐至而成,病机有虚实两端,虚证多为气血亏虚、肝肾不足;实证多为寒凝血脉、气滞痰瘀互阻。在当今时代,实证闭经似较虚证闭经更为多见。

"血枯经闭"望文生义容易令人认为是"血虚经闭",其实不是。血枯经闭一词最早见于《丹溪心法》,有虚证,也有实证。

虚证血枯经闭在《医宗金鉴·妇科心法要诀》称为"血亏经闭",多因素患失血或分娩胎次多等原因耗伤阴血,冲任空虚,久则血虚干枯,症见面色不华,虚弱不食,形体消瘦;治宜补血养血或气血双补,如人参养荣汤或十全大补汤类。

实证血枯经闭在《丹溪心法》原指邪热入胃,胃热津亏,冲任之血干枯,症见面赤身热,渴喜凉饮,便燥溲黄;一般可以《医宗金鉴》玉烛散(当归、熟地、川芎、朴硝、大黄、甘草)类方治疗。《妇人大全良方》曾提出"血滞经闭"概念,乃血滞阻闭冲任,经血不能下达胞宫,症见闭经而有下腹疼痛拒按,或痛连两胁,面色黧黑,舌质紫暗;治宜活血通经,可用《景岳全书》通瘀煎(当归尾、红花、山楂、香附、乌药、青皮、木香、泽泻)或《类证普济本事方》琥珀散(三棱、莪术、赤芍、当归、刘寄奴、丹皮、熟地、肉桂、乌药、延胡索)类方治疗。

于此可知,血枯经闭立效神方之"血枯经闭"指实证而非虚证,与血滞经闭相近,乃寒凝血脉、瘀血阻滞胞宫所致闭经、痛经或月经量少。血枯经闭立效神效方功效活血破瘀,散寒暖宫;主治寒凝血脉、瘀血内阻所致闭经、痛经及月经失调之属于实证者。

以上所举例皆以实证停经(案 1 ~ 案 4、案 7、案 8、案 10 ~ 案 12)或实证月经延迟量少(案 5、案 6、案 9)为主。

2. 血枯经闭立效神方常用加减

即使用该方治疗实证血瘀经闭,也需要把握剂量,随证调整。例如,案 4 见效后改投桃红四物汤,案 5 见效后改投四物汤,案 6 见效后改投生化汤,案 7 见效后改投桂枝茯苓丸与当归芍药散,案 8 见效后改投归脾汤与生脉散,案 9 见效后改投四物汤合益肾之品,案 12 见效后改投半夏泻心汤合养心安神药,等等。要在中病即止,毋伤正气。

另外,若瘀血胶结难去,还可在血枯经闭立效神方基础上进一步加强祛瘀活血。例如,除案 7、案 12 外,其余案例均不同程度加用了茜草、益母草、川芎、川牛膝、生蒲黄、丹皮、生地、赤芍等,尤多加用茜草、益母草,疗效更佳。

虽说血枯经闭立效神方治疗实证闭经,但也可通过配伍生熟地、二至丸或淫羊藿、巴戟天等补肾调冲任药物虚实兼顾、扶正祛邪,以治疗虚实夹杂之证。至若血枯经闭兼夹溃疡性结肠炎、肝郁气滞化火或心神不安睡眠欠佳等兼夹症,亦可配伍相关方药兼顾治疗。

如同已述,血枯经闭立效神方中干漆有毒性,可减去不用,似亦并不影响疗效。

3. 血枯经闭立效神方煎煮服药方法

关于煎煮方法,《经验良方全集》血枯经闭立效神方条下载"酒一碗,水一碗,共煎一碗,空心服"。一般药引或炮制之酒多为酿造米酒或黄酒,现多用黄酒。黄酒"主行药势,杀百邪恶毒,气通血脉,厚肠胃、润肌肤、散寒湿气、养脾扶肝、除风下气,热饮甚良"(《本草纲目》)。以上案例几乎都用水和黄酒各半煎煮后趁温服用,这对更好地发挥药效起到了十分重要的作用。甚至不妨可视黄酒为血枯经闭立效神方的组成药物之一,只要患者能够耐受,应尽量酒水合煎;实在不耐酒者,用水煎煮也罢。

酒水合煎时间不宜过久。以酒水各 1 碗煎煮成 1 碗计,估计煎煮 10 ~ 15 分钟即可。本方每日空腹 1 次温服约 200ml 即可,不必尽按当今习惯 1 剂煎煮 2 次分 2 次服用。可在临睡前服。

4. 血枯经闭立效神方疗效疗程

血枯经闭立效神方取效如其"立效"方名所示,疗效显著而快捷。虽并未达到《经验良方全集》所说"此方一帖即愈,惟久远者服二帖"的程度,但验之于临床,确实大多数剂即可见非凡疗效。

就 3 例经量减少者而言,案 5 服药 2 剂月经即至,案 6 服药 1 剂月经即至,案 9 服药 9 剂月经来临,且经量均较前增多。

就 9 例闭经者(案 1 ~ 案 4、案 7、案 8、案 10 ~ 案 12)来看,凡闭经在 3 个月以内者,服药最短 2 剂、最长 7 剂,月经即至;案 4 闭经 14 个月,案 8 闭经 3 年,服药也不过数周,月经便可久别重逢。

从以上可以看出,血枯经闭立效神方治疗月经量少者较治疗闭经者取效更快,治疗闭经时间短者较闭经时间长者取效更快,取效与病情轻重、病程长短有关。

5. 血枯经闭立效神方治疗闭经现代医学认识

月经周期主要受下丘脑 - 垂体 - 卵巢轴(hypothalamic-pituitary-ovarian axis,HPO 轴)神经内分泌调控。继发性闭经根据生殖轴病变和功能失调的部位,分为下丘脑性闭经(如因精神应激、体重下降、营养不良、神经性厌食、剧烈运动、药物因素等)、垂体性闭经(如垂体肿瘤、垂体梗死、空蝶鞍综合征等)、卵巢性闭经(如卵巢早衰、卵巢肿瘤、卵巢切除或组织破坏、多囊卵巢综合征等)、子宫性闭经(如阿谢曼综合征、子宫内膜炎、子宫切除后或宫腔放射治疗后等)

以及其他内分泌功能异常(如甲状腺功能亢进或减退、肾上腺皮质功能亢进、肾上腺皮质肿瘤、胰岛素抵抗等)引起的闭经,等等,病因比较复杂。

中医治疗闭经首先应该明确西医疾病诊断。哺乳期、绝经期的生理性闭经以及青春期初潮后 1 年内月经不行,无需治疗。应排除妊娠、先后天器官阙如(如先天缺陷、后天手术切除)以及妇科恶性疾病、遗传性疾病、先天发育畸形引起的闭经。药物性闭经(尤其是抗精神病药物和避孕药)及精神应激、神经性厌食症闭经应以去除诱因为先。

中医可治疗的闭经一般包括体重下降、营养不良、运动性闭经、卵巢储备功能下降 / 卵巢早衰、垂体肿瘤、空蝶鞍综合征、卵巢肿瘤、多囊卵巢综合征、阿谢曼综合征、子宫内膜炎以及甲状腺功能亢进或减退、肾上腺皮质功能亢进或减退、肾上腺皮质肿瘤、胰岛素抵抗等激素紊乱引起的闭经。

无论何种原因引起 HPO 轴失调性月经量少或闭经,均存在子宫、卵巢的局部血液微循环及血流灌注不足的状态。月经过少者的子宫内膜血流较正常妇女明显缺乏。排卵功能障碍患者除相关内分泌检测指标值低下之外,亦存在子宫、卵巢的局部血供灌注不足、供血量减少。月经量少及闭经患者雌激素水平下降引起血脂代谢紊乱造成血液流变学改变,其血液的凝固性及黏滞性也显著较高;子宫动脉壁上雌激素受体与雌激素结合可影响血流阻力,雌激素水平降低则血流阻力增加,可导致子宫血流灌注不良。因此,闭经及月经量少患者局部血液微循环改变或血流灌注不足的状态,也许可被看作是中医瘀血内阻病机的生物学物质基础。

6. 血枯经闭立效神方治疗闭经现代药理

莪术可改善大鼠血清性激素水平紊乱。大黄提取物莲花掌苷作为新型植物雌激素能使大鼠血清卵黄生成素水平明显升高;大黄根部提取物 ERr 731 对雌激素受体 α 或雌激素受体 β 具有激活作用。干姜具有抑制垂体 - 肾上腺皮质系统的功能,对肾上腺功能亢进引起性腺轴反馈异常的多囊卵巢综合征有一定作用。肉桂水提物对肾上腺皮质功能有保护作用。红花、肉桂、干姜对胰岛素抵抗伴多囊卵巢综合征闭经有一定干预作用。雌激素水平下降可引起血脂代谢紊乱,并造成血液流变学改变,血液凝固性及黏滞性显著较高;高雄激素血症造成的脂质代谢异常是多囊卵巢综合征发病要素之一。排卵功能障碍患者还存在子宫、卵巢局部血供灌注不足,供血量减少。血枯经闭立效神方中如莪术、大黄、肉桂、当归、桃仁、红花、干姜、元胡、川椒等大多具有抑制血小板聚集、促进血浆纤维蛋白溶解活性及抗凝血酶作用,从而改善高凝状态血液流变性,并缓解缺血灌注。莪术醇能清除衰老机体堆积的自由基,红花、肉桂、大黄、干姜均有不同程度抗氧化、抗细胞凋亡作用,对细胞氧化损伤卵巢早衰有一定防治作用。

◆ **参考文献** ◆

[1] 北京市公共卫生局.北京市中药成方选集[M].北京:人民卫生出版社,1961:177.

[2] 柴根旺.杜敬唐老中医治疗闭经与痛经的经验[J].新中医,1994,(5):3-4.

[3] 周雪明,林珊珊,孙许涛,等.王维昌辨治妇科疾患以气血为要学术经验[J].长春中医药大学学报,2019,35(4):650-653.

[4] 宾春艳.朱卓夫老中医治疗闭经的经验[J].中医药导报,2011,17(1):11-12.

第十节 四神煎治膝骨关节病

一、方剂来源及其组方蕴意

1. 四神煎方剂来源

四神煎出自清代鲍相璈《验方新编·腿部门》,亦载于《仙拈集》《医书效方》,药物组成为生黄芪半斤,远志肉、牛膝各三两,石斛四两,金银花一两;治疗膝关节肿痛、膝肿粗大之"鹤膝风"有奇效,原书称其疗效为:"一服病去大半,再服除根,不论近久皆效。"

《验方新编·腿部门》云:"病在筋则伸不能屈,在骨则移动多艰,久则日粗日肿,大腿日细,痛而无脓,颜色不变,成败症矣。立方四神煎。"《医书效方》载其主治"因三阴立损,风寒湿邪侵入而致膝肿粗大、形似鹤膝、步履维艰、日久则破溃之症"。

四神煎药虽5味,方名却谓"四神煎",组方严谨,匡正祛邪,补而不滞,清而不寒,有五大特点:一是药少量重,二是配伍奇特,三是次第入药煎煮,四是顿服并覆被取汗,五是力专效宏。实属奇方,值得大力推广介绍。

2. 四神煎组方药物蕴意

四神煎重用味甘性温之黄芪补气,一则以图气行血行,血行风灭;二则以图利水消肿蠲痹,三则以图匡正蠲邪。《神农本草经》谓黄芪有"主大风"之功,《医学衷中参西录》认为"黄芪有透表之力"。历代以黄芪为主药治疗痹证方剂颇多,如《万病回春》蠲痹汤、《校注妇人良方》三痹汤。三痹汤即《备急千金要方》独活寄生汤去桑寄生,加黄芪、续断而成,以黄芪强壮肌表而祛湿。费伯雄评价三痹汤云:"此方峻补气血,而祛风除寒利湿之法,悉寓乎其中,本末兼顾,诚治痹之上策也。"《辨证录》蒸膝汤以八两重剂生黄芪为君,伍以利湿通阳益髓之薏苡仁、肉桂、石斛,用于治疗鹤膝风,云"此方补气未免太峻,然气不旺不能周遍全身,虽用利湿健膝之药,终不能透入邪所犯之处,而祛出之也"。《医学衷中参西录》《万病回春》《校注妇人良方》《备急千金要方》《辨证录》也均有以大剂量黄芪益气活血、祛风除湿治疗痹证的方剂,非独《验方新编》四神煎。

石斛味甘性微寒,归胃、肾经。历来但知石斛具养阴生津之功,但很少有人知道本品亦实为除痹之良药,尤适宜于久痹虚羸者。生于南朝梁大同七年(公元541年)、卒于唐贞观十七年(公元643年),享年102岁的许州扶沟人甄权著《药性论》四卷,指出石斛可"治男子腰脚软弱,健阳,逐皮肌风痹,骨中久痛"。《太平圣惠方》中有很多以石斛为主药治疗手足痹痛不遂的方剂,如石斛浸酒方以石斛配杜仲、牛膝、丹参、生地黄等药,共作酒剂,主治风湿腰痛;石斛丸以石斛配天雄、附子、牛膝、赤茯苓、狗脊、桂心、干姜等,主治风寒冷气攻腰痛强直,不能俯卧。《张氏医通》巴戟天汤以石斛配巴戟天、附子、五加皮等治冷痹脚膝疼痛,行步艰难。

无独有偶,现代中药制剂脉络宁(有颗粒剂、片剂、口服液、注射剂等剂型)具有清热养阴、活血祛瘀功效,可用于治疗Ⅰ、Ⅱ期动脉硬化性闭塞症及血栓闭塞性脉管炎引起的肢体皮肤发凉,酸胀、麻木、烧灼感、间歇性跛行、静息痛等,还可治疗急性和亚急性期下肢深静脉血栓形成引起的局部肿胀、疼痛、皮肤温度升高、皮色异常等及恢复期轻中度脑梗死引起的半身不遂、口舌歪斜、偏身麻木、语言不利等。脉络宁成分即为牛膝、玄参、石斛、金银花。不难看出,四神煎与脉络宁药物组成有神似处,看来脉络宁研发者实有不愿道破之奥秘蕴藏在其中。

远志具有安神益智、祛痰开窍、消散痈肿的作用。其祛痰作用细分有三,一是入肺经以祛痰止咳,二是入心经以化痰开窍,三是入筋络以消磨皮里膜外的痰核肿块。风寒湿三气杂至合而为痹,病机除肝肾不足外,多有痰瘀互阻,远志能祛除痹证、痈疽等病皮里膜外的痰核肿块。

金银花具有清热解毒作用,或还可起到制约黄芪温燥之性的作用。值得令人咀嚼的是,治疗鹤膝风的四神煎为何要用到金银花?从常规辨证论治角度来看以下所举验案,似亦无必要用金银花,但投以含金银花的四神煎治疗后,确能获得非凡疗效。金银花之在四神煎中的作用,与金银花之在四妙勇安汤中的作用(参见第五章"时方蔓枝"第四节"四妙勇安汤证探讨")、与金银花之在脉络宁中的作用,究竟有何异同?著者尚未完全搞清楚。

牛膝益阴壮阳、强健筋骨、祛瘀,善治膝关节屈伸不利,无需赘言。

3. 四神煎药理作用

现代药理学表明,四神煎对小鼠热板法所致的疼痛有抑制作用,亦能显著抑制二甲苯引起的小鼠耳肿胀,具有镇痛和抗炎作用;对大鼠关节炎模型以及多种原因引起的免疫性疾病均有较好的治疗作用,其机制与其减轻滑膜水肿,使组织炎症渗出减少、吸收增加,增强细胞因子抗炎活性,抑制致炎物质的释放等因素有关。

二、验案举隅

案1 杨女,64岁,2012年10月9日就诊。主诉:左膝关节及小腿骨疼痛 3 个多月。曾在上海某专科医院住院治疗 22 天无效，因拒绝接受手术治疗，遂出院后前来求治中医。刻下：左膝及小腿骨疼痛颇甚，左膝有积液，局部红肿压痛，行走困难，神疲乏力。舌暗红，苔薄白，脉细弦。既往有脂肪肝、慢性支气管炎、溃疡性结肠炎等病史。

四神煎：生黄芪 60g，远志 30g，怀牛膝 30g，川牛膝 30g，石斛 30g，金银花 30g，7 剂，每日服用 1 剂。嘱先将生黄芪、石斛、川怀牛膝、远志加水约 2 500ml 煎煮，待煎煮至 500ml 时加入金银花，煎取药液 250ml，临睡趁热顿服，并覆被而卧，争取微汗。

二诊（10 月 16 日）：患者遵嘱如法煎药，临睡前服药后即覆被而卧，但觉药后上半身津津汗出。药尽 4 剂，左膝及小腿骨疼痛开始减轻；服毕 7 剂，左膝少许轻痛，小腿骨已不痛，行走如常人，神疲乏力亦明显改善。顷诊身有黄汗，咽中痰多，舌脉未改。改拟祛风除湿散寒、活血通络处方：牡丹皮 30g，当归 60g，制川乌 9g，制草乌 9g，怀牛膝 30g，木瓜 12g，薏苡仁 30g，鸡血藤 30g，桑枝 30g，丝瓜络 30g，7 剂，每日 1 剂，水煎，早晚分服。

三诊（10 月 23 日）：在服二诊方期间，左膝及小腿骨疼痛又复作如前，难以行走。

四神煎加大剂量：生黄芪 90g，远志 60g，川牛膝 60g，怀牛膝 60g，川石斛 60g，金银花 50g，7 剂，每日 1 剂；煎煮方法与服用方法同前。

服上药 7 剂后，左膝与小腿骨疼痛消失。

【按】 痹证气血亏虚，寒湿入络，痰瘀痹阻；治以益气养阴，清热除湿祛痰，强筋护膝。用四神煎原方治疗，但除金银花外，黄芪、远志、川石斛均减量运用，川怀牛膝兼用增量，药到病去，但二诊停服四神煎，尽管用了除湿散寒、活血通络药物，膝骨疼痛又作，三诊再投四神煎后，又药到病除。证明四神煎对膝骨疼痛确有独到疗效，并非其他方药所能替代。

案 2 吴女，53 岁，2013 年 4 月 16 日就诊。主诉：左膝关节肿胀半月余。7 天在外院被诊断为"骨膜炎"，予膏药外敷（具体药名不详）配合口服美洛昔康片和独一味胶囊，但关节肿胀未见消退。刻诊左膝关节肿胀但不疼痛，屈伸受限，膝软足冷，背部热，神疲乏力。舌淡红，苔薄白腻，脉细弦。

四神煎：生黄芪 90g，远志 30g，川牛膝 60g，川石斛 60g，金银花 30g，3 剂；

嘱煎煮、服药方法同上,所剩药渣于翌日再煎煮服用1次,即1剂服用2日。

二诊(4月23日):服药2剂后,左膝关节肿胀明显消退,屈伸活动自如。前一日(4月22日)前往他院复查示关节积液仅存微量。

此后转治妇科疾患,关节肿胀消退未再复发。

【按】 本案膝关节积液肿胀,虽不疼痛,但影响屈伸。服四神煎2剂肿减、3剂肿消,屈伸自如,关节积液仅存微量而已。

案3 杨男,48岁,2013年5月31日就诊。主诉:左膝肿胀已有月余,蹲起、站立以及久行时觉左膝关节酸痛。外院检查示左膝积液,于4月28日抽取积液1次,顷诊诸症仍存,伴晨起口干苦。舌淡红,苔薄,脉细弦。

四神煎:生黄芪90g,远志60g,川牛膝60g,川石斛60g,金银花30g,3剂,隔日1剂;煎煮次第、服用方法同上。

二诊(6月7日):左膝肿胀稍有减轻,蹲起、站立及久行时左膝关节酸痛感减半。因觉疗效应该更好,遂询问煎药与服药方法,得知患者未严格遵守医嘱,煎药未分先后,将所有药物同时煎煮。再相同剂量四神煎3剂,嘱其务必按照医嘱煎煮服用。

三诊(6月25日):患者6月14日因出差而停诊,延至今日复诊,云这次严格遵嘱煎药、服药,6日内服毕3剂药后,左膝肿胀消退,蹲起、站立时膝关节不再酸痛,唯久行时稍有酸痛而已。舌淡红,苔薄,脉细弦。改拟祛风除湿散寒、活血通络善后:羌独活各12g,防己12g,苍术各12g,川怀牛膝各15g,补骨脂12g,骨碎补12g,当归30g,杜仲12g。7剂。

【按】 本案提示,是否严格按《验方新编》四神煎煎煮服用方法或影响疗效获取。初诊未遵嘱次第入药煎煮,虽见疗效但不著,二诊按嘱煎煮、服药后,疗效更显,恐非偶然。

案4 谢女,65岁,2014年10月7日就诊。主诉:双膝关节冷痛伴肿胀30余年。近年随年龄增长膝关节肿胀疼痛加甚,屈伸受限,行走不便,尤其从坐位立起身时疼痛尤甚,需用手支撑桌椅方可减轻疼痛。曾多处求诊,接受各种各样中西药物及针灸推拿治疗,但疼痛始终未见明显缓解。顷诊双膝关节冷痛并明显肿胀,经测量对比,左膝关节周长39.5cm,右膝关节周长39.2cm;脊背部及左侧髋部有冷感。舌暗红,苔灰黄,脉细弦。

四神煎：生黄芪 240g，远志 90g，怀牛膝 90g，川石斛 120g，金银花 30g，1剂；煎煮方法同上，头煎 200ml 临睡前顿服后覆被而卧；将头煎药渣于翌日与第 3 日按一般方法再煎煮，每日取汁 400ml，分早晚 2 次温服；即 1 剂药共服用 3 天。

二诊（10 月 10 日）：患者如嘱煎煮服药，服药第 1 日与第 2 日觉双膝关节以下微微发热，未有明显汗出；服至第 3 日，双腿热感明显。现双膝冷痛减轻三成，从坐位起立时疼痛减轻，无需用手支撑，行走轻松，膝关节肿胀有所消退，左膝关节周长 38.8cm，右膝关节周长 39cm；脊背部及左侧髋部冷感未见明显改善。再予四神煎 2 剂，煎服法同前，即 2 剂共服用 6 天。

三诊（10 月 17 日）：双膝关节肿胀、疼痛续减，左膝周长 38.5cm，右膝关节周长 38cm，行走明显轻松，脊背部及左侧髋部冷感减三分之一，膝关节仍怕冷。续予四神煎 2 剂，煎煮服药方法同二诊。

四诊（10 月 24 日）：双膝关节疼痛减去八成，膝关节肿胀明显减轻，左膝关节周长 38cm，右膝关节周长 37.5cm，膝、脊背及左侧髋部怕冷减轻；诉站立起身及行走轻松，为多年所未曾有。予四神煎 1 剂备用，嘱先停药 3 天，若疼痛复发难忍则服之。

五诊（11 月 7 日）：患者因事未能及时复诊。10 月 24 日停药后，11 月 2 日膝关节疼痛又起，开始服备用四神煎 1 剂，服药当晚即觉膝腿温暖，疼痛减轻。再予四神煎 3 剂，嘱备用在家。

此后进入冬令，用含四神煎膏方调理。

服用膏方结束后随访得知，患者双侧膝关节肿胀疼痛几消，冷感减轻但未尽消。

【按】 本案诊疗时间虽长达月余，但四神煎总共才服 9 剂，每剂服用 3 天。

案 5 毛男，64 岁，2014 年 10 月 14 日就诊。主诉：左下肢剧烈疼痛 3 天。自 2005 年起出现双下肢酸软无力感，2014 年 2 月出现腰、左侧臀部及整个左下肢疼痛并伴酸胀麻木感。近因步行较远路途后，引起左侧臀部连及大腿处疼痛较剧，尤起身、行走时疼痛难忍。舌淡红，苔薄，脉细弦。影像学检查示腰椎退行性病变、腰椎侧弯（左侧）。实验室检查如风湿免疫相关指标、血沉、C反应蛋白等项目均无异常发现。

四神煎：生黄芪 240g，远志 90g，怀牛膝 90g，川石斛 120g，金银花 30g，1 剂；煎服方法如同上。

二诊(10 月 17 日)：服药后约 4 小时觉全身发热，翌日晨起觉疼痛减轻"95%"(患者原话)，几无痛感，当日即可正常行走、骑车。唯觉左侧臀部及大腿处稍有酸胀感而已。患者云迄今服此中药疗效最为显著，以往服中药虽亦有助于疼痛缓解，但疼痛均为逐渐减轻，不似四神煎 1 剂即效如桴鼓。续予四神煎 2 剂，煎煮、服用方法同前。

三诊(10 月 24 日)：左侧臀部连及大腿疼痛止，偶有酸胀感，现在即使行走动作幅度大、速度快，亦无明显不适。续予四神煎 1 剂备用，嘱患者停药 3 天进行观察，若 3 日后疼痛复发则服用之。

四诊(10 月 31 日)：上周停药 4 日后，左侧臀部连及左下肢疼痛复作，偶有抽掣感，伴酸胀不适，即开始服备用四神煎，药后第 2 天疼痛减半，第 3 天疼痛全止。

【按】 案 5 同案 4 相似：病情均较重，案 5 左侧腰臀部及下肢痛势较剧，影响起身、行走；案 4 双膝关节冷痛肿胀 30 余年，屈伸受限，行走不便，起立困难；采用较大剂量四神煎，每剂服用 3 天；疗效显著。

案 6 高男，74 岁，2014 年 10 月 28 日就诊。主诉：左膝疼痛年余。左膝疼痛，凡行走、上下楼梯时疼痛加重，行走、站立活动欠利，起身时觉左下肢酸软无力，膝盖未见明显肿胀，膝部及双足底有冷感。舌偏红，苔黄腻，脉细弦。有腰椎间盘突出症病史。

四神煎：生黄芪 240g，远志 90g，怀牛膝 90g，川石斛 120g，金银花 30g，3 剂；嘱煎煮方法同上，1 剂药服用 2 天。

二诊(11 月 4 日)：患者云服上药后即覆被而卧，药后津津汗出，左膝疼痛即觉减半，行走时不再疼痛，仅于上下楼梯时仍觉疼痛，膝部不觉冷，起身时下肢酸软亦好转。续予四神煎 3 剂，煎煮、服用方法同前。

此后改治其肺部炎症咳嗽痰多等，左膝关节疼痛未见反复。

案 7 陆女，63 岁，2019 年 1 月 28 日初诊。主诉：双膝关节肿胀 1 个月，左膝关节疼痛 2 周。刻下双膝关节肿大变形，屈伸不利，触诊左膝关节肤温稍高。舌淡红，苔黄腻，脉细弦。2018 年 12 月浦东潍坊社区卫生服务中心双膝关节 X 线片检查:左膝关节退行性改变,左膝关节积液。西医诊断为左膝关节退行性变。

四神煎:黄芪 240g,远志 90g,川牛膝 90g,川石斛 120g,金银花 30g,3 剂;嘱用水 10 碗煎成 2 碗,再入金银花煎成 1 碗,一气服之;隔日服用 1 剂。

二诊(2 月 18 日):左膝关节肿痛减轻。再予四神煎 3 剂。

三诊(3 月 18 日):双膝关节肿痛明显改善,原患肩关节疼痛亦随之减轻。

案 8 尹女,65 岁,2020 年 7 月 6 日初诊。主诉:3 年前出现双膝关节肿胀疼痛,行走不便。2018 年 5 月上海中医药大学附属曙光医院左膝关节磁共振检查示:①左膝关节退变,髌骨软骨软化症,周围组织略肿胀,腘窝囊肿;②左膝外侧半月板前、后角Ⅰ度损伤;③左膝关节囊、髌上囊及周围部分滑囊内积液。2020 年 5 月上海中医药大学附属曙光医院腰椎磁共振检查示:①腰 4 ~ 5、腰 5 ~ 骶 1 椎间盘突出伴变性;②腰椎退行性改变;③腰 1 椎体 2 枚血管瘤可能。刻下:双膝关节肿胀疼痛伴腰背及足踝疼痛,夜间睡眠差,神疲乏力。舌淡红,苔薄白,脉细弦。

四神煎:生黄芪 120g,川石斛 120g,川牛膝 90g,金银花 30g,远志 90g,3 剂。嘱患者先将生黄芪、远志、怀牛膝、川牛膝,川石斛加水约 2 500ml 煎煮,待煎煮至 500ml 时加入金银花,再煎至 250ml,并嘱其临睡前顿服后覆被而睡。隔日服用 1 剂。

二诊(7 月 13 日):患者欣喜地来门诊告知,仅仅服上药 1 剂后,困扰其 3 年的膝关节疼痛感竟倏然而解,起立行走无碍,一如常人;腰、踝疼痛亦大为减轻。

三、临床运用体会

1. 四神煎功能主治适应证

四神煎的功效当为益气养阴、清热解毒、活血祛痰、利水消肿、通利关节;原本主要用来治疗鹤膝风。《验方新编》原以四神煎治疗鹤膝风,临床表现为膝痛、膝肿粗大(膝关节积液),步履维艰。四神煎深受岳美中先生推崇:"鹤膝风,膝关节红肿疼痛,步履维艰,投以《验方新编》四神煎恒效。"岳美中先生曾用四神煎原方(生黄芪 240g,牛膝 90g,远志 90g,石斛 120g;加水 1 500ml,煎至 300ml,再纳入金银花 30g,煎至 150ml)治疗膝关节肿大积水,一般 1～2 剂便可完全消除。赞曰:"历年来余与同仁用此方治此病,每随治随效,难以枚举"。

从以上所举案例可以看出(表 4-2),四神煎所治主要是膝骨关节病,包括但不限于鹤膝风。

表 4-2 四神煎主治膝骨关节病临床表现

案例	膝骨关节病主要临床表现
案 1	左膝关节及小腿骨疼痛甚,左膝有积液,局部红肿压痛,行走困难
案 2	左膝关节肿胀但不疼痛,屈伸受限,膝软足冷
案 3	左膝积液肿胀,蹲起、站立以及久行时觉左膝关节酸痛
案 4	双膝关节肿胀疼痛、坐位站立时尤甚,屈伸受限,行走不便
案 5	左下肢及左侧臀部连及大腿疼痛较剧,起身、行走时尤甚
案 6	左膝冷痛、酸软无力,行走、上下楼梯时加重,活动欠利
案 7	双膝关节肿胀变形,左膝关节积液、疼痛,屈伸不利
案 8	双膝关节肿胀疼痛伴腰背及足踝疼痛

著者所在医院——上海中医药大学附属曙光医院国家级非物质文化遗产代表性项目上海石氏伤科疗法代表性传承人石印玉教授知著者以四神煎治疗膝骨关节病后,嘱医院骨伤科推广运用四神煎并进行临床观察,据了解,共以四神煎治疗膝骨关节病 77 例、肩周炎 5 例,均有一定疗效,除色素沉着绒毛结节性滑膜炎外。

当代中医人拓展了四神煎的临床应用范围。樊贺明等用超出原方剂量的四神煎,认为可治关节结核病。用法为"生黄芪 400g,川牛膝、远志肉(去净心)、石斛各 200g,金银花 50g;用水 5 000ml,先煎前 4 味,煎至 1 000ml,加入金银花,再煎至 500ml 时,去渣取液,临睡前空腹顿服"。

冯兴华认为四神煎适用于类风湿关节炎具有气阴不足、肾虚血瘀、湿热痰阻病机之证,扩展至治疗膝关节滑囊炎、损伤性关节炎和风湿性关节炎,亦颇效验。主张黄芪用量可在 30 ～ 100g,远志用量一般 10g;为简化煎服法,金银花可以同煎,不必后下。以之治疗类风湿关节炎,尤以膝部肿痛、局部发热患者为佳,其常用剂量为生黄芪 60g,牛膝 30g,金银花 30g,石斛 30g,远志 10g。

综合现代文献报道,四神煎主治适应证涉及膝关节骨性关节炎、类风湿关节炎、风湿性关节炎、反应性关节炎、强直性脊柱炎、银屑病关节炎、膝关节滑膜炎、创伤性关节炎、膝关节结核、老年退行性膝关节病等多种膝部疾患。四神煎亦被试用于治疗糖尿病周围神经病变、卒中后痉挛、支气管哮喘、咳嗽变异性哮喘、小儿病毒性心肌炎等多种疾病。

2. 四神煎药物选择与兼证治疗

《验方新编》四神煎牛膝并未注明用川牛膝还是怀牛膝。《神农本草经》中牛膝原无川、怀之分,仅谓其可“主寒湿痹痿,四肢拘挛,膝痛不可屈伸,逐血气,伤热火烂,堕胎”。后将牛膝分为川牛膝和怀牛膝。

一般而言,川牛膝偏长于通滞化瘀,畅行血脉而利水,善引血、引热下行,利尿通淋;怀牛膝偏长于补肝肾、强筋骨,善治腰膝酸软、筋骨无力之疾。细观历代方剂,如七宝美髯丹、镇肝熄风汤、玉女煎等方选用怀牛膝;而血府逐瘀汤、天麻钩藤汤、三妙丸等选用川牛膝。著者通常根据病情不同选择运用川牛膝或怀牛膝:主要表现为膝骨关节肿胀疼痛、膝关节积液、瘀血明显者,则用川牛膝;膝腰酸软或下肢酸软无力、肝肾亏损为主者,则用怀牛膝;两者兼而有之者,则合用川牛膝和怀牛膝,当此之时,川、怀牛膝两味药的合计总量原则上不要超过原方牛膝的总量。

著者推崇运用四神煎原方进出治疗,不主张随意进行药味的加减。即使患者尚兼有膝骨关节病以外的临床表现,宁肯先用四神煎原方进行治疗膝骨关节病,获效后撤除四神煎,再用其他方药治疗患者的其他病证或兼证。好在四神煎屡用屡效、取效多在数剂之间,对患者其他病证的治疗影响并不大。如果在四神煎基础上进行加减以兼顾治疗其他病证或兼证,恐有影响其疗效之虞。

3. 四神煎剂量

《验方新编》四神煎原方生黄芪半斤,远志肉、牛膝各三两,石斛四两,金银花一两。清制十六两为一斤,每两折算为今制 30g,则四神煎药物剂量为黄芪 240g,石斛 120g,牛膝、远志各 90g,金银花 30g。四神煎中每味药都属超大剂量运用。一方面,非此重剂无以起沉疴;另一方面,当需注意用药安全性,中病即止;密切关注服药期间是否出现不适反应,必要时及时停药或减量。对于年迈患者,起始不妨试用中小剂量,根据情况逐渐加大用量,但最大不宜超过《验方新编》的原载剂量。采用过大或过小剂量,均不合适。

著者运用四神煎采用两类剂量,一是原方大剂量(生黄芪 240g,川石斛 120g,怀牛膝 90g,远志 90g,金银花 30g;见案 4 ~ 案 7),二是部分药物低于原方原有剂量(案 1 ~ 案 3、案 8),但一般不低于原剂量的四分之一。采用药物剂量应与药物服用次数结合考虑。

四神煎原方远志剂量高达 90g,为常用剂量的 10 倍。曾有报道指出,当远志剂量大于 15g 时,部分患者可有恶心呕吐或胃部不适感,减量或停药后症状可以消失。用大剂量远志时有必要关注患者消化系统的不良反应。但在以上案例中,未见大剂量远志引起患者呕恶等不良反应。

4. 四神煎煎煮方法

《验方新编》载四神煎的煎煮方法为:先将生黄芪、远志肉、牛膝、石斛用水十碗煎成二碗,再入金银花一两,最后煎取成一碗。虽有报道说“为简化煎服法,金银花可以同煎,不必后下”,但案 3 首诊煎药时将所有药物同煎,其疗效似不如二诊如法煎煮明显。可知《验方新编》所载煎煮方法,实为取效重要因素之一,不可轻视。虽然其机制不明,但《中药大辞典》载有石斛,谓“此物最耐久煮,一味浓煮,始有效力,若杂入群药中仅煮沸 30 ~ 40 分钟,其味尚未出也”,似可作为部分旁证。四神煎除金银花外,“用水十碗煎成二碗”,就是强调久煎为宜。著者认为石斛的煎煮时间还可更长一些,不妨要求患者用电动小蒸锅先行蒸煮石斛四小时甚至一夜,之后再与生黄芪、远志肉、牛膝用水十碗煎成二碗,最后加入金银花一两煎成一碗,效果将会更好。

5. 四神煎服用方法

由于本方药物剂量大,药物安全性较高,况且有黄芪、石斛、牛膝等补益药,1日1剂1次顿服似有可惜,为节约起见,著者极少采用每日服用1剂者(案1),而多采用2日服用1剂(案2、案3、案6～案8),甚或采用3日服用1剂(案4、案5)的办法。

当病情得到控制后,必要时可予患者1～3剂四神煎在家备用(如案4、案5),以备病情复发随时可用。

6. 四神煎疗效疗程

《验方新编》载四神煎的疗效为:"一服病去大半,再服除根,不论近久皆效。"此说多少有疗效夸张之嫌,但四神煎之神奇疗效绝非空穴来风,确确实实是经得起临床重复验证的。

案1左膝及小腿骨疼痛以至于行走不便已有3个多月,经西医治疗无效,服中药4剂以后,膝盖及小腿骨痛止,行走如常;更为有力的证据是,二诊停用四神煎改用其他方药后,即便处方中含有川草乌之类有明显止痛作用的药物,但患者小腿骨疼痛照样复作,当三诊再用四神煎后,疼痛再次立止,充分证明了四神煎疗效确实非同一般。案2左膝关节肿胀半月有余,服四神煎2剂后,左膝关节肿胀明显消退,膝关节屈伸自如,关节积液仅存微量。案3左膝肿胀月余,蹲起、站立以及久行时膝关节酸痛,如法煎服四神煎后,膝肿消退,蹲起、站立时膝关节不再酸痛。

案4双膝关节冷痛肿胀30余年,渐加重至屈伸行走不便,案5左侧臀部连及大腿痛剧影响起身与行走,案6左膝疼痛年余影响行走起立活动,案7膝关节疼痛肿胀变形,屈伸不利,案8双膝关节肿胀疼痛伴腰背及足踝疼痛,均服用四神煎1剂即见效。

7. 四神煎药后反应

《验方新编》载四神煎的服用方法及药后反应为:"(前四味)用水十碗煎成二碗,再入金银花一两,煎成一碗,一气服之。服后觉两腿如火之热,即盖暖睡,汗出如雨,待汗散后,缓缓去被,忌风。"《医书效方》亦载该方"去渣取液,临睡前空腹顿服。全身大汗,听其自止,后用干毛巾拭干汗液,揉搓全身。"本方一日一剂、一次顿服即可。为提高疗效,方书皆云药后以两腿发热并出汗为佳。

为此药后宜盖被保暖助汗,因此之故,四神煎服用时间以晚上临睡前服用为好。

汗为"八法"之一,是一种祛邪外出的治疗方法。四神煎所治鹤膝风表现为膝肿粗大,局部痰湿滞留,发汗有利于消肿祛邪。顿服后暖被取汗,是一个主动的医疗行为,并非是药物的副作用。有文献报道一患者服此方后全身大汗淋漓长达3小时之久亦不必惊慌云云。陈士铎《辨证录·鹤膝风》释黄芪有发汗功用:"用黄芪补气以出汗,乃发邪汗而非损正汗也……非但不会亡阳,且反能益阳也。"况四神煎中有养阴津之石斛相伍,出汗无需过虑。

但著者认为,服用四神煎出汗宜微微津汗即可,不必追求"汗出如雨""全身大汗淋漓"。以上8案中有4案(案2、案3、案7、案8)服用四神煎后并无药后反应,其余4案有药后反应,案1药后上半身津津汗出,案4服药后觉双腿微微发热,案5药后4小时即觉全身发热,案6药后津津汗出。似以有药后反应者获效更著。药后反应可以是出汗,也可以是热感,也可以兼有发热与出汗。但是,即便是无药后反应者,疗效也不错。

第五章

时方蔓枝

目前临床运用最多的就是经方与时方。古方是指古代传下来的药方。《汉书·艺文志》所载诸书多已不传,只剩下《素问》《灵枢》及汉代张仲景《伤寒杂病论》寥寥数部,其所载方剂即称古方或称经方。时方相对经方而言,通常是指宋元以来通行的药方或时俗通用的药方。对今人而言,宋元以来的时方其实也都是属于古代方剂了。

时方浩如烟海,被录于当代中医院校教科书中的时方仅为沧海一粟罢了,绝大部分时方因未见载于当今教科书,故而鲜为人知,譬如"第四章秘方揭秘"中所录几首方剂。

按理说,见载于当今教科书的时方,《方剂学》已有方解并详述其功能、主治、适应证,《中医内科学》等临床教科书亦反复介绍了其辨证运用方法,学医者多已耳熟能详,似无必要再加赘述矣。其实不然,许多时方往往还蕴藏着不少未被充分拓展的临床运用潜力,每位医师对一些时方具有独特的临证心得,交流时方的临证运用经验与体会,将有助于加深对某些时方功效主治的再认识,以达到唐代诗人白居易《泛溢水》所谓"青萝与紫葛,枝蔓垂相樛"的境界。

著者正是抱着这种想法,不揣鄙陋,择清代汪昂《医方集解》龙胆泻肝汤、清代王清任《医林改错》血府逐瘀汤、金元李东垣《兰室秘藏》当归六黄汤、清代鲍相璈《验方新编》四妙勇安汤、明代陈实功《校注妇人良方》仙方活命饮及清代张锡纯《医学衷中参西录》升陷汤计六方,侧重介绍其临床运用的拓展点、质疑点或注意点,以期抛砖引玉。

龙胆泻肝汤清利肝胆湿热、清泻肝胆实火,主治适应证较广,可广泛用于治疗头痛、胸胁痛、咳嗽、身热、口苦;尤其对口臭、黄汗、红汗、臭汗、阴汗等症疗效不凡。

血府逐瘀汤治疗低热的功效值得重视;尤其可广泛用于瘀血征象阙如或瘀血征象不明显的许多病证,如灼口症、奔豚气、畏寒怕冷、不寐、口苦、口酸、脑鸣、耳鸣等症。

当归六黄汤可以治疗包括但不限于阴虚火旺型盗汗证,对盗汗具有"专属性"疗效。

四妙勇安汤可用于治疗舌痛、胃痛、唇风、筋瘤、白疕、流火等症;治疗脱骨疽类疾病获效的关键在于剂量配比与疗程。

仙方活命饮除疮疡肿毒外,对糖尿病皮肤溃烂、带状疱疹后遗神经痛、化脓性痤疮湿疹以及全身莫名疔疖均有不俗的疗效;加味仙方活命饮较之仙方活命饮疗效更胜一筹。

升陷汤补气举陷功能不逊于补中益气汤,治疗阴挺疗效不俗。

第一节　龙胆泻肝汤主治适应证发挥

一、龙胆泻肝汤方解及功能主治

龙胆泻肝汤出自金元李东垣《兰室秘藏》,由龙胆、栀子、黄芩、泽泻、木通、车前子、柴胡、当归、生地、甘草组成;功效清肝胆实火,泻下焦湿热;主治肝胆实火上逆所致的目赤头痛、胁痛、口苦、耳痛耳鸣以及肝胆湿热下注所致的小便淋浊、阴痛阴痒、囊肿、妇人带下等症。

汪讱庵《医方集解》:"此足厥阴、少阳药也。龙胆泻厥阴之热,柴胡平少阳之热,黄芩、栀子清肺与三焦之热以佐之;泽泻泻肾经之湿,木通、车前泻小肠、膀胱之湿以佐之。然皆苦寒下泻之药,故用归、地以养血而补肝;用甘草以缓中而不使伤胃。"谓本方主清肝胆之热、兼清三焦之热,利下焦之湿,泻邪兼补肝顾正。

张秉承《成方便读》:"夫相火寄于肝胆,其性易动,动则猖狂莫制,挟身中素有之湿浊,则为种种诸证。或其人肝阴不足,相火素强,正值六淫湿火司令之时,内外相引,其气并居,则肝胆所过之经界,所主之筋脉,亦皆为患也。"谓本方主泻肝胆相火夹湿,主治甚广。

吴谦《医宗金鉴·删补名医方论》:"胁痛口苦,耳聋耳肿,乃胆经之为病也。筋痿阴湿,热痒阴肿,白浊溲血,乃肝经之为病也。故用龙胆草泻肝胆之火,以柴胡为肝使,以甘草缓肝急,佐以芩、栀、通、泽、车前之辈大利前阴,使诸湿热有所从出也。然皆泻肝之品,若使病尽去,恐肝亦伤矣,故加当归、生地补血以养肝。盖肝为藏血之脏,补血即所以补肝也。而妙在泻肝之剂,反作补肝之药,寓有战胜抚绥之义矣。"谓本方主治肝胆湿热所致胁痛口苦、耳聋耳肿、筋痿阴湿、热痒阴肿、白浊溲血等具体病证(症)。

何秀山《重订通俗伤寒论》:"肝为风木之脏,内寄胆府相火。凡肝气有余,发生胆火者,症多口苦胁痛,耳聋耳肿,阴湿阴痒,溺血赤淋,甚则筋痿阴痛……然惟肝胆实火炽盛,阴液未枯,脉弦数,舌紫赤、苔黄腻者,始为恰合。"具列本方主治适应证,将苔黄腻视为本方恰合症,一语中的。

龙胆泻肝汤组方奇特,湿火俱治,平衡肝体肝用,泻中兼补,适应证较广。兹重点介绍以本方为主治疗经头痛、胁痛、胸痛、咳嗽、身热、口苦、黄汗、红汗、臭汗、阴汗诸证(症),以扬此方之善。

二、验案举隅

1. 头痛

案1 于女,61岁,2012年11月27日初诊。主诉:偏头痛,口苦口疮,头晕,乏力,失眠。舌红,苔薄,脉细弦。

龙胆泻肝汤加减:龙胆12g,山栀12g,黄芩12g,柴胡12g,生地12g,泽泻12g,车前子15g,川芎15g,全蝎粉2g(吞服),天麻12g,钩藤12g,7剂。

随访(2013年10月22日):时隔1年,今又因头痛头晕来诊,云去年服药7剂头痛即止。去年方加女贞子12g,旱莲草12g,夜交藤30g,合欢皮15g,7剂。

10月29日:头痛未再发作。

案2 周女,34岁,2005年9月13日就诊。主诉:5年多来,每次月经将至时有额部及巅顶头痛发作,伴口苦、口干,便秘质干,2～3日一行,平素易发口腔溃疡。舌淡红,舌下静脉迂曲,苔薄黄,脉细弦。

龙胆泻肝汤加减:龙胆10g,栀子12g,黄芩12g,柴胡12g,生地12g,当归12g,车前子10g,泽泻12g,通草6g,川芎15g,白芷15g,桃仁12g,杏仁12g,火麻仁30g,枳实30g,7剂。

二诊(9月20日):月经即将来临,口苦减半,大便1日1次。上方去车前子、通草,当归、川芎各增至30g,再加大腹皮15g,予10剂。

三诊(10月4日):本次经前未有头痛发生。

【按】 肝藏血主疏泄,喜条达恶悒郁。以上2案头痛均为肝火所致,龙胆泻肝汤泻肝胆郁火。案2属经前期紧张综合征表现,肝郁化火,热入血室,循足厥阴肝经上巅络脑,故经前头痛,合用都梁丸。

2. 胁痛

案 何女,57岁,2006年6月23日就诊。主诉:右胁下隐痛月余,伴胃脘持续隐痛,嘈杂泛酸,口苦,心慌。舌淡红,苔黄腻,脉细弦。有慢性乙肝病史数十年。

龙胆泻肝汤合柴胡疏肝散、四逆散、平胃散、二陈汤:龙胆10g,栀子12g,黄芩12g,柴胡12g,当归15g,车前子15g,泽泻12g,香附12g,川芎12g,枳实12g,白芍15g,厚朴12g,苍术12g,白术12g,半夏2g,陈皮12g,茯苓12g,7剂。

二诊(7月14日):右胁隐痛、口苦及泛酸悉止,唯胃脘隐痛由1日发作多次减为1~2次。继以柴胡疏肝散合金铃子散加减善后。

【按】 肝脉循胁,《素问·脏气法时论》:"肝病者,两胁下痛。"胁痛伴口苦、舌苔黄腻,肝经湿热蕴结,肝胃气机失和。龙胆泻肝汤清利肝胆湿热,柴胡疏肝散、四逆散疏肝理气,平胃、二陈燥湿化痰。

3. 胸痛

案 孟男,60岁,2009年6月26日就诊。主诉:数月以来心前区胸部时有抽痛,心前区有压痛,心悸,脚底心有温烫感,夜间睡觉时口中流涎如酱油色,口臭。舌淡红,苔黄腻,脉弦。心电图及Holter检查均无异常发现。素有高血压,服药期间血压一般控制在140/90mmHg左右。

龙胆泻肝汤加补气活血潜阳之品:龙胆12g,黄芩15g,栀子12g,柴胡10g,当归12g,生地12g,泽泻15g,车前子15g,连翘30g,黄芪30g,丹参30g,龙骨30g,牡蛎30g,石决明40g,7剂。

随访(9月29日):时隔3个月,今因他病前来求治,云服上药后胸痛及其他诸症均消,相安至今。

【按】 胸痛伴有苔黄腻、口臭、酱色流涎,示湿热内蕴;胸痛心悸,脚底心烫,提示君相火旺,故治如上法。

4. 咳嗽

案 高女,78岁,2005年12月20日就诊。主诉:咳嗽咯痰月余,咳则咽痛,痰多色白易咯,伴口苦口干、声音嘶哑已有半年。舌红,苔黄厚腻,脉沉。有慢性支气管炎病史。

龙胆泻肝汤加味:龙胆10g,栀子12g,黄芩12g,柴胡12g,生地15g,当归12g,车前子15g,泽泻12g,通草10g,甘草10g,葛根15g,侧柏叶25g,射干10g,7剂。

二诊(12月27日):咳嗽咯痰、口苦口干诸症减半。再予上方7剂。

诸症全除。

【按】 "五脏六腑皆令人咳,非独肺也",肺居胸中主降,肝居胁下主升,本案口苦咳痰、咽痛声哑,木火刑金致肺失宣肃,其标在肺,其本在肝,以龙胆泻肝汤清泻肝热为基本治疗原则,以射干、葛根、侧柏叶清肺化痰止咳,兼顾肺标。

5. 身热

案 高女,81岁,2006年4月25日就诊。主诉:3年前无明显诱因下出现夜间全身觉热,但测量体温则属正常;伴夜间口苦2个月余,大便质干,2~3日解1次,头胀。舌边红,苔黄腻,脉弦。

龙胆泻肝汤加味:龙胆10g,栀子12g,黄芩12g,柴胡12g,当归15g,生地12g,车前草15g,泽泻12g,通草6g,甘草6g,知母12g,黄柏12g,生大黄3g(后下),虎杖15g,14剂。

二诊(5月9日):夜间身热及口苦略减,大便仍欠通畅;头昏胀,耳鸣。舌偏红,苔薄黄,脉细弦数。

龙胆泻肝汤合丹栀逍遥散、增液汤加味:龙胆10g,栀子15g,黄芩12g,柴胡12g,生地30g,当归30g,车前草12g,泽泻12g,通草10g,熟地30g,丹皮12g,白芍12g,茯苓12g,薄荷6g(后下),川芎15g,麦冬30g,玄参30g,菖蒲10g,7剂。

三诊(5月16日):服上药后,夜间身不热,口不苦,耳不鸣,大便隔日一行;唯头昏仍未除,心悸寐差。舌红,苔黄,脉细弦。转予天王补心丹加减治疗,服药7剂而诸症均除。

【按】 本案夜间全身觉热伴口苦、便秘、头胀、舌边红、苔黄腻、脉弦,提示肝郁化火,热甚于湿,单以龙胆泻肝汤初见成效,腻苔化薄;二诊时再合用丹栀逍遥散加强清火散郁,并以增液汤养阴补肝,体用兼顾,终使身热消退,口苦、耳鸣亦瘥。

6. 口苦

案1 赵女,54岁,2005年10月18日就诊。主诉:口苦口臭口干已有数月,纳少,胸闷,背痛,乏力,晨起手指关节肿胀。舌淡暗,苔黄厚腻,脉弦滑结代。B超示脂肪肝,心电图示有期前收缩。

龙胆泻肝汤加减:龙胆12g,栀子12g,黄芩12g,柴胡12g,生地12g,当归12g,车前子30g,泽泻30g,通草10g,连翘30g,芦根30g,茯苓皮30g,7剂。

二诊(10月25日):服药4～5剂后,口干苦即消失,手指关节肿胀等余症均减。

案2 江女,66岁,2006年4月18日就诊。主诉:口苦伴嗳气,矢气频繁,咽喉不适。舌淡红,苔黄腻,脉细弦。有反流性食管炎、慢性胃窦炎、脂肪肝、糖尿病、心脏病史。

龙胆泻肝汤加减:山栀12g,黄芩12g,柴胡12g,生地12g,当归12g,车前子15g,泽泻12g,通草6g,连翘30g,芦根30g,菖蒲12g,茯苓12g,远志6g,7剂。

二诊(4月25日):服药2剂口苦若失,他症尽除。

案3 黄女,57岁,2005年9月13日就诊。主诉:口苦数月,多食易胀,自觉腹部及腰部感觉异常,诸般不适难以表达。舌淡红,苔薄白,脉小滑。

龙胆泻肝汤合逍遥散加减:龙胆12g,山栀12g,黄芩12g,柴胡12g,生地10g,当归12g,车前子10g,泽泻12g,通草6g,白芍12g,白术12g,茯苓15g,薄荷5g,甘草6g,7剂。

二诊(9月20日):口苦减,消化功能改善,继服7剂。

随访(2006年11月):口苦不再,余症均消。

案4 倪某,男,45岁,2018年2月8日初诊。主诉:口苦口干口臭数年,平素易饥,二便调,夜寐尚可。舌淡红,苔黄腻,脉细弦。

龙胆泻肝汤合黄连温胆汤加减:龙胆12g,山栀12g,黄芩12g,柴胡12g,当归12g,生地12g,泽泻12g,车前子15g,半夏12g,陈皮9g,茯苓12g,竹茹10g,枳实12g,黄连6g,芦根30g,14剂。

二诊(3月22日):服药后诸症明显减轻,但停药后诸症又起,补诉阴囊潮湿,舌脉同上。上方加佩兰9g,藿香9g,人中黄6g,六一散10g(包煎),14剂。

随访(8月13日):自3月服药2周后,诸症告失。但近日又出现口苦口臭。舌红,苔黄厚腻,脉细弦。

龙胆泻肝汤加减:龙胆12g,山栀12g,黄芩12g,柴胡12g,生地12g,当归12g,泽泻12g,车前子15g,人中黄9g,人中白9g,白豆蔻9g,连翘15g,14剂。

8月27日:口苦口臭稍有减轻,诉效果不如初诊方。改予2月8日初诊方14剂。

9月17日:口苦明显减轻。续予14剂以资巩固。

【按】 以上4案均以口苦为主诉,苔多黄腻,兼症多样,肝胆相火煎熬影响君火。龙胆泻肝汤或合逍遥散疏肝解郁,或合黄连温胆汤清胆化痰湿,因其病机类同。

7. 黄汗

案1 梅女,69岁,2011年7月15日就诊。主诉:近日汗多,色黄染衣,伴右胁隐痛,怕冷。舌淡红,苔薄黄,脉细弦。

龙胆泻肝汤合二陈汤加减:龙胆6g,山栀子12g,黄芩12g,柴胡12g,生地12g,当归12g,泽泻12g,车前子15g,半夏12g,陈皮12g,茯苓12g,砂仁3g,香附12g,神曲12g,7剂。

二诊(7月22日):黄汗减少,右胁痛止,胃偶有灼热不适。舌偏红,苔黄,脉细弦。原方加黄连9g,7剂。

三诊(7月29日):黄汗止。

案2 孙女,68岁,2013年3月22日就诊。主诉:黄汗已有2个月,伴口苦,夜间流涎色黄,胃脘嘈杂,睡眠欠佳。舌淡红,苔薄黄腻,脉细弦。患者云:

2011年7月因黄汗将近9年前来求治过著者,查看病历资料库,当时黄汗伴口苦、夜间流黄色涎水,目糊,予服龙胆泻肝汤加人中黄、黄连、薏苡仁治疗后,黄汗即止。

龙胆泻肝汤加味:龙胆12g,山栀12g,黄芩12g,柴胡12g,生地12g,当归12g,泽泻12g,车前子15g,通草10g,青蒿12g,人中白10g,黄柏12g,薏苡仁5g,7剂。

随访(5月13日):今因风疹瘙痒前来求治,问及2个月前服药1周以后的黄汗情况,云服上药后黄汗即止,停药期间偶有轻微黄汗反复。

【按】 案1黄汗伴胁痛,故虽有怕冷,仍按肝胆湿热病机用龙胆泻肝汤治疗。案2黄汗伴夜间流涎色黄,如同上述胸痛案孟男。复习《金匮要略》黄汗病篇,确有流涎记载:"不恶风者,小便通利,上焦有寒,其口多涎,此为黄汗。"提示黄汗与流涎色黄似有一定的内在病机联系。黄汗长达9年,2011年曾用龙胆泻肝汤为主治疗后获效,2013年仍以龙胆泻肝汤为主治疗后获效,表明龙胆泻肝汤治疗黄汗确有良效。

8. 红汗

案 黄男,71岁,2019年10月7日就诊。主诉:夜间盗汗,汗质黏腻色红染衣。据患者家属讲,患者所出红汗染衣难以洗净,部位主要在右侧肩背部。而右侧肩背部恰是2018年7月带状疱疹所发之所,当时经口服抗病毒药及外用涂药(具体不详)治疗2个月余方始痊愈,并无皮损遗留。现夜间盗汗主要就在右侧肩背局部,汗色红,而左侧肩背部位则无盗汗。喉间痰多色黄、易呛咳。舌淡红,苔黄腻,脉细弦滑。有膀胱癌手术史。拟温胆汤加止盗汗之品为治:半夏15g,陈皮12g,茯苓15g,竹茹15g,枳实12g,厚朴9g,胆南星12g,糯稻根30g,瘪桃干30g,生地15g,丹皮12g,侧柏叶15g,14剂。要求患者下次来诊时将难以洗净的红汗所染之衣带来一瞧。

二诊(10月21日):患者及家属带来了红汗所染之白色棉毛衫,但见棉毛衫的右侧圆领及肩袖处皆染红色,虽经洗涤犹存不去。服上药后,喉痰明显减少,盗汗亦有减少,汗液变稀而不甚黏腻,但汗液仍呈红色,口臭。舌淡红,苔黄腻,脉细弦。

龙胆泻肝汤加减:龙胆 12g,山栀 12g,黄芩 12g,柴胡 12g,生地 12g,当归 12g,泽泻 12g,车前子 15g(包煎),糯稻根 30g,瘪桃干 30g,14 剂。

三诊(11 月 4 日):红汗随盗汗止而消。药后轻度腹泻,改处四妙丸加健脾化湿方 14 剂。

药后泻止。无盗汗亦无红汗。

【按】 初以温胆汤加味治疗,对红汗效果不著。盗汗多为火旺阴虚,红汗部位主要在右侧肩背部带状疱疹所发之所,况舌苔黄腻,提示湿热内蕴,既然龙胆泻肝汤治疗黄汗有效,以之治疗红汗有效亦属理所当然。

9. 臭汗

案 金男,54 岁,2018 年 8 月 1 日就诊。主诉:汗出味臭、色黄 1 年有余。患者臭汗色黄,其色染衣,其味熏衣,凡衣、被、鞋、袜、头发等被汗液沾染者均有臭味,本人及家人均可闻及。舌淡红,苔黄腻,脉细弦。

龙胆泻肝汤合二妙散加减:龙胆 12g,山栀子 12g,黄芩 12g,柴胡 12g,生地 12g,当归 12g,泽泻 12g,车前子 15g,黄柏 15g,苍术 12g,连翘 30g,金银花 30g,14 剂。

二诊(8 月 20 日):汗臭味减轻,黄汗染衣颜色渐淡。舌淡红,苔由黄腻转为白腻,脉细弦。上方续服 14 剂以巩固疗效。

三诊(9 月 10 日):汗味不臭,其所用衣被嗅之亦无味,汗色转清。

【按】《金匮要略》指出黄汗病机与营卫失和,湿热并瘀有关。本案汗黄味臭,舌苔黄腻,仍属内蕴湿热蒸迫汗液外泄所致,臭汗与黄汗并见,本质上与黄汗证治无异。

10. 阴汗

案 1 陈男,36 岁,2006 年 5 月 30 日就诊。主诉:5 年多来,阴囊及肛周潮湿,手足心亦潮湿,尤以下午为甚;伴头胀,胃脘痞胀,寐差。舌边尖红,苔薄黄,脉细弦数。素患胆囊炎和肛瘘。自幼易腹泻。

龙胆泻肝汤加味:龙胆 10g,山栀 12g,黄芩 12g,柴胡 12g,车前子 15g,泽泻 15g,通草 6g,生地 10g,当归 12g,甘草 6g,川椒目 3g,远志 6g,马齿苋 15g,

枳壳 10g,7 剂。

二诊(6 月 13 日):诸症明显减轻,阴囊不再潮湿。顷诊大便泄泻 3 ~ 4 次 /
日、不成形,转以健脾止泻。

案 2 吴男,62 岁,2006 年 5 月 16 日就诊。主诉:阴囊潮湿 4 ~ 5 年,小
便急时难忍,排尿无力。舌淡红,苔薄,脉弦。素有慢性前列腺炎伴增生。

龙胆泻肝汤加减:龙胆 10g,栀子 12g,黄芩 12g,柴胡 10g,车前子 15g,泽
泻 10g,通草 6g,生地 12g,当归 15g,蒲公英 30g,丹皮 12g,萆薢 15g,丹参
30g,桃仁 12g,王不留行 10g,金钱草 30g,滑石 15g,甘草 6g,予 7 剂。

二诊(5 月 30 日):服至第 2 剂即无阴囊潮湿,小便仍难忍。予原方 14 剂
以资巩固。

【按】 肝足厥阴之脉,起于大趾丛毛之际,循股阴入毛中,过阴器,抵小
腹,属肝络胆。阴汗指外生殖器及会阴附近一带局部多汗,多由肝经湿热所致。
《张氏医通》:"阴汗,阴间有汗,属下焦湿热",以龙胆泻肝汤为主或配合三妙、
四妙治疗多有疗效。《日华子本草》谓川椒可"壮阳,疗阴汗"。阴汗在慢性前
列腺炎患者尤多见。

三、临床运用体会

1. 龙胆泻肝汤主治广泛

张秉承《成方便读》并未列出该方具体的主治适应证,但云肝胆相火猖狂
莫制,素体夹湿或肝阴不足,湿火司令致肝胆经络所过之处皆可受害为患而生
"种种诸证"。汪讱庵《医方集解》谓此方清肝胆肺及三焦之热,祛肾经、小肠、
膀胱之湿。吴谦《医宗金鉴·删补名医方论》例举龙胆泻肝汤的主治病证有胁
痛口苦,耳聋耳肿,筋痿阴湿,热痒阴肿,白浊溲血等。现代教科书指出,凡肝
胆实火上逆所致的目赤头痛、胁痛、口苦、耳痛耳鸣以及肝胆湿热下注所致的
小便淋浊、阴痛阴痒、囊肿、妇人带下等症,皆可主治。还有以龙胆泻肝汤治疗
三叉神经痛,带状疱疹及会阴湿疹瘙痒,阴痒赤白带下等临床报道。本节除例
举头痛、胁痛、胸痛、口苦外,重点补充介绍该方治疗阴汗、黄汗、红汗、臭汗、咳
嗽、身热诸症。

2. 把握龙胆泻肝汤证特征

正因为龙胆泻肝汤主治甚广,难以枚举,把握其运用指征是临证要点。把握龙胆泻肝汤主治适应证的特征,可着眼于病机、主症、体质态及经络辨证等几个方面。

(1)把握龙胆泻肝汤的病机:包括肝郁化火、肝胆三焦实热、相火兼夹痰湿、肝胆及下焦湿热,上述诸般实证可兼肝阴不足而呈虚实夹杂。肝为五脏之贼,肝胆内寄相火,肝胆病变常易影响其他脏腑而出现繁杂多彩的临床表现;尤其肝失疏泄、少阳枢机不利更可产生种种临床表现。肝胆实火证及肝胆湿热证见症颇多,根据肝胆脏象理论把握龙胆泻肝汤证的病机十分重要。如果病机分析存在一定的困难,可再结合临床表现予以分析。

(2)把握龙胆泻肝汤的主症:肝胆相关病机产生的临床表现纷繁复杂,但总有一定的规律可循。以上所举16个案例的主要临床表现如表5-1所示。

表5-1 龙胆泻肝汤证相关的主要临床表现

案例(16)			主要临床表现					
头痛案1	口苦		头痛			舌红	口疮	
头痛案2	口苦	苔薄黄	头痛	便秘				
胁痛	口苦	苔黄腻	胁痛		嘈杂			反酸
胸痛		苔黄腻	胸痛	流黄涎		口臭		
口苦案1	口干苦	苔黄腻				口臭		
口苦案2	口苦	苔黄腻						
口苦案3	口苦							
口苦案4	口干苦	苔黄腻						
阴汗案1		苔薄黄	阴汗					
阴汗案2			阴汗					
黄汗案1			黄汗	胁痛				
黄汗案2	口苦	苔薄黄腻	黄汗	流黄涎	嘈杂			
臭汗		苔黄腻	黄汗			汗臭		
红汗		苔黄腻	红汗					
咳嗽	口干苦	苔黄腻			舌红		咳嗽	

续表

案例(16)			主要临床表现			
身热	口苦	苔黄腻		头胀	大便干	身热
合计	10	12	6	6	2	2

从上表可以看出,龙胆泻肝汤验案最为多见的临床表现依次为口苦(10/16例,62.5%),苔黄腻及黄(12/16例,75.0%),黄汗、阴汗、红汗(6/16例,37.5%),头胀痛及胸胁痛(6/16例,37.5%),其余有流涎色黄、大便困难、嘈杂、舌红、口臭。

也就是说,如果患者有①口苦、②苔黄腻、③色汗(包括黄汗、红汗)、阴汗等临床表现,就可将龙胆泻肝汤证纳入考虑之中,大致有以下几种情况。

首先,只要患者有①口苦、②苔黄腻、③色汗阴汗,便可用龙胆泻肝汤治疗。

如有①口苦和②苔黄腻,或①口苦和③色汗阴汗,或②苔黄腻和③色汗阴汗,可考虑投以龙胆泻肝汤。

只有①口苦,或只有②苔黄腻,或只有③色汗阴汗,也可酝酿用龙胆泻肝汤的治疗方案。

(3)把握龙胆泻肝汤的体质态:口苦、舌苔黄腻是龙胆泻肝汤证的重要判断依据,不妨可将口苦、舌苔黄腻看作是一种湿热体质态,常见于嗜好烟酒的男性及中年以上的女性,前者还多伴有阴汗(阴囊潮湿),后者还多伴有阴痒赤白带下。

之所以将其称为"体质态",是因为这通常是一种常态化的状态,经常存在,不易消除,或反复出现。例如口苦案4表现为口苦、阴汗、苔黄腻,黄汗案2表现为黄汗、口苦、苔黄腻,即使经过治疗以后,口苦、阴汗及黄汗有所改善或消除,以后仍然会有反复出现的可能性,诸如这类患者在临床上并不鲜见。张秉承在方解龙胆泻肝汤时强调"夹身中素有之湿浊""相火素强",2个"素"字,便凸显了患者素来的体质问题,这类患者一遇湿火司令,内外相引,会反复出现具有湿热特征的临床表现。

龙胆泻肝汤证体质态中最突出、最重要的表现就是舌苔黄腻。在许多场合,这种黄腻苔是判断龙胆泻肝汤证及其体质态的"诊断标准",但难以成为判断龙胆泻肝汤治疗的"疗效标准",原因就在于经过龙胆泻肝汤治疗以后,虽然其他种种症状可以得到改善或消除,唯黄腻苔很难根除,即使黄腻苔有所化薄化淡,但很难从根本上完全消退干净。这也就是著者为什么将黄腻苔不仅看作是龙胆泻肝汤证的表现之一,更把它看作是体质态的主要原因。因为从理论上来讲,如果属于某汤证或方证的临床表现,经过有效治疗以后,汤证或方证的临床表现包括舌象最终理应都能得到消除或改善,而体质态就未必能够轻而易举地消除了。

(4)把握龙胆泻肝汤的经络辨证方法:经络辨证方法对龙胆泻肝汤的临床运用十分有用。《医方集解》谓龙胆泻肝汤"此足厥阴、少阳药也"。《成方便读》亦谓龙胆泻肝汤"则肝胆所过之经界,所主之筋脉,亦皆为患也"。凡厥阴少阳循行部位病变,如两侧太阳穴头痛及巅顶头痛、胸胁痞满疼痛、胁痛连及腹痛、面部三叉神经痛、胸胁部带状疱疹、阴汗、会阴湿疹瘙痒及赤白带下,等等,凡属厥阴肝经、少阳胆经循行路线病变者,概可考虑用龙胆泻肝汤进行经络辨证论治。

3. 龙胆泻肝汤治疗口苦症疗效突出

口苦一般为火热或湿热所致,凡心火亢盛、中焦脾胃湿热、下焦湿热皆可引起口苦,但以肝火肝热或胆火胆热或肝胆湿热所致口苦者为最多。故《黄帝内经》称口苦为"胆瘅""肝气热,则胆泄口苦",明确指出口苦主要病在肝胆,病机多为肝胆火热或湿热,历来医家都将口苦视为龙胆泻肝汤的一大适应证。

口苦者多半伴有口干,部分还伴有口臭。著者临证凡遇口苦尤其是舌苔黄腻的口苦者,投龙胆泻肝汤获效者可达十之七八。龙胆泻肝汤治疗舌苔黄腻的口苦似有"专属性"疗效,不仅对肝胆实火或肝经湿热所致的口苦有效,甚至对或并无明显湿热之象的口苦也有效(如口苦案3)。

口苦多为郁证的临床表现,如口苦经龙胆泻肝汤治疗无效者,可选用(丹栀)逍遥散、当归龙荟丸、泻青丸、柴胡疏肝散等疏肝解郁泻火,或可用甘麦大枣汤、安神定志丸、酸枣仁汤、天王补心丹等养心安神,或可用血府逐瘀汤活血化瘀(参见第五章"时方蔓枝"第二节"血府逐瘀汤治疗低热及不典型瘀血证探讨"),这些都属于"从郁论治"的治疗方法,表过不提。

不少口苦还伴有口臭。口臭有许多原因,凡鼻窦、咽喉、口腔牙龈牙齿疾病以及脏腑病变均可引起口臭。除了口腔科、五官科病外,临床比较多见的口臭症多见于脾胃食滞积热与心肝胆火旺湿热,后者亦可为龙胆泻肝汤的适应证。

4. 龙胆泻肝汤治疗色汗症独树一帜

治疗色汗症(包括臭汗、阴汗)有奇效是龙胆泻肝汤的一大特色。

(1)色汗症的西医学原理:汗液带色称为色汗症,有黄、黑、青、红、蓝等色,以黄色最为多见。人体汗腺分为大汗腺和小汗腺,大汗腺(又称顶泌汗腺)分布于腋窝、会阴部、乳头以及脐周,小汗腺则遍布全身。色汗症分为顶泌汗腺色汗症和小汗腺色汗症两种。顶泌汗腺色汗症以黄色汗多见,为顶泌汗腺功能失调,并在产生色素的细菌作用下,分泌大量色素脂褐质,使汗液呈现黄色。小汗腺色汗症不常见,一般由药物(如利福平、核黄素)、食物(橘子、胡萝卜或带色素的饮料)、染料(如溴苯酚蓝或喹唑啉)、微生物(棒状杆菌或毛孢菌属)色素或其他化学物质污染引起,如注射亚甲蓝可使汗液呈青色,碘化物可使汗液呈淡红色等。西医治疗一般用阿托品、颠茄合剂等抗胆碱药物以抑制汗腺泌汗,也可用 5% ～ 10% 甲醛溶液局部擦拭或 3% ～ 25% 氯化铝局部敷用,可收到暂效。辣椒素可以耗尽神经元中的 P 物质(大汗腺活动的重要介质),因而有助于治疗大汗腺产生的色汗。对于经保守治疗无效的顽固性局部黄汗,尤其是腋部或面部黄汗,可用交感神经切除术;腋窝汗腺不受交感神经支配,可予手术摘除。此外,肝胆疾病或某些溶血性、感染性疾病引起血液中间接胆红素浓度增高,也可出现黄汗。

黄疸、药物、食物、染料以及化学物质引起的色汗症,可解除始发原因或针对原发病进行中医辨证论治。约有10%的正常人中大汗腺分泌的色素有黄色、蓝色或绿色,大多不明显。

红汗是一种比较特殊的色汗症。西医学所称"血汗症"的定义为血液或血液色素混在汗液内随汗液排出,汗液隐血试验可呈阳性,一般可见于血液病或感染性疾病。

(2)色汗症的中医病因病机:张仲景在《金匮要略·水气病脉证并治》首次提出黄汗的病名,多因汗出入水,壅遏荣卫或湿热内盛所致。主要表现有头面四肢肿,身热不恶风,汗出沾衣色黄如柏汁,腰髋弛痛,两胫冷,身疼痛,小便不利,脉沉迟等,治以调和营卫,方用芪芍桂酒汤、桂枝加黄芪汤等。

隋代巢元方《诸病源候论·黄汗候》补充黄汗病机有脾胃蕴热："此由脾胃有热，汗出而入水中浴，若水入汗孔中，得成黄汗也。"

唐代孙思邈《备急千金要方·伤寒发黄》将黄汗与黄疸、谷疸、酒疸、女劳疸归于五种伤寒发黄，治疗或利小便，或以桂枝加黄芪汤从汗而解。王焘《外台秘要》以桑白皮吴蓝汤方（桑白皮、芍药、麦门冬、汉防己、白鲜皮、山栀子、吴蓝）清热利湿治疗黄汗。明代皇甫中《明医指掌》济生黄芪散、朱棣《普济方》甘草汤、栀子丸亦治黄汗。清代吴谦《医宗金鉴》提出用加味玉屏风散（石膏、茵陈、黄芪、白术、防风）治疗"黄汗，汗出染衣者"。丹波元坚认为"湿热之气外溢，而为色黄之汗也"。

以上归纳起来，黄汗病因病机缘于卫气不固、营卫失和，湿热交蒸，脾热或脾胃湿热；治疗主要是调和营卫、清热化湿。一言以蔽之，汗出是由于营卫不和，汗出色黄是由于脾胃湿热内蕴。

中医学对红汗也早有认识，如《杂病源流犀烛·诸血源流》指出："血汗者，或有病，或无病；汗出而色红染衣，亦谓之红汗。"

(3)龙胆泻肝汤治疗色汗症的机制：如同上述，除了黄疸、药物、食物、染料以及化学物质引起的色汗症外，部分人汗腺可分泌黄色、蓝色或绿色色素；部分人汗腺功能失调，并在产生色素的细菌作用下，分泌大量脂褐质色素，使汗液呈黄色；一些血液病或感染性疾病可见红汗。

著者在临床实践中发现，黄汗患者多伴有口干苦、苔黄腻、涎黄、汗臭以及烦热胁痛、口疮、溲热色赤浑浊等表现，病机以肝胆湿热居多，用龙胆泻肝汤辄效。部分案例停用龙胆泻肝汤后，黄汗又有反复，再用再效，充分证明龙胆泻肝汤治疗黄汗疗效非凡，甚至如黄汗案1即使并无明显湿热火热甚至反有怕冷，用龙胆泻肝汤治疗黄汗照样有效。因此，犹如龙胆泻肝汤对口苦似有"专属性"疗效一样，龙胆泻肝汤对黄汗亦似有"专属性"疗效。

黄汗、红汗等色汗症可能与汗腺微生物代谢色素产物有关，以上所举盗汗红汗案例的独特之处在于，红汗恰为局限于带状疱疹所发部位，红汗抑或是带状疱疹病毒感染汗腺的病理产物所致。较多文献报道龙胆泻肝汤治疗带状疱疹也有效，故治此红汗也有效。龙胆泻肝汤具有清热解毒、清利湿热的作用，能够治疗湿热火热病机的伴有黄汗的臭汗，亦在情理之中。

推测龙胆泻肝汤治疗黄汗、红汗等色汗症可能与该方能够有效抑制汗腺产色素微生物有关。现代药理表明，龙胆草苦味苷、黄芩黄酮类化合物、栀子素、当归挥发油、泽泻三萜类化合物及柴胡皂苷等成分具有抗菌、消炎、利胆、保肝、利尿、增强机体免疫功能的作用；车前子醇提取物对羊毛状小芽孢癣菌等皮肤真菌有不同程度的抑制作用。

第二节　血府逐瘀汤治疗低热及不典型瘀血证探讨

一、血府逐瘀汤功能主治

血府逐瘀汤出自清代王清任《医林改错》，其药物组成为：桃仁四钱，红花三钱，当归三钱，生地三钱，赤芍二钱，川芎一钱半，牛膝三钱，柴胡一钱，枳壳二钱，桔梗一钱半，甘草一钱。功效活血祛瘀，行气止痛，主治血瘀证，胸痛、头痛日久，呃逆日久不止，内热烦闷，心悸失眠，急躁易怒，入暮潮热，唇暗或两目暗黑，舌质有瘀斑瘀点或舌下静脉迂曲显露。教科书仅简单记载血府逐瘀汤功效主治如上。为了帮助进一步理解血府逐瘀汤功效主治病证的本质或规律性，有必要再复习一下《医林改错》血府逐瘀汤所治十九种病证。

1. 头痛

头痛有外感，必有发热、恶寒之表症，发散可愈；有积热，必舌干口渴，用承气可愈；有气虚，必似痛不痛，用参芪可愈。查患头痛者，无表症，无里症，无气虚痰饮等症，忽犯忽好，百方不效，用此方一剂而愈。

2. 胸痛

胸痛在前面，用木金散可愈；后通背亦痛，用瓜蒌薤白白酒汤可愈；在伤寒，用瓜蒌、陷胸、柴胡等皆可愈。有忽然胸痛，前方皆不应，用此方一付，痛立止。

3. 胸不任物

江西巡抚阿霖公，年七十四，夜卧露胸可睡，盖一层布压则不能睡，已经七年。召余诊之，此方五付痊愈。

4. 胸任重物

一女二十二岁，夜卧令仆妇坐于胸方睡，已经二年，余亦用此方，三付而愈。设一齐问病源，何以答之？

5. 天亮出汗

醒后出汗，名曰自汗；因出汗醒，名曰盗汗，盗散人之气血，此是千古不易之定论。竟有用补气、固表、滋阴、降火服之不效，而反加重者。不知血瘀亦令人自汗、盗汗，用血府逐瘀汤，一两付而汗止。

6. 食自胸右下

食自胃管而下，宜从正中。食入咽，有从胸右边咽下者，胃管在肺管之后，仍由肺叶之下转入肺前，由肺下至肺前，出膈膜入腹。肺管正中，血府有瘀血，将胃管挤靠于右，轻则易治，无碍饮食也；重则难治，挤靠胃管弯而细，有碍饮食也。此方可效，痊愈难。

7. 心里热

名曰灯笼病，身外凉，心里热，故名灯笼病，内有血瘀。认为虚热，愈补愈瘀；认为实火，愈凉愈凝。三两付血活热退。

8. 瞀闷

即小事不能开展，即是血瘀。三付可好。

9. 急躁

平素和平，有病急躁，是血瘀。一二付必好。

10. 夜睡梦多

夜睡梦多是血瘀。此方一两付痊愈,外无良方。

11. 呃逆

俗名打咯忒(现称打嗝),因血府血瘀,将通左气门、右气门归并心上一根气管从外挤严,吸气不能下行,随上出,故呃气。若血瘀甚,气管闭塞,出入之气不通,闷绝而死。古人不知病源,以橘皮竹茹汤、承气汤、都气汤、丁香柿蒂汤、附子理中汤、生姜泻心汤、代赭旋覆汤、大小陷胸等汤治之,无一效者。相传咯忒伤寒、咯忒瘟病必死。医家因古无良法,见此症则弃而不治。无论伤寒、瘟疫、杂症,一见呃逆,速用此方,无论轻重,一付即效。此余之心法也。

12. 饮水即呛

饮水即呛乃会厌有血滞,用此方极效。古人评论全错,余详于痘症条。

13. 不眠

夜不能睡,用安神养血药治之不效者,此方若神。

14. 小儿夜啼

何得白日不啼? 夜啼者血瘀也。此方一两付痊愈。

15. 心跳心忙

心跳心忙用归脾安神等方不效,用此方百发百中。

16. 夜不安

夜不安者,将卧则起,坐未稳,又欲睡,一夜无宁刻。重者满床乱滚,此血府血瘀。此方服十余付,可除根。

17. 俗言肝气病

无故爱生气是血府血瘀。不可以气治,此方应手效。

18. 干呕

无他症,唯干呕、血瘀之症。用此方化血,而呕立止。

19. 晚发一阵热

每晚内热,兼皮肤热一时,此方一付可愈,重者两付。

当代对血瘀证及活血化瘀方药进行了大量的科学研究与临床实践。血府逐瘀汤具有抗凝血,扩张血管,改善血液循环,解痉镇痛、镇静作用;被广泛用于治疗心脑血管疾病,肝炎肝硬化等消化系统疾病,三叉神经痛、癫痫、震颤、麻木及纤维瘤等神经系统疾病,血栓性静脉炎及糖尿病血管神经病变,经乱经痛、不孕、卵巢囊肿等妇科疾病,乳癖、痈疽疮疡皮肤外科疾病,以及癥瘕积聚,肿瘤,痛证,精神分裂症,视网膜病变,色素沉着,等等。要而言之,凡是具有瘀血病机者,均可运用血府逐瘀汤等活血化瘀方药进行治疗。

但是,有关血府逐瘀汤的功能以及瘀血证的本质尚有许多未被认知之处,临证运用时尚存在一些难以解释的现象,需要继续深入探索与研究。

二、验案举隅

(一)血府逐瘀汤治疗低热

案 1 癌症低热 姚男,78 岁,2006 年 8 月 1 日就诊。主诉:每晚七八点辄发热,已有 3 个多月,发热一般不超过 38℃,近几个月来消瘦约 5kg,面色苍白无华,咳引少腹痛,腰痛,唇麻,口干,大便日行 1 次,不成形。舌质红,舌下络脉显露,苔黄腻,脉细数。曾有胃出血及心脏病病史。

血府逐瘀汤加减:桃仁 15g,红花 10g,生地 20g,赤芍 10g,川芎 6g,当归 6g,川牛膝 6g,桔梗 6g,甘草 3g,生黄芪 15g,青蒿 10g,鳖甲 15g,苍术 15g,胡黄连 10g,银柴胡 12g,7 剂。

二诊(8 月 8 日):服至第 2 剂即无发热。今日实验室检查结果示 CA199 1 220U/ml,CA125 258 U/ml。拟诊癌症,转入院诊治。

【按】 本案为癌症长期低热,伴咳引少腹疼痛、腰痛,唇麻,舌下络脉显露,为瘀血征象。老年体质瘦弱,气阴两虚,故以血府逐瘀汤活血化瘀合青蒿鳖甲汤养阴透热。

案 2　夏季低热　张女,50 岁,2006 年 8 月 18 日就诊。主诉:每值夏季易发低热,波动在 37.4 ~ 37.8℃之间,刻下 37.3℃,伴头昏沉,汗出,纳差。舌淡红,舌下络脉显露,苔黄腻,脉细濡。

血府逐瘀汤加祛暑湿之品处方:桃仁 15g,红花 10g,生地 20g,赤芍 10g,川芎 6g,当归 6g,川牛膝 6g,桔梗 6g,甘草 3g,生黄芪 15g,青蒿 10g,鳖甲 15g,大豆卷 12g,藿香 12g,佩兰 12g,7 剂。

二诊(8 月 25 日):服至第 4 剂即低热止。

【按】　舌下络脉显露,提示存在血瘀;夏季低热伴头昏沉、汗出、纳差,为暑热夹湿之象。故以血府逐瘀汤活血化瘀,青蒿、鳖甲养阴透邪,另加大豆卷、藿佩清宣透达之品以清湿热。

案 3　感染性低热　成男,60 岁,2008 年 6 月 10 日就诊。主诉:自 3 月 1 日起每日有低热,同时因血尿于 3 月 28 日住院检查。实验室检查:白细胞(WBC) > $10×10^9$/L,丙氨酸转氨酶(alanine transaminase,ALT)50.2IU/L,天冬氨酸转氨酶(aspartate transaminase,AST)77IU/L,γ- 谷氨酰转移酶(γ-glutamyl transferase,GGT)65IU/L,C 反应蛋白 97.3mg/L,血沉 113mm/h。骨髓检查显示感染性骨髓象。余各项检查无殊。4 月 30 日出院后发热旋即又起,予抗生素则体温有所下降,停用抗生素则又发热不止。近来体温波动在 38.4℃以下,发热不定时,伴头痛、咽痛、乏力、纳差。舌淡红,舌下静脉迂曲显露,苔薄,脉细弦。今日血常规检查:白细胞 $12.1×10^9$/L,红细胞 $3.26×10^{12}$/L,血红蛋白 97g/L,C 反应蛋白 134mg/L。血沉未查。尿常规及肝功能正常。

血府逐瘀汤加减:桃仁 12g,红花 10g,生地 12g,赤芍 12g,当归 12g,川牛膝 12g,柴胡 12g,甘草 3g,桔梗 6g,青蒿 12g,鳖甲 15g,黄芪 15g,胡黄连 10g,金银花 50g,7 剂。

二诊(6 月 20 日):服药期间体温有所下降,最高不超过 37.5℃,期间有数日无发热,头痛咽痛止,觉乏力头晕。因有时无发热,故患者自行将 7 剂药断续服用了 10 天。上方柴胡增至 20g,再予 7 剂。

三诊(6 月 27 日):过去 1 周内,低热 37.3℃、37.4℃各 1 次,近 3 日无发热,觉足底麻。复查白细胞 $9.3×10^9$/L。上方柴胡、黄芪进一步增至 30g,金银花减至 30g,加川芎 15g、地龙 12g、连翘 30g,7 剂。

调治至 7 月 22 日,将近 1 个月无低热出现。复查血常规:白细胞 8.3×10⁹/L,红细胞 3.72×10¹²/L,血红蛋白 112g/L,嗜酸性粒细胞 7.41%。上方去胡黄连、银柴胡、川芎、地龙、连翘,加乌梅 15g,7 剂。

复诊(8 月 8 日):停药 10 日亦无发热。白细胞 9.7×10⁹/L。上方柴胡减至 12g,服药至 8 月 19 日。

随访(2008 年 12 月):之后一直再无发热;11 月 28 日复查白细胞 9.2×10⁹/L;C 反应蛋白 < 8mg/L,血沉 24mm/h。

【按】 本案因感染而出现中低热,发热病程较长,无恶风寒等表证,属内伤发热。以舌下静脉迂曲显露及头痛为线索,判为瘀血发热,血府逐瘀汤加金银花、连翘清热解毒,或有助于抗感染以协同退热。

案 4 甲状腺癌术后低热 沃女,29 岁,2011 年 9 月 13 日初诊。主诉:6 月淋雨以后即出现低热 37.6 ~ 37.8℃,每周低热平均出现 4 ~ 5 天,低热时伴畏风,泛酸纳呆,口苦咽干,间歇性头痛发作并持续半天左右。舌嫩红,苔黄,舌下静脉迂曲显露,脉细濡。半年前行甲状腺癌摘除手术。

血府逐瘀汤合小柴胡汤加减:桃仁 12g,红花 10g,生地 30g,赤芍 12g,川芎 30g,当归 30g,川牛膝 15g,柴胡 15g,桔梗 10g,甘草 12g,半夏 12g,党参 12g,黄芩 15g,生黄芪 12g,青蒿 12g,生鳖甲 12g,7 剂。

二诊(9 月 20 日):服药 3 剂后,低热即退尽而不再。

【按】 低热已持续 3 个月,每周发作 4 ~ 5 天,伴口苦、咽干、纳呆。似《伤寒论》"血弱气尽,腠理开,邪气因入,与正气相抟,结于胁下,正邪纷争,往来寒热,休作有时,嘿嘿不欲饮食",此为邪郁少阳;观其舌下静脉迂曲,兼有瘀血阻滞。故以血府逐瘀汤活血化瘀,小柴胡汤和解少阳枢机。

案 5 感染后遗低热 王女,43 岁,2013 年 3 月 8 日就诊。主诉:发热近 1 个月。患者自 2 月 13 日起开始发热,体温最高达 38.4℃。延至 2 月 19 日去医院就诊,血常规检查:白细胞 11.5×10⁹/L,中性粒细胞 87.2%。当时外院予口服抗生素,服药期间转为午后低热 37.7℃左右。曾在他处服用丹栀逍遥散合黄连温胆汤加减,仍然每日午后低热 37.4℃左右。2 月 27 日与 3 月 1 日复查血常规均在正常范围内。顷诊:每日体温在 37.3 ~ 37.5℃之间,余无任何不适。舌淡红,苔薄,脉细弦。

血府逐瘀汤加减:桃仁 12g,红花 12g,生地 15g,赤芍 12g,当归 12g,川牛膝 15g,柴胡 20g,桔梗 12g,生黄芪 15g,生鳖甲 15g,青蒿 12g,7 剂。

二诊(3 月 15 日):服至第 3 剂,再无发热。守方 7 剂,以资巩固。

【按】 本案并无任何瘀血征象,只是因为低烧盈月,他医以丹栀逍遥散合黄连温胆汤治疗无果,姑试以血府逐瘀汤治疗,不意 3 剂热除。

案 6 夏季低热 龚男,54 岁,2018 年 8 月 9 日初诊。主诉:连续 4 年夏季低热。患者自 2014 年起每值夏季即出现低热,入秋低热自除。今年 6 月以来又出现低热,至今已有 2 个月,体温37.4 ~ 37.5℃,低热时伴畏寒,心慌心烦,胸背头痛,胃脘嘈杂。舌淡红,苔薄,舌下静脉迂曲显露,脉细弦。实验室检查无明显异常。

血府逐瘀汤加减:桃仁 12g,赤芍 12g,红花 12g,生地 15g,白芍 12g,川芎 12g,当归 15g,川牛膝 12g,柴胡 15g,生黄芪 30g,青蒿 30g,生鳖甲 15g,地骨皮 15g,桑叶 15g,14 剂。

二诊(8 月 30 日):体温较前有所降低,波动于 36.7 ~ 37.4℃,多数时间在 37.1℃左右,轻度畏寒,心烦意乱,嘈杂似饥,舌脉同上。上方去桑叶;青蒿减为 15g,生地增至 30g;白芍改为赤芍 12g,柴胡改为银柴胡 12g;再加山栀 12g,竹叶 10g,黄芩 15g,14 剂。

三诊(9 月 20 日):体温恢复正常,其余诸症随之缓解。再予原方 7 剂续服巩固。

【按】 本案每值夏季即出现低热,为功能性低热。胸痛、背痛、头痛符合《医林改错》血府逐瘀汤主治:"查患头痛者,无表症,无里症,无气虚痰饮等症,忽犯忽好,百方不效,用此方一剂而愈";"有忽然胸痛,前方皆不应,用此方一付,痛立止"。况其舌下静脉迂曲为血瘀征象,故治以血府逐瘀汤为主。

(二)血府逐瘀汤治疗瘀血征象不显的病证

1. 灼口症

案 高女,57 岁,2009 年 7 月 10 日就诊。主诉:今年 4 月以来,舌之前半、上腭、上下唇内感觉麻辣疼痛，痛剧催泪，外院诊断为"灼口综合征"，舌淡红，苔薄，舌下静脉迂曲显露。经多方求治中西医无效故来诊。证属中焦热伏，瘀血内阻；治宜清热泻火，活血化瘀。

清胃散、凉膈散与**血府逐瘀汤**加减：栀子15g，黄连10g，荆芥12g，黄芩12g，连翘30g，石膏30g，升麻15g，丹皮10g，玄参12g，麦冬12g，藿香10g，当归12g，生地15g，桃仁10g，赤芍12g，红花10g，川芎12g，川牛膝15g，甘草6g，地鳖虫12g，7剂。

二诊（7月17日）：舌痛稍有减轻，麻辣依然。

处方（1）凉膈散、清胃散加减：栀子15g，黄连10g，荆芥12g，黄芩12g，连翘30g，生地30g，石膏40g，升麻15g，丹皮12g，玄参30g，麦冬20g，藿香12g，天冬20g，太子参15g，川石斛30g，知母12g，通天草10g，甘草6g，6剂；

处方（2）**血府逐瘀汤**加减：当归12g，生地15g，桃仁12g，赤芍12g，红花10g，川芎15g，川牛膝15g，柴胡6g，枳壳12g，甘草6g，地鳖虫10g，淫羊藿15g，凤凰衣6g，7剂。

嘱其先服处方（1），再服处方（2）。

三诊（7月31日）：患者诉服处方（1）期间舌痛未减，反似更甚；服处方（2）血府逐瘀汤加减期间，舌痛逐步减轻。处方（2）血府逐瘀汤去柴胡，加地龙12g，蜈蚣2条，14剂。

四诊（8月14日）：舌麻明显减轻，偶有辣感，无明显疼痛，舌麻辣痛之感总体减少七成，再予上方14剂以资巩固。

【按】 本案灼口综合征已经多种方法治疗无效，初诊时用清胃散、泻黄散、凉膈散及增液汤类方药清热解毒养阴，再合以血府逐瘀汤为治。二诊略见成效，但由于处方过于庞杂，不知何种治则方药在起作用，故二诊时将初诊处方一分为二，先服处方（1）清热解毒方，后服处方（2）活血化瘀方，试图通过疗效比较明确何种治则在起作用。三诊时知血府逐瘀汤疗效更胜一筹，故继续以活血化瘀方药进行治疗，果然使舌痛止、舌麻轻减。

2. 奔豚气

案 卢女，52岁，2009年12月25日就诊。主诉：近1个月来，每天后半

202

夜 2 ~ 3 点钟自觉有气体自腹部上冲胸胁,有时直至咽喉部,持续时间短暂,白昼也有发作,伴心慌,夜寐欠佳,易醒,喉咙有异物堵塞感。舌暗红,苔薄,舌下静脉迂曲显露,脉细弦。2009 年 12 月 8 日胃镜示浅表性胃炎伴胆汁反流;病理示慢性萎缩性胃炎伴肠化。病属奔豚气;病机为瘀血阻滞,心神失养;治宜活血化瘀,养心安神。

血府逐瘀汤合安神定志丸加减:当归 15g,生地 12g,赤芍 12g,桃仁 12g,红花 10g,枳壳 9g,甘草 9g,柴胡 12g,川芎 12g,桔梗 9g,川牛膝 15g,酸枣仁 30g,远志 6g,五味子 9g,石菖蒲 12g,合欢皮 12g,夜交藤 30g,10 剂。

二诊(2010 年 1 月 8 日):服药仅 3 剂,夜半即无腹部气体上冲至胸咽,所伴心慌、寐差等症亦随之明显改善。再予上方 7 剂。

三诊(1 月 19 日):2010 年 1 月 15 日患者自行停药以后,近 2 日又觉有气从胃脘部上冲至胸咽,1 日发作凡 7 ~ 8 次,伴心慌,寐差,舌脉同前。再予上方 7 剂。

随访(3 月 5 日):患者陪其母亲前来就诊,问及其断药后情况,答自 1 月 19 日服药数剂,逆气明显好转;服毕 7 剂后已无奔豚气发生,心不慌,胃口佳,睡眠亦明显改善,至今安然无恙。

【按】 著者视奔豚气为郁证性病证,多为七情不遂所致神经官能症。情志不舒,气机郁滞,升降失常,导致逆气奔豚;也可因血瘀而影响气机升降,发为奔豚。沈金鳌《沈氏尊生书》云:"有怫郁,当升不升,当降不降,当化不化,或郁于气,或郁于血,病斯作矣。"提示奔豚气病与气逆及瘀血均可有内在病机联系。(参见《郁证发微六十论·四十三郁证奔豚论》)。之所以选用血府逐瘀汤合安神定志丸治疗,是因为本案有舌质暗红、舌下静脉迂曲显露的瘀血征象。果然数剂即效并再服再效。

3. 畏寒怕冷

案 同女,66 岁,2010 年 5 月 21 日就诊。主诉:怕冷怕风,当前气温虽在 28℃左右,还需戴护膝并厚衣御冷,平素易感冒,颈项不适,肩痛,大便偏干结,小腿浮肿,舌紫暗,苔白腻,脉细弦。

血府逐瘀汤加减:当归 15g,生地 15g,桃仁 15g,赤芍 12g,白芍 12g,红花

10g,枳壳12g,柴胡9g,川牛膝15g,川芎20g,桑枝30g,鸡血藤30g,威灵仙12g,葛根30g,苍术12g,白术12g,黄柏12g,厚朴12g,茯苓皮30g,7剂。

二诊(5月28日):怕冷怕风明显减轻,小腿浮肿减轻,颈部不适减半,大便不再干结,晨起双手胀而难以握紧,苔白腻化薄,舌脉同上。上方去黄柏,加泽泻30g,7剂。

三诊(6月4日):基本已不怕冷,以前稍受风便觉冷,现已不怕风,双手可以紧握,小腿不肿。

电话随访(8月10日):怕冷怕风已愈。

【按】 怕风畏寒除了阳虚阴盛外,尚有《伤寒论》少阴病四逆气郁畏寒;《证治汇补》火郁阻遏阳气畏寒;《金匮要略·痰饮咳嗽病脉证并治》心下留饮背寒冷如掌大,《证治汇补》胸膈痰饮阻遏阳气之痰饮畏寒;《伤寒论》当归四逆汤及当归四逆汤加吴茱萸生姜汤证之寒凝血脉,气血亏虚或血行不畅,难以温煦肢体之畏寒,等等。血府逐瘀汤适宜于治疗气血不和、气滞血瘀所致畏寒或手足欠温。本案舌质紫暗,尚有小腿浮肿及苔白腻,故用血府逐瘀汤合四妙丸治疗;怕冷怕风之改善,主要得益于血府逐瘀汤活血化瘀。

4. 不寐

案 张男,65岁,2012年6月5日就诊。主诉:失眠10余年,每晚只能睡眠1～2小时,夜尿频多3～4次,心烦,精神状态不佳。舌淡红,苔薄白,脉细弦。既往患有慢性前列腺炎。证属心肾不交;治以活血化瘀,交通心肾。

血府逐瘀汤合交泰丸加减:当归15g,生地12g,桃仁12g,赤芍12g,红花12g,川芎15g,柴胡12g,黄连12g,肉桂末2g(吞服),丹参30g,郁金12g,合欢皮15g,夜交藤30g,酸枣仁15g,生龙牡各30g(先煎),蒲公英30g,7剂。另予翁沥通2瓶,每天2次,每次3粒,口服。

此后持续用以上方药治疗,至6月26日就诊时得知睡眠可达3小时,至7月3日就诊时得知睡眠可达4小时,至8月3日就诊时得知睡眠可达6～7个小时。

【按】 本案以不寐为主诉,并无任何瘀血征象(讨论见下),之所以用血府逐瘀汤为主进行治疗,是因为王清任云不眠、夜不能睡,用此方若神。

5. 口苦

案 1 王女,73 岁,2013 年 1 月 15 日就诊。主诉:口苦半年余。患者曾于 2012 年 10 月因口苦来求诊,以龙胆泻肝汤清泻肝胆实火、保和丸健脾消食等方法治疗,口苦时轻时重,病情缠绵,未有根本性好转。平素时觉胃中酸,口干,头晕,易饱胀。顷诊:口苦,胃脘偶有隐痛。舌偏红,苔薄,脉细弦。素有慢性浅表性、萎缩性胃炎病史。因几番使用龙胆泻肝汤而疗效不著,故试从瘀论治。

血府逐瘀汤加减:当归 12g,生地 12g,桃仁 12g,赤白芍各 12g,红花 12g,枳壳 12g,柴胡 12g,甘草 6g,川芎 12g,川牛膝 15g,煅瓦楞 30g,黄芩 30g,山栀 12g,苍术 12g,厚朴 9g,7 剂。

二诊(1 月 22 日):药后口苦几消。上方加茯苓 20g,7 剂。

三诊(1 月 29 日):口苦止。续予上方 7 剂以资巩固。

案 2 刘男,68 岁,2013 年 5 月 17 日就诊。主诉:口苦口干已有数年之久,时有口臭,余无不适。舌淡红,苔黄腻,脉细弦。

龙胆泻肝汤加减:龙胆 12g,山栀 12g,黄芩 12g,柴胡 12g,生地 12g,当归 12g,泽泻 12g,车前子 15g,川石斛 30g,芦根 30g,天花粉 9g,7 剂。

二诊(5 月 31 日):自行续服上方 7 剂,计服药 14 剂。口干苦稍有些许减轻而已,舌脉同上。上方加黄连 12g,石膏 15g,丹皮 12g,升麻 12g,人中白 10g,7 剂。

三诊(6 月 7 日):口干苦减轻不过三分之一。舌淡红,苔黄腻,舌下静脉迂曲,脉细弦。今改以活血化瘀为主进行治疗。

血府逐瘀汤加减:当归 12g,生地 12g,桃仁 12g,红花 12g,赤芍 12g,枳壳 12g,川牛膝 15g,川芎 12g,天麦冬各 12g,黄芩 30g,黄连 12g,半夏 12g,14 剂。

四诊(11 月 12 日):口苦减轻大半,故未再复诊。今时隔 5 个月再来,乃因近日口苦又加重,伴口臭、口干。舌淡红,苔黄腻,舌下静脉迂曲,脉细弦。守三诊方,当归、生地增至 30g,再加天花粉 12g,芦根 30g,7 剂。

五诊(11 月 22 日):口苦止。

【按】 在"龙胆泻肝汤"节中曾提到:龙胆泻肝汤治疗口苦获效可达十之七八,以上 2 例却无效,试用血府逐瘀汤活血化瘀治疗而获效。需要注意的是,口苦案 1 同不寐案一样,并无任何血瘀征象。

6. 口酸

案 韩男,75 岁,2014 年 4 月 22 日就诊。主诉:口酸 3 个月余,时轻时重,近来口酸明显加重,易饥。伴见头昏沉,下肢轻微浮肿,神疲乏力。舌淡红,苔薄黄腻,脉细弦。

六君子汤加减:党参 12g,炒白术 12g,苍术 9g,茯苓 12g,山药 20g,半夏 12g,陈皮 6g,甘草 3g,川芎 40g,茯苓皮 30g,珍珠母 30g,7 剂。

二诊(4 月 29 日):口酸依旧,头昏头痛,傍晚足肿,诸症未见明显改善,舌脉同上。

血府逐瘀汤加减:当归 12g,生地 12g,桃仁 12g,红花 12g,白芍 30g,甘草 12g,川芎 15g,川牛膝 12g,柴胡 12g,香附 12g,吴茱萸 10g,泽泻 30g,10 剂。

三诊(5 月 9 日):服上药后口酸即止,头昏不再。此后即使停用血府逐瘀汤转治他症,亦不再口酸。

【按】 本案口酸同样并无任何瘀血征象,只因常规辨证论治无效,遂用血府逐瘀汤试探性治疗,不意口酸即愈。机制蹊跷不明。

7. 脑鸣

案 陈男,48 岁,2020 年 3 月 30 日初诊。主诉:脑鸣 1 年余。脑内嗡嗡作响,发作频繁,昼夜均有发作,脑鸣随分散注意力可有所减轻,近来烦躁易怒,否认头部外伤史,否认既往耳部疾患,无头痛头晕,胃纳较差,大便干结,数日一行。舌淡红,苔黄腻,脉弦滑。

仿《丹溪心法》当归龙荟丸加减:当归 12g,黄芩 12g,黄连 12g,芦荟 1g,山栀 12g,木香 9g,龙胆 15g,制大黄 12g,碧玉散 15g,黄柏 12g,苍术 12g,14 剂。

二诊(4 月 13 日):胃纳已开,大便通畅;唯脑鸣不止,夜寐欠佳,夜寐差时则脑鸣尤甚。舌脉同上。改拟活血化瘀法治疗。

血府逐瘀汤加味:当归 12g,生地 12g,桃仁 12g,赤芍 12g,红花 12g,白芍 12g,柴胡 12g,桔梗 15g,川芎 12g,川牛膝 12g,枳壳 12g,甘草 9g,制大黄 12g,葛根 5g,灵磁石 30g(先煎),生龙牡蛎各 30g(先煎),合欢皮 30g,14 剂。

三诊(4月27日):脑鸣基本消失,服药期间仅短暂出现过脑鸣2～3次,为前所未曾有。效不更方,原方再予7剂巩固疗效。

【按】 本案脑鸣逾年,烦躁易怒,便秘苔黄,证属肝火炽盛,上扰清窍;予当归龙荟丸(麝香缺货未用,青黛缺货以碧玉散代之)后,肝火虽清,脑鸣未减,虽然本案脑鸣并无任何瘀血征象可凭,改以血府逐瘀汤活血化瘀法治疗而效。

8. 耳鸣

案 蒋女,55岁,2020年7月6日特从浙江前来初诊。主诉:双耳鸣响已有10余年,左肩背胀痛,全身筋骨活动不利,自觉咽中有血腥气,平素长期睡眠不佳。舌淡红,苔薄腻,脉细弦。曾于外地医院梅花针叩击膀胱经等处治疗,云皮肤出血呈黏稠块状。

血府逐瘀汤加减:当归12g,生熟地各12g,桃仁12g,红花12g,川芎12g,川牛膝12g,赤白芍各12g,柴胡12g,枳壳9g,甘草9g,合欢皮15g,威灵仙12g,14剂。

二诊(7月20日):耳鸣明显减轻,背痛亦缓解;添诉白昼尿频。舌淡红,苔薄,脉细弦。上方加竹茹6g,半夏12g,予28剂带回老家。

三诊(8月24日):患者再从外地前来复诊,神情兴奋,云困扰其10余年的耳鸣已经消除;而且自服药以来,左肩背胀痛明显减少,全身筋骨轻松,咽中血腥气及白昼尿频等症均告消失。今诉仅有轻微口咸感觉,舌脉同上。守上方14剂。

四诊(9月7日):患者诉服药后自觉有"寒气"吐出,全身舒畅,耳鸣未再。本次就诊时患者终于告白:10年前开始夫妻关系不和,心结难解,诸症皆由此而起。以前曾往上海市精神卫生中心就诊过。顷诊:唯觉肩背筋骨关节活动仍觉欠利,上方加伸筋草30g,续予14剂。

五诊(9月28日):患者诉药后精神状态明显改善,面色好转,口气稍凉,寐佳,自觉肩背舒畅,无耳鸣及视物模糊。舌淡红,苔黄腻,脉细弦。上方加干姜12g,枸杞12g,予14剂善后。

【按】 本案用血府逐瘀汤治疗的依据除了夜不能睡外,尚有咽中血腥气、肩背胀痛、筋骨活动不利、梅花针叩击皮肤出血黏稠等与瘀血病机相关的表现,运用血府逐瘀汤后,耳鸣及其他诸症均愈。

本案耳鸣及其伴随症状有古代"肝痹"的表现。咽中血腥气这一症状,最早可见诸于孙思邈《千金翼方》的描述:"津液唾血腥臭者,肝痹也";夜寐欠安与尿频与《素问·痹论》"肝痹者,夜卧则惊,多饮数小便"的描述也相似。患者肩背胀痛、筋骨活动不利与《素问·长刺节论》"病在筋,筋挛节痛,不可以行,名曰筋痹"吻合,而筋痹与肝痹密切相关,肝主筋,筋痹日久不愈可致肝痹,如《素问·痹论》云:"筋痹不已,复感于邪,内舍于肝。"

肝痹可因七情不遂所致。《内经博议》曰"凡七情过用……用力不息而致乏竭,则痹聚在肝";又云"肝痹者,肝气郁而血不荣筋之症也"。《类经》曰:"肝藏魂,肝气痹则魂不安。"《症因脉治》曰:"肝痹之因,逆春气,则肝气怫郁,恼怒伤肝,则肝气逆乱,惊动魂魄,则肝气不宁,皆成肝痹之症也。"《圣济总录》曰:"肝痹多惊悸,神思不安。"事实上本案耳鸣等症起因于夫妻不和所致郁证,曾去上海市精神卫生中心就诊。这也符合《医林改错》"瞀闷,即小事不能开展,即是血瘀""俗言肝气病,无故爱生气是血府血瘀"的论点。

肝藏血才是真正的血府之所在,又肝主疏泄,本案因肝失疏泄,气机郁滞导致血瘀,清阳不升,耳窍失养,发为耳鸣;其他诸症也莫不与肝气郁结有关。血府逐瘀汤内含有四逆汤,既有疏肝解郁作用,又有理气以助活血之意,一举两得。

三、临床运用体会

(一)关于血府逐瘀汤治疗低热的问题

长期低热大抵有器质性低热与功能性低热两大类。器质性低热主要包括感染性低热以及因甲状腺功能亢进、风湿热、肿瘤、贫血等原因引起的非感染性低热;功能性低热主要包括感染后遗留低热以及手术后低热、神经功能性低热、习惯性低热、生理性低热等。感染后遗低热常发生在细菌、病毒、衣原体或原虫感染以后,手术后低热发生在术后,神经功能性低热多见于青年女性,习惯性低热多发生在夏季,生理性低热常见于女性经前或妊娠期。但在临床上要鉴别清楚各种低热的原因并非易事。

1. 瘀血可为低热病机之一

王清任《医林改错》血府逐瘀汤本可治疗发热,病名曰"灯笼病",指出其临床表现及其病机为:"心里热名曰灯笼病,身外凉,心里热,故名灯笼病,内有血瘀。认为虚热,愈补愈瘀;认为实火,愈凉愈凝。三两付血活热退。"这段原文可理解为自觉内热而未必体温升高,或许也可理解为体温轻度升高之低热;"身外凉"表明热度不高,或许还伴有畏风怕冷。其病机为内有血瘀,故不适合用甘温除大热法治疗,更不适合用苦寒清热法治疗。

其实早在《黄帝内经》即提出过瘀血可致发热的论点。《灵枢·痈疽》曰:"营气稽留于经脉之中,则血泣而不行,不行则卫气从之而不通,壅遏而不得行,故热。"《医门法律·虚劳论》亦云:"血痹则新血不生,并素有之血,亦瘀积不行,血瘀则荣虚,荣虚则发热。"

尤怡(公元 1650—1749 年)是王清任(公元 1768—1831 年)的前辈,最早提出以活血祛瘀法治疗瘀血发热者不是王清任而是尤怡,其在《金匮翼》云:"瘀血发热者……是不可以寒治,不可以辛散,但通其血,则发热自止。"但是,具体提出以血府逐瘀汤活血化瘀方药治疗瘀血低热者则非王清任莫属。

2. 低热类型及以血府逐瘀汤治疗机制

著者团队从 CNKI 中收集 1958—2013 年血府逐瘀汤文献报道共计 2 998 篇,无法通过直接搜索找到关于血府逐瘀治疗低热的报道。经人工逐篇筛选,发现以血府逐瘀汤治疗发热的临床个案报道文献有 42 篇计 45 个案例。经统计(部分文献无明确的西医诊断)属器质性低热之感染低热者 3 例、肿瘤低热者 3 例、无法判断者 2 例;属功能性低热之感染后遗低热者 3 例、手术后低热者 4 例、神经性低热者 7 例、生理性低热者 2 例、无法判断者 21 例。

以上所举以血府逐瘀汤治疗低热 6 个案例中,计有癌症低热 1 例(案 1)、夏季低热 2 例(案 2、案 6)、感染性低热 2 例(案 3、案 5)、甲状腺癌症术后低热 1 例(案 4)。发热可达数周、数月或更长时间;夏季低热可每年反复出现;热度一般不超过 38.5℃;发热多起于午后或薄暮;发热可持续数小时。这些病例的临床表现与王清任"灯笼热"不尽相同,6 例低热患者中伴畏风怕冷者有 2 例(案 4、案 6),多伴神疲乏力、头昏沉、纳差、心烦、消瘦等症。

除用血府逐瘀汤外,以上案例几乎均加用了生黄芪、青蒿与鳖甲。黄芪与当归构成当归补血汤,可助血府逐瘀汤益气补血活血;青蒿和鳖甲是青蒿鳖甲汤、清骨散等清虚热方中的主要药物,可助血府逐瘀汤退低热。

现代临床研究显示血府逐瘀汤具有抗炎作用。经血府逐瘀汤治疗后,炎症介质 IL-6 水平显著下降(P < 0.05)。血府逐瘀汤能通过抑制机体肿瘤坏死因子(tumor necrosis factor,TNF)-α 而抑制炎症介质的释放,提高细胞免疫功能和机体耐缺氧能力,改善氧自由基代谢紊乱。药理研究也发现血府逐瘀汤具有抗炎作用,能降低炎症介质 IL-6 水平,抑制机体 TNF-α,提高细胞免疫功能和机体耐缺氧能力,改善氧自由基代谢紊乱等作用。

由于瘀血或为低热病机之一,故用血府逐瘀汤治疗低热尤其是不明原因低热的疗效是值得期待的。

3. 血府逐瘀汤治疗低热的瘀血证据甚弱

但是,一个不可回避的临床事实是,以上低热案例均不伴有诸如癥瘕积块、肌肤甲错、面色晦暗、两目暗黑、唇甲青紫、口干不欲饮以及舌质瘀紫瘀斑瘀点等典型瘀血征象。虽以血府逐瘀汤治疗低热有效,但判断其为瘀血证的临床证据强度甚弱,主要为舌下静脉迂曲显露和疼痛两项。

(1)有舌下静脉迂曲显露 5 例(案 5 除外),经常地,有无舌下静脉曲张显露成为判断瘀血证的唯一依据;如果察舌不看舌下筋脉,便极易漏诊。

(2)具咽痛、头痛、胸痛、背痛、腹痛、腰痛等痛证表现者 4 例(除案 2 与案 5 外),虽然痛证存在瘀血病机,但许多痛证也可由瘀血以外病机所致,单凭有无痛证判断瘀血证显然缺乏理论依据。

其中特别需要值得注意的是,案 5 低热既无舌下脉络迂曲显露,又无疼痛等丝毫瘀血征象。

尽管血府逐瘀汤治疗低热的瘀血证据甚弱,但是血府逐瘀汤治疗这些低热确实可以取得较好的疗效。这一现象值得深思。

(二)血府逐瘀汤证本质探讨

不仅血府逐瘀汤治疗低热病例的瘀血证据甚弱,在以上"(二)血府逐瘀汤治疗瘀血征象不显的病证"中所举 8 个病证(9 个案例),并非心脑血管疾病、脏器纤维化、肿瘤肿块、血管神经病变等典型瘀血性疾病,也无所谓固定刺痛、面色黧黑、眼圈暗黑、唇暗、肌肤甲错、癥瘕肿块、出血以及舌质瘀斑瘀点和脉涩等瘀血征象,虽然均以血府逐瘀汤活血化瘀取得了较好疗效,但在这些案例的瘀血证据更弱,甚至瘀血征象阙如或根本没有瘀血征象可供判断。

1. 血府逐瘀汤治疗瘀血征象不显病证分析

从临床瘀血征象来看,以上 9 个病例可分两类,一类或多或少有一些瘀血征象,如耳鸣案自觉咽中有血腥气、左肩背胀痛、全身筋骨活动不利等表现,至于灼口症案、奔豚气案、畏寒怕冷案、口苦案 2,舌下静脉迂曲显露或舌紫暗是其唯一的瘀血征象。但是,还有一类则毫无瘀血征象可言,如不寐案、口苦案 1、口酸案、脑鸣案(表 5-2)。

表 5-2　血府逐瘀汤治疗病例的瘀血判断依据

案例	瘀血征象	瘀血病证强度
灼口症案	舌下静脉迂曲显露	—
奔豚气案	舌下静脉迂曲显露	—
畏寒怕冷案	舌紫暗	±
口苦案 2	舌下静脉迂曲显露	—
耳鸣案	自觉咽中有血腥气 左肩背胀痛 全身筋骨活动不利	±
不寐案	无	±
口苦案 1	无	—
口酸案	无	—
脑鸣案	无	±

从病证瘀血强度来看,畏寒怕冷案、不寐案、脑鸣案、耳鸣案或许多少可用瘀血病证病机理论予以一定的解释,譬如,血瘀影响气血温煦,故致畏寒;心血瘀阻,心神失养,故致不寐;瘀血阻滞,无以濡养清窍,故致耳鸣、脑鸣。但是,

诸如灼口症案、奔豚气案、口苦案、口酸案等病证,实难以从瘀血病因病机证治理论作出理想的解释(表5-2)。

从综合证候病机来看,灼口症案的病机可判为胃火炽热,奔豚气案的病机可判为气逆痰郁,畏寒怕冷案的病机可判为阳虚阴盛,不寐案的病机可判为心血亏虚,口苦案(包括案1和案2)的病机可判为肝胆湿热,口酸案的病机可判为脾虚湿困,脑鸣案的病机可判为肝火上炎,耳鸣案的病机或可判为瘀血内阻。虽说以上每个案例的证候病机判断可以见仁见智,但应该承认大部分病例都难以判为瘀血阻滞,或判为瘀血阻滞的证据甚弱。但从治疗效果来看却满不是那么回事。

从辨证论治结果来看,有效才是硬道理;疗效是检验真理的唯一标准,理论的真理性必须服从疗效的真理性;无效为"错治",有效为"正治"。上述部分病例多因"常规"辨证论治无效,不得已改弦易辙才用血府逐瘀汤活血化瘀治则的。例如,灼口症案是通过清胃散合凉膈散、血府逐瘀汤先后治疗进行比较,才得出血府逐瘀汤治疗有效结论的;口苦案(案1和案2)都是先以龙胆泻肝汤清泻肝胆湿热疗效不著,才改以血府逐瘀汤治疗获效的;口酸案以六君子汤加味治疗无效,才改投血府逐瘀汤取效的;脑鸣案烦躁易怒仿《丹溪心法》当归龙荟丸加减治疗不应,换用血府逐瘀汤治疗方显疗效的。

2. 血府逐瘀汤或可治疗非瘀血证

综上所述,在以上所有血府逐瘀汤治疗有效的病例中,部分病例可判断为瘀血的临床征象也只有舌下脉络迂曲显露与疼痛,部分病例难以瘀血病证及其证候病机进行解释,尤其是口苦案1、口酸案以及低热案5,无论是临床表现还是证候病机,缺少任何可以判断为瘀血证的蛛丝马迹。

看来,血府逐瘀汤证治蕴藏着未被认知的奥旨尚待探明与揭示。

瘀血证及其活血化瘀治则的概念、内涵与外延究竟是什么? 瘀血证的临床特征究竟有哪些? 瘀血证候病机的诊断以及运用活血化瘀治则的依据究竟何在?

举例来说,以上病证用血府逐瘀汤治疗的主要依据是舌下静脉迂曲显露,实际上经过活血化瘀方药治疗以后,即使病证得以改善或消除,在多数情况下,其舌下静脉迂曲显露这一瘀血征象却不会简单轻易地随之一同消除。舌下静脉迂曲显露很可能属于患者的体质性表现,既然是体质性表现,其舌下静脉迂曲显露之瘀血征象很有可能将长期存在下去。那么,以下问题便浮出水面:这是否意味着凡有舌下静脉迂曲显露表现者,无论罹患什么病证,都属于瘀血而需用活血化瘀方药进行治疗? 如果不是,如何看待和理解舌下静脉迂曲显露这一瘀血征象在每次罹患中的诊断价值与意义?

以上病证用血府逐瘀汤治疗的还有一个依据是疼痛,如同已述,并非所用疼痛都属瘀血,痛证更有瘀血以外的其他许多种种病因病机。究竟应该如何看待疼痛对于瘀血证的诊断价值与意义?

在临床上运用血府逐瘀汤活血化瘀治疗缺乏瘀血病机病例而获得疗效,既有取决于医师的临床经验、洞察力、直觉,也有因其他辨证论治方法无效而采用活血化瘀试验性治疗的结果,还有碰运气的情况存在。

正是因为临床大量存在诸如上面所述的现象或问题,所以著者向来对"方证对应""以方测证"理论持怀疑态度。

3. 王清任判断瘀血而用血府逐瘀汤治疗的依据

特别值得重视的是,王清任用血府逐瘀汤条下所治十九种病证,并没有详述瘀血的临床诊断依据,其诊断瘀血证的方法"简单"而又"粗暴"。

第一种方法是,直接便将一些病证(症)指认为瘀血。例如,"血瘀亦令人自汗、盗汗""灯笼病,内有血瘀""瞀闷即是血瘀""有病急躁,是血瘀""夜睡梦多是血瘀""呃逆因血府血瘀""饮水即呛乃会厌有血滞""夜啼者血瘀也""夜不安者,此血府血瘀""肝气病无故爱生气是血府血瘀""干呕无他症,血瘀之症",等等。

第二种方法是,因误诊误治无效,才不得已试以血府逐瘀汤活血化瘀而治愈的。例如,"头痛百方不效","胸痛用瓜蒌薤白白酒汤、陷胸、柴胡等皆不应","自汗盗汗用补气、固表、滋阴、降火服之不效,而反加重者","灯笼病心里热,愈补愈瘀,愈凉愈凝","夜睡梦多外无良方","呃逆以橘皮竹茹汤、承气汤、都气汤、丁香柿蒂汤、附子理中汤、生姜泻心汤、代赭旋覆汤、大小陷胸等汤治之无一效者","夜不能睡用安神养血药治之不效者","心跳心忙用归脾安神等方不效"。

若说是否还有其他方法,或可参考"久病必有瘀"论,如"胸不任物已经七年""胸任重物已经二年"。

照此看来,是否诊断为瘀血证而用血府逐瘀汤进行治疗,大可不必过于拘泥于今人所设血瘀证候的诊断标准。事实上,著者以血府逐瘀汤治疗低热也罢,治疗一系列瘀血征象不显病证也罢,所依据的与其说是瘀血征象,毋宁说是依据临床经验与教训。血府逐瘀汤所致病证,未必必须具备今人所谓瘀血证候标准,否则,会走进一条死胡同里去。就是发明血府逐瘀汤的王清任本人也无奈地说"设一齐问病源,何以答之"?

话虽如此说,但无规矩不成方圆,我们还是需要对血府逐瘀汤所治血瘀证的本质进行一番探讨。

4. 血府逐瘀汤所治十九种病证(症)本质分析

著者认为,以血府逐瘀汤为代表的活血化瘀治则方法主要可以治疗两类疾病,一类是具有瘀血病机器质性疾病,还有一类是具有瘀血病机或不具有显现瘀血病机的功能性疾病,后一类包括但不限于郁证及郁证性病证。

所谓郁证及郁证性病证,是泛指主要由精神心理因素引起的以自主神经功能紊乱为主要临床表现的病证,既可以有显现的瘀血病机及其征象,也可以没有显现的瘀血病机及其征象。由于活血化瘀治疗有效,也许可用"隐匿性瘀血病机征象"进行表述,除非有足够证据能够证明血府逐瘀汤等活血化瘀方药还有迄今未被认知的其他作用。

根据著者长年郁证发微研究结果,从王清任《医林改错》血府逐瘀汤证下所列19条适应证来看,大致可分如下几类,绝大部分皆可属于郁证的临床表现。

一是情志类症状,如瞀闷小事不能开展、急躁、无故爱生气,主要由肝气郁结、心肝火旺及多思多虑的性格禀赋所引起。毋庸赘言,情志类表现是郁证的特征性临床表现。

二是不眠,夜不能睡,夜睡梦多、夜卧不安。不寐是郁证最多见的临床表现(参见《郁证发微六十论·二十七郁证不寐论》)。

三是心跳心忙。心悸也是郁证常见表现(参见《郁证发微六十论·二十五郁证心悸论》)。

四是灯笼病心里热,或晚发一阵热或每晚内热。郁证可致心中烦热或功能性低热(参见《郁证发微六十论·四十五郁证发热论》)。

五是干呕、呃逆,若并非因于脾胃病胃气上逆病机者,很可能是"郁证性脾胃病",郁证以脾胃类躯体症状为最多(参见《郁证发微六十论·二十四郁证脾胃病论》《郁证发微六十论·六十郁证症状论》)。

六是头痛、胸痛等痛证。痛证与精神心理因素密切相关,著者在"不通则痛,通则不痛""不荣则痛,荣则不痛"基础上,提出"郁痛:不舒则痛,舒则不痛"论,即郁证可以引起痛证,头痛非外感、非积热、非气虚、非痰饮、无表证,用活血化瘀以外治法无效,胸痛用常规化痰通阳药物治疗无效,且有"忽然发生""忽犯忽好"的特点,也符合郁证性疼痛的特质(参见《郁证发微六十论·三十九郁证疼痛论》)。

七是自汗盗汗,天亮出汗。自汗盗汗可以是郁证的表现(参见《郁证发微六十论·四十四郁证自汗盗汗论》)。

八是怪症,如胸不任物,夜卧露胸可睡,盖一层布压则不能睡;胸任重物,夜卧令仆妇坐于胸方睡;食自胸右下。著者在"怪症必有瘀"基础上,提出"怪症必有郁"论,诸如胸不任物、胸任重物、自觉食自胸右下,均属怪症,凡是怪症,多为郁证(参见《郁证发微六十论·四隐性郁证论》)。

余如小儿夜啼,或为生理需求得不到满足,或为维生素 D 缺乏导致神经兴奋性增高所引起的惊恐发作,或为"难养型气质——郁证性禀赋"(参见《郁证发微六十论·五郁证诊断论》)。至于饮水即呛,既有器质性疾病,也有功能性疾病,难以一概而论。

以上所有病证大多属于自主神经功能紊乱的表现,而自主神经功能紊乱恰恰就是郁证躯体化障碍的机制所在,即郁证及郁证性病证主要表现为自主神经功能紊乱(参见《郁证发微六十论·三郁证形态论》),可以涉及多脏腑、多系统各式各样纷繁多彩的不定愁诉,这正是郁证的特征性临床表现(参见《郁证发微六十论·三郁证形态论》《郁证发微六十论·四隐性郁证论》)。

5. 活血化瘀法则可以是治疗郁证的方法之一

既然血府逐瘀汤所治十九种病证(症)大多属于郁证或郁证性表现,那么,以血府逐瘀汤为代表的活血化瘀法则是否可用于治疗郁证? 答案是肯定的。

《实用中医内科学》(王永炎、严世芸主编)在"郁证"病证中提出八种证治。

(1)肝气郁结者,疏肝解郁,代表方柴胡疏肝散。

(2)气郁化火者,清肝泻火,代表方丹栀逍遥散。

(3)血行郁滞者,活血化瘀,代表方如血府逐瘀汤。

(4)痰气郁结者,行气化痰,代表方半夏厚朴汤。

(5)心阴亏虚者,滋阴养血安神,代表方天王补心丹。

(6)心脾两虚者,健脾养心,代表方归脾汤。

(7)肝肾阴虚者,补益肝肾,代表方杞菊地黄丸。

(8)心神惑乱者,养心安神,代表方甘麦大枣汤。

以上(3)明确将瘀血作为郁证病机之一,以血府逐瘀汤进行治疗。血府逐瘀汤乃《医宗金鉴》桃红四物汤合《伤寒论》四逆散衍化而成;四逆散为柴胡疏肝散、逍遥散之祖方,具有疏肝理气解郁作用。故血府逐瘀汤除养血活血之外,兼有疏肝解郁作用,这是血府逐瘀汤治疗郁证及郁证性奔豚气病的理论基础。

事实上,当代已有大量运用活血化瘀方药治疗郁证及郁证相关病证的文献及个案报道。遗憾的是,迄今教科书有关郁证尚无瘀血证治内容,有必要在此进一步推求论证。

6. 血府逐瘀汤所治病例皆有不同程度的郁证属性

最后需要回答的一个关键问题是,在本节 "(二)血府逐瘀汤治疗瘀血征象不显的病证" 中所举病例是否具有郁证的属性? 答案也是肯定的,以上所举 8 个病证(9 个案例)或多或少具有郁证或隐性郁证的特质。

灼口症:灼口症以患者感觉异常为主要临床表现,病因复杂,发病机制不明,西医学更倾向于神经性疼痛的一种形式,心理疏导、认知疗法有一定疗效。灼口综合征作为舌觉异常的表现之一,可见于抑郁症、焦虑症以及与精神因素相关的更年期综合征等(参见《郁证发微六十论·十八郁证味觉舌觉异常论》),部分采用清胃散、泻黄散、凉膈散、泻心汤、温胆汤治疗有效,部分采用血府逐瘀汤治疗有效。

奔豚气：奔豚气本身就是郁证的表现，况此案尚伴有梅核气、心慌、夜寐欠安等，皆是郁证常见表现(参见《郁证发微六十论·四十三郁证奔豚论》)。奔豚气本质上是七情不遂所致的神经官能症表现。情志不舒，气机郁滞，升降失常，导致逆气奔豚；也可因血瘀而影响气机升降，发为奔豚。沈金鳌《沈氏尊生书·卷十八》已经说得很明白："有怫郁，当升不升，当降不降，当化不化，或郁于气，或郁于血，病斯作矣。"提示奔豚气病与气逆及瘀血均可有内在病机联系。

畏寒怕冷：皆知畏寒病机为阳虚阴盛，殊不知在临床上郁证性畏寒颇多，单纯温阳散寒多无效，而需解郁。叶天士《临证指南医案》指出："因抑郁悲泣，致肝阳内动，阳气变化火风，有形有声，贯膈冲咽，自觉冷者，非真寒也。"《丹溪心法》指出："恶寒久病，亦可解郁。"吴正伦《脉症治方》曰："凡久恶寒，亦须解郁，郁开病亦随愈。"李用粹《证治汇补》曰："恶寒久不已，服诸药不效者，亦宜解郁。"(参见《郁证发微六十论·四十郁证畏寒论》)

不寐：不寐与郁证有着难分难解的"姻缘"关系。郁证患者或许未必都有不寐，但多数有不寐；不寐患者或许未必均是郁证，但多数有郁证。此案失眠已有10多年，伴有心烦，情绪不佳，属于郁证性不寐(参见《郁证发微六十论·二十七郁证不寐论》)。

口苦口酸：2例口苦先用龙胆泻肝汤治疗无效(亦属从郁论治方法)，改用血府逐瘀汤治疗获效。《诸病源候论》曰："肝劳者，面目干黑，口苦，精神不守，恐畏不能独卧，目视不明。"《圣济总录·肝劳》载："论曰恚怒气逆，上而不下则伤肝，肝劳则面目干黑、口苦，精神不守，恐畏不能独卧……"肝藏血，肝府即血府；肝主疏泄失常，致血府不和而病郁。《灵枢·脉度》曰："心气通于舌，心和则舌能知五味矣。"心主神明，口中味觉异常无不皆可受情志因素的影响，非独口苦，还有口酸等(参见《郁证发微六十论·十八郁证味觉舌觉异常论》)。

脑鸣耳鸣：孙一奎《医旨绪余》云："凡胁痛耳鸣，眩运暴仆，目不认人，皆木郁症也。"陈士铎《辨证录·五郁门》指出："人有畏寒畏热……甚则耳鸣如沸，昏眩欲仆，目不识人，人以为风邪之病，谁知是木郁之症也。"日本医家汤本求真《皇汉医学·少阳病》载："俄而耳鸣、头目郁冒者，多由郁怒所致。"徐春甫《古今医统大全·耳病门》："忧愁思虑则伤心，心虚血耗必致耳鸣耳聋。"可见肝

217

气郁结、肝火上炎、忧愁思虑伤及心脾皆可引起耳鸣,此谓郁证性耳鸣。脑鸣也不例外,况脑鸣案还伴有烦躁易怒,耳鸣案因夫妻关系不和而郁,睡眠不佳,皆为明证(参见《郁证发微六十论·三十郁证耳鸣论》)。

以效推证是可靠的推求方法。以上病证具有郁证或隐性郁证的临床特征,哪怕部分患者并没有任何"约定俗成"的瘀血征象,用血府逐瘀汤活血化瘀治疗有效,证明瘀血可以作为郁证气机郁滞的病理产物;用血府逐瘀汤活血化瘀可以得到有效的治疗。

以上探讨或有瑕疵,权为抛砖引玉。中医界再也不能长此以往地仅仅满足于以"某方药治疗某病证有效"的境界而沾沾自喜津津乐道,更应敢于质疑,大胆假设,逻辑推求,本着科学的态度进行深入探究,摸索出"病 - 证 - 治 - 效"之间规律性来,惟其如此,才能不断推动中医药的创新进步。

◆ 参考文献 ◆

[1]　王永炎,严世芸.实用中医内科学.上海:上海科学技术出版社,2009.

第三节　当归六黄汤不单是治阴虚火旺盗汗证的方剂

一、当归六黄汤主治阴虚火旺盗汗证的质疑

当归六黄汤出自李东垣《兰室秘藏·自汗门》:"治盗汗之圣药也,当归、生地黄、熟地黄、黄柏、黄芩、黄连(各等分)、黄芪(加倍),上为粗末,每服五钱,水二盏煎至一盏,食前服,小儿减半服之。"

罗美《古今名医方论》:"(此方)惟阴虚有火,关尺脉旺者始宜。若阴虚无气,津脱液泄,又当以生脉、六味,固阴阳之根。若用芩、连、柏苦寒伤胃,使金水益虚,木火益旺,有措手不及之虞矣。"

汪讱庵《医方集解》:"此足少阴药也。盗汗由于阴虚,当归、二地所以滋阴;汗由火扰,黄芩、连、柏所以泻火;汗出腠理不固,备用黄芪,所以固表。"

吴谦《医宗金鉴·删补名医方论》:"阳盛则阴虚不能中守,故盗汗""惟阴虚有火之人,寐则卫气行阴,阴虚不能济阳,阳火因盛而争于阴,故阴液失守外走而汗出"。

徐大椿《医略六书·杂病证治》:"血气两亏,三焦火迫,故营阴失守,盗汗不已焉……(本方)使肾水内充,则君相之火下潜归坎,而心肺肃清,血气自复,迫汗无不自止,何盗汗之有哉? 此清补之剂,为血气虚热、火迫盗汗之专方。"

陈修园《时方歌括》:"阴虚火扰之汗,得当归、熟地、生地之滋阴,又得黄芩、黄连之泻火,治汗之本也。"唐容川《血证论》:"修园此论皆是。"

历代医家对当归六黄汤主治阴虚火旺盗汗证的认识高度一致,未有越雷池半步者。沿至今日,皆谓当归六黄汤功用滋阴泻火,固表止汗;主治阴虚火旺盗汗证,症见发热盗汗,面赤心烦,口干唇燥,大便干结,小便黄赤,舌红苔黄,脉数。

但是,季楚重、汪讱庵、吴谦、徐大椿、陈修园、唐容川等历代医家究竟有无运用此方治疗过非阴虚火旺证盗汗以"证伪"的临床实践? 如果没有,何以如此言之凿凿? 著者的临床实践表明,当归六黄汤不仅是一首治疗阴虚火旺盗汗证的方剂,也是一首治疗非阴虚火旺盗汗证的方剂。有时,以方测证、以药测证的思路与做法需要慎重。

二、验案举隅

案 1 气阴两虚 周男,17 岁,2006 年 10 月 24 日就诊。主诉:盗汗半月余,伴乏力,手足心热,时有左下腹痛,大便质稀。舌质淡红,苔薄,脉细弦。

当归六黄汤加味:黄芪 15g,当归 12g,生地 12g,熟地 12g,黄连 3g,黄柏 9g,黄芩 9g,糯稻根 30g,瘪桃干 30g,浮小麦 30g,五味子 9g,煅牡蛎 30g,7 剂。

随访(2007 年 7 月 17 日):因他病前来就诊,问及前事,诉服上药后盗汗即止,便溏亦未加重,迄今未曾再有过盗汗。

【按】 盗汗伴手足心热,大便质稀,阴虚内热兼有脾虚,至多判为气阴两虚而并无火旺;方书谓当归六黄汤不宜用于便溏者,但本案(案 3 亦如此)未见大碍。

案 2 老年体虚 叶男,72 岁,无职,2007 年 2 月 6 日就诊。主诉:每遇冬季辄盗汗,已有 5 ~ 6 年,伴胸闷、耳鸣、面萎黄、体瘦。舌红,苔薄白,脉细弦。曾经在其他中医院服用中药无效而特来就诊。

当归六黄汤加味:黄芪 12g,当归 12g,生地 12g,熟地 12g,黄连 3g,黄芩 9g,煅牡蛎 30g,白术 18g,糯稻根 30g,瘪桃干 30g,浮小麦 15g,五味子 9g,7 剂。

二诊(2 月 13 日):盗汗减半,胸闷大减,耳鸣依然。原方生地、熟地增至 30g,黄连增至 6g;加川芎 15g,香附 15g,柴胡 15g,菖蒲 10g,麦冬 15g,玄参 15g,茯苓 15g,10 剂。

三诊(3 月 6 日):盗汗几止(停药 2 周内仅有轻微盗汗 2 次),耳鸣未愈。

【按】 本案年老体虚盗汗证。初诊当归六黄汤合牡蛎散,二诊加用通气散兼顾治疗耳鸣,同时增加当归六黄汤中生地、熟地、黄连分量,止盗汗效果更加增强。

案 3 湿蕴瘀阻 蒋男,58 岁,2007 年 4 月 6 日就诊。主诉:盗汗,两小腿胀,傍晚微肿,每日大便 2 ~ 3 次。舌边紫暗,舌下静脉曲张显露,苔黄,脉细弦。有长期饮酒史与吸烟史,心电图示房性期前收缩。

当归六黄汤加味:黄芪 15g,当归 9g,生地 9g,熟地 9g,黄连 3g,黄芩 6g,黄柏 9g,瘪桃干 15g,糯稻根 30g,茯苓皮 30g,车前子 15g,木瓜 12g,川牛膝 15g,白术 20g,大枣 10g,7 剂。

二诊(4 月 17 日):盗汗、腿肿减轻,上方去祛湿之品再予 7 剂。

三诊(4 月 27 日):盗汗进一步减少,上方加麻黄根 10g,7 剂。

四诊(5 月 8 日):盗汗减六成,大便干,上方去麻黄根,将当归增至 15g,加制大黄 6g,7 剂。

随访(6 月 26 日):因他疾来诊,述四诊药后盗汗即止。

【按】 酒湿之体,舌现瘀象,湿蕴瘀阻之证。虽无阴虚火旺征象,当归六黄汤对盗汗起到了主要治疗作用。

案 4 阴虚内热 陈女,70 岁,退休,2007 年 5 月 8 日就诊。主诉:胆囊摘除术后即出现自汗、盗汗,已近 4 年,自汗时体内有烘热感,伴耳鸣。舌淡红,苔薄,脉细弦。治拟养阴疏肝止汗。处方:生地 30g,熟地 30g,玄参 30g,麦冬

30g,何首乌 15g,川芎 12g,柴胡 12g,香附 12g,菖蒲 10g,菊花 10g,决明子 15g,糯稻根 30g,瘪桃干 15g,7 剂。

二诊(5 月 18 日):盗汗、耳鸣有所减轻,药后易泻,原方加茯苓 30g,白术 30g,7 剂。

三诊(5 月 25 日):盗汗减半,耳鸣几止,但仍有烘热感。

当归六黄汤加味:黄芪 15g,当归 12g,生地 15g,熟地 15g,黄连 6g,黄芩 12g,黄柏 12g,糯稻根 15g,瘪桃干 15g,7 剂。

四诊(6 月 1 日):盗汗进一步减少近无,1 周仅有 2 次微微盗汗而已,耳鸣止。

【按】 本案盗汗阴虚内热尚不至于到火旺程度,相对符合当归六黄汤原旨。

案 5 心血瘀阻 汤男,88 岁,2007 年 6 月 8 日初诊。主诉:盗汗以颈以上为主,淋漓湿衣,已 1 年有余,时有胸闷胸痛,头晕耳鸣。舌质暗红,有裂纹,光滑无苔,脉弦滑结代。

当归六黄汤加味:黄芪 30g,当归 12g,生地 15g,熟地 15g,黄连 6g,黄芩 10g,制大黄 6g,玄参 30g,麦冬 30g,五味子 9g,煅牡蛎 30g,瘪桃干 30g,浮小麦 15g,7 剂。

二诊(6 月 15 日):盗汗减少,头晕依然,上方加入川芎 15g,桃仁 12g,红花 10g,赤芍 12g;一直调服至五诊(7 月 10 日)盗汗完止,但头晕耳鸣未愈。

【按】 本案盗汗伴胸闷胸痛、舌暗红、脉弦滑结代,可判为血府血瘀,无法判为阴虚火旺证。

案 6 阴津不足兼有内热 徐男,68 岁,2007 年 7 月 24 日就诊。主诉:盗汗 3 年,近来加重,大便 1 日一行但不成形,口干黏腻,潮热。舌红,苔薄、津少而干,脉细弦。

当归六黄汤加味:黄芪 20g,当归 12g,生地 15g,熟地 15g,黄连 9g,黄芩 12g,黄柏 12g,茯苓 15g,白术 12g,芦根 30g,川石斛 15g,7 剂。

二诊(7 月 31 日):盗汗减半,大便反成形,因口干唇燥,上方加天花粉 9g,沙参 12g,14 剂。

三诊(8 月 14 日):盗汗、潮热、口干诸症均有进一步改善。

【按】 本案略同案 5,潮热、口干、舌红、津少,内热津亏,有阴虚内热而无火旺。当归六黄汤合健脾益气养阴生津之品治之,便溏亦愈。

案 7　火旺阴虚　孟男,25 岁,2007 年 10 月 23 日就诊。主诉:盗汗,伴口苦、口臭、口干,每日饮水量多,口中含水时方觉口干有所改善,心烦易怒,尿膜,前额痤疮。舌红,裂纹,苔黄腻,脉细弦。

当归六黄汤:黄芪 15g,当归 12g,生地 15g,熟地 15g,黄连 10g,黄芩 12g,黄柏 12g,4 剂。

二诊时盗汗明显减少;但口苦口干、尿膜未见明显改善,再予龙胆泻肝汤调治而愈。

【按】 本案是相对比较典型的阴虚火旺盗汗证。

案 8　肾虚　高男,50 岁,2007 年 11 月 13 日就诊。主诉:盗汗,夜间眼睑浮肿,腰膝酸软乏力。舌淡红,苔灰黄腻,脉弦。

当归六黄汤加味:生黄芪 50g,当归 12g,生地 12g,熟地 12g,黄连 3g,黄芩 9g,黄柏 12g,车前子 30g,泽泻 15g,茯苓皮 30g,川牛膝 15g,怀牛膝 15g,杜仲 30g,狗脊 15g,川断 12g,木瓜 12g,7 剂。

二诊(11 月 20 日):盗汗止,唯夜间眼睑浮肿、腰膝酸软乏力未有明显改善。

【按】 本案肾虚为主,或兼蕴湿,以当归六黄汤合补肾化湿治疗后,补肾化湿未见其功,当归六黄汤止住盗汗反倒立竿见影。

案 9　脾肺气虚　罗女,63 岁,2008 年 2 月 26 日就诊。主诉:自汗、盗汗已有 2 个月,咳嗽,大便不成形而量少。舌淡红,苔薄黄,脉细弦。

当归六黄汤加味:黄芪 30g,当归 12g,生地 12g,熟地 12g,黄连 6g,黄芩 9g,黄柏 9g,糯稻根 15g,瘪桃干 15g,白术 12g,防风 10g,7 剂。

二诊(3 月 4 日):盗汗减九成,仅偶有颈部少量自汗,咳亦减少;顷诊咽干不适,口干,饮食易呛,胸冷,上方去糯稻根、瘪桃干,加桔梗 20g,生甘草 10g,7 剂。

三诊(3 月 21 日):盗汗止,自汗减而未尽,咽不适减轻。

【按】 自汗、咳嗽为肺卫不固,便溏为脾虚;脾肺气虚证之盗汗,当归六黄汤亦效。

案 10　痰热瘀阻　叶女,72 岁,2008 年 3 月 11 日就诊。主诉:盗汗,耳鸣,胸闷,昨起失眠。舌质红,苔黄腻,脉细弦。他院迭用糯稻根、瘪桃干、浮小麦、煅牡蛎等无效,今特前来求治盗汗。

当归六黄汤加味:黄芪15g,当归12g,生地12g,熟地12g,黄连6g,黄柏9g,丹参30g,檀香6g,砂仁3g,麦冬12g,五味子9g,半夏9g,全瓜蒌15g,7剂。

二诊(3月21日):盗汗止,胸闷减。后转治耳鸣、失眠。

【按】 盗汗而见胸闷、苔黄腻,提示痰热瘀阻。当归六黄汤合小陷胸汤、丹参饮、生脉散以化痰活血,益阴止汗,治疗盗汗疗效满意。

案11 肾亏 宋男,51岁,2008年3月18日就诊。主诉:盗汗年余,无论春夏秋冬,每日均有盗汗,湿透衣衫;伴健忘,耳鸣。舌淡红,苔薄,脉细弦。在他处服中药盗汗不减反多,故特来就诊。

当归六黄汤加味:黄芪15g,当归12g,生地12g,熟地12g,黄连10g,黄芩12g,黄柏12g,瘪桃干30g,糯稻根30g,7剂。

二诊(4月8日):服药期间盗汗减半,但停药期间盗汗又多;耳鸣依然,乏力。原方加川芎15g,菖蒲12g,茯苓12g,远志6g,酸枣仁30g,细辛3g,柴胡12g,灵磁石15g,7剂。

三诊(4月22日):服药期间盗汗续减,但停药期间盗汗又多,耳鸣改善不明显。

【按】 本案肾亏盗汗,患者服药依从性较差,但不难看出当归六黄汤屡服屡效,停服复作,似对盗汗具某种程度"专属性"疗效。

案12 瘀血内阻 张男,67岁,2015年3月20日初诊。主诉:夜间盗汗,睡眠不佳已1年有余,早醒,每日只能睡3~4小时,每日服用枣仁安神胶囊并不见效。时有心悸,心电图示房性期前收缩。舌淡红,苔薄,舌下静脉迂曲,脉细弦。

血府逐瘀汤加减:当归12g,丹参30g,生地12g,桃仁12g,赤芍12g,红花12g,川芎12g,川牛膝12g,夜交藤30g,合欢皮15g,生龙牡各30g(先煎),麦冬12g,五味子9g,酸枣仁15g,糯稻根30g,大枣10枚,瘪桃干15g,7剂。

二诊(3月27日):心悸、睡眠较前好转,但盗汗丝毫不减。

当归六黄汤合牡蛎散:生黄芪15g,生熟地各12g,当归12g,黄芩12g,黄连9g,黄柏12g,糯稻根30g,碧桃干30g,煅牡蛎30g,浮小麦30g,五味子12g,

酸枣仁 15g,7 剂。

三诊(4 月 3 日):盗汗量减半,睡眠进一步改善,再予原方 7 剂。

四诊(4 月 10 日):盗汗量明显减少,但盗汗次数似未减。上方加麦冬 12g,夜交藤 30g,合欢花 12g,7 剂。

随访(4 月 24 日):今遇患者家属来看病,云张某服上药仅 2 剂,盗汗即止,至今不再,已经痊愈。

【按】 本案盗汗、不寐、心悸,以血府逐瘀汤为主治疗后,心悸、不寐得到改善,但盗汗丝毫不减;转以当归六黄汤为主治疗后,盗汗得止。

案 13 气虚痰阻 匡女,53 岁,2022 年 6 月 17 日因反复咳嗽 4 年余,加重 3 个月来就诊,予中药 7 剂,服药 2 剂即咳嗽顿止。

2022 年 7 月 8 日:盗汗,咽喉部有异物感,神疲乏力。舌淡红,苔黄,脉细弦。无咳嗽。

当归六黄汤合温胆汤、半夏厚朴汤:生黄芪 12g,生熟地各 12g,当归 12g,黄芩 12g,黄连 6g,黄柏 12g,半夏 12g,陈皮 12g,竹茹 12g,茯苓神各 15g,厚朴 12g,紫苏 12g,胆南星 12g,14 剂。

2022 年 8 月 5 日复诊:盗汗止,仅讲话时感咽喉不适;常感乏力,昏昏欲睡,后转治之。

【按】 本案盗汗伴梅核气而神疲乏力,无关阴虚火旺证,不妨碍当归六黄汤治疗盗汗的疗效。

三、临床运用体会

1. 当归六黄汤可治阴虚火旺证以外盗汗

在以上所举 13 个盗汗案例中,除案 4 阴虚内热案、案 6 阴津不足兼有内热案、案 7 火旺阴虚案或多或少与阴虚火旺证病机有关外,其余案 1 气阴两虚案、案 2 老年体虚案、案 8 与案 11 肾虚案、案 9 脾肺气虚案等均为脾肾亏虚类虚证;案 3 湿蕴瘀阻、案 5 心血瘀阻、案 10 痰热瘀阻、案 12 瘀血内阻、案 13 气虚痰阻等均为痰(湿)瘀内阻类实证,大部分均非阴虚火旺证盗汗,而当归六黄汤所治皆效。

以上事实证明,李东垣《兰室秘藏》所言当归六黄汤就是一首"治盗汗之圣药"方并非过言,非关"阴虚火旺证"。"治盗汗圣药"意味着当归六黄汤治盗汗具有某种程度的专属性疗效,似不必过于拘泥于证候以及证候辨别。

2. 当归六黄汤治盗汗证的本质机制探讨

这也许另有隐情蕴秘在内。

李东垣在《脾胃论》提出"阴火"学说,认为汗证病位在脾胃,脾胃内伤,气机枢转升降失常,气虚不运,三焦郁滞,阴火内生,耗气伤阴,蒸津外泄,气虚阴火而成盗汗。"火与元气不两立,一胜则一负",故当归六黄汤构方思路为倍用黄芪甘温补元气,用黄柏、黄芩、黄连苦寒泻阴火,用生地黄、熟地黄、当归补阴血,黄芪与当归又构成当归补血汤益气补阴血,全方要在补元气以灭阴火。李东垣阴火理论比较晦涩难懂,后人各有阐释与发挥,见仁见智,难以统一,但阴火不等于就是阴虚火旺。

著者通过郁证发微系列研究发现,盗汗多为郁证性病证的表现之一,治需从郁;清热泻火(滋阴)法属于从郁论治方法之一,故当归六黄汤治疗盗汗有效(参见《郁证发微六十论·四十四郁证自汗盗汗论》)。

王肯堂《证治准绳·盗汗》认为盗汗"或得之劳役七情色欲之火,衰耗阴精,或得之饮食药味,积成内热,皆有以伤损阴血,衰惫形气。阴气既虚,不能配阳,于是阳气内蒸,外为盗汗"。《普济方·虚劳门》指认喜怒惊恐可致盗汗:"五心烦热,或因饥饱动作,喜怒惊恐,病随而至,或虚胀而不思食,或多食而不生肌肉,心烦则虚汗盗汗。"丹波元简《杂病广要·虚劳》指认忧思过度可致盗汗:"五劳者,五脏之劳也。皆因不量才力,勉强运为,忧思过度,嗜欲无节,或病失调将,积久成劳。其病头旋眼晕,身疼脚弱,心怯气短,自汗盗汗……"

以上指出,喜怒惊恐、忧思过度等七情不遂可暗耗气血而致盗汗,可以达到阴虚火旺证的程度,但未必非要达到阴虚火旺证的程度不可。无论是否达到阴虚火旺证的程度,盗汗作为七情不遂所致郁证的表现之一,皆可用当归六黄汤从郁论治。作为旁证,盗汗还可用其他从郁论治方药进行治疗,诸如疏肝理气解郁法、益气补血养心法、镇静安神定志法以及交通心肾法、补肝养心法、疏肝健脾法、健脾补心法,等等。例如,王肯堂《证治准绳》即提出用逍遥散治疗郁证性盗汗,魏之琇《续名医类案》、王绍隆《医灯续焰》亦有类似记载。薛己善以逍遥散、归脾汤治郁证性盗汗。江瓘《名医类案》、龚廷贤《寿世保元》、俞震《古今医案按》、罗美《古今名医汇粹》等著作中皆有用归脾汤及加味归脾汤为主治疗盗汗的记载。吴正伦《脉症治方》则用朱砂安神丸治疗盗汗。由于这些方剂均具有不同的解郁安神作用,故治疗盗汗皆能获得疗效。

在以上所举案例中,案1伴乏力、手足心热,案2伴胸闷、耳鸣,案4伴烘热、耳鸣,案5伴胸闷胸痛、头晕、耳鸣,案6伴潮热,案7伴心烦易怒、口干苦臭、口中含水觉舒,案9伴自汗、胸冷,案10伴耳鸣、胸闷、不寐,案11伴健忘、耳鸣,案12伴不寐,案13伴梅核气、神疲乏力,等等,这些伴随症状与盗汗一样也多是郁证或郁证性病证的常见临床表现,可资佐证。

心火、肝(胆)火、胃火,皆属君相火旺,相火听命君火、感念而起,致元气耗伤、真阴亏损,清热泻火属于解郁方法之一,这也许就是当归六黄汤治疗郁证性盗汗的机制所在(参见《郁证发微六十论·七郁证相火论》)。

3. “以方(药)测证”与“以效测证”

基于“方证对应”的“以方(药)测证”理论并不总能完美解释清楚所有临床现象。虽然证候由症状群构成(包括舌脉),但是,证或证候与主症或病症之间并非总是存在内在特异性联系,以当归六黄汤治疗“阴虚火旺盗汗证”为例来说,如将“阴虚火旺”看作是“证候”、将“盗汗”看作是“病”“主症”,则可能存在以下四种治疗结果。

(1)病与证均愈 盗汗止,阴虚火旺证也随之消失。

(2)病与证均未愈 盗汗未止,阴虚火旺证也未消失。

(3)病愈而证未愈 盗汗止,阴虚火旺证并未随之消失。

(4)证愈而病未愈 盗汗未止,阴虚火旺证消失。

在以上四种治疗结果中,除(1)和(4)外,(2)和(3)的情形提示证候与病症之间或许并无必然的逻辑关系。

在临床辨证论治过程中,中医的“证候”概念需要用2次,第一次用于证候判断(诊断),第二次用于疗效评估;事实上,证候的诊断与证候的疗效判断标准并不完全是同一回事。

只要方证之间存在不对应之处,以方(药)测证难免就有行不通之处。如果方证总是对应、以方(药)测证总是可行,那么,中医药知识就变得十分浅显易懂而容易掌握了,毋庸再需圆机活法了。

显而易见,疗效是检验真理的唯一标准。根据实实在在的临床疗效来认识方剂的功效主治及其适应证,是最为可靠的方法。如果无效,即使方证对应也是白搭;反之,如果有效,即使方证不对应也无不可。这就需要通过"证实"与"证伪"2个方面的临床验证分析方法,才有可能找到符合事实、符合逻辑、符合科学的解释。

运用"证实"与"证伪"方法"以效测证"的临证思维需要我们逾越雷池,大胆实践、大胆创新。惟其如此,才能使中医药学这门学科不断地去粗取精、去伪存真而与时俱进。从这个意义上来讲,本节意图并不仅仅限于探讨当归六黄汤对阴虚火旺证以外的盗汗是否有效的问题。

第四节　四妙勇安汤证探讨

一、四妙勇安汤出处与来龙去脉

1955年沧县东关村僧人释迦宝山用此方治疗脱疽取得极好效果。1956年河北省衡水周围血管病医院副院长孙文轩将此方命名为"**四妙勇安汤**"。1960年3月25～28日卫生部在沧州召开的"华北协作区防止血栓闭塞性脉管炎现场会"上,第一次公开其方名。"四妙"谓本方药仅4味,功效绝妙;"勇"谓本方药味量大力专,祛邪除病勇猛迅速;"安"谓服用本方后,可保平安无虞,或还包含并无不良反应之意。

其实该方最早见载于东汉华佗《神医秘传》治脱骨疽神方:"此疾发于手指或足趾之端,先痒而后痛,甲现黑色,久则溃败,节节脱落。宜用极大生甘草,研成细末,麻油调敷极厚,逐日更换,十日而愈。内服药用金银花三两、玄参三两、当归二两、甘草一两,水煎服,连服十剂当愈。"《神医秘传》治脱骨疽神方即是四妙勇安汤的来源。

清代陈士铎《石室秘录·奇治法·论治奇症》亦见本方踪迹:"如人有头角生疮……速以金银花一斤煎汤,饮之数十碗,可少解其毒,可保性命之不亡,而终不能免其疮口之溃烂也。再用金银花、元参各三两,当归二两,生甘草一两,日用一剂,服至七日,疮口始能收敛而愈……脚大指生疽,亦多不救,亦可以此法治之。"

清代鲍相璈收载此方于《验方新编》中:"脱骨疽:此症生手、足各指(或云只生手足第四指者是),或生指头,或生指节、指缝。初生或白色痛极,或如粟米起一黄泡。其皮或如煮熟红枣,黑色不退,久则溃烂,节节脱落,延至手足背腐烂黑陷,痛不可忍。古方有截去指头一法,断不可用。宜用顶大甘草,研极细末,用香麻油调敷。药敷极厚,一日一换,不可间断。忌食发物。不出十日必愈。真神方也。再用金银花、元参各三两,当归二两,甘草一两,水煎服,一连十剂,永无后患。药味不可减少,减则不效,并忌抓擦为要。"其内容是《神医秘传》内容的进一步细化。

四妙勇安汤方中金银花清热解毒为君药,"金银花善于化毒,故治痈疽、肿毒、疮癣、杨梅、风湿诸毒,诚为要药"(明代张介宾《本草正》)。当归为臣药,"其味甘而重,故专能补血,其气轻而辛,故又能行血,补中有动,行中有补,诚血中之气药,亦血中之圣药也"(《本草正》),养血活血,行气止痛,去瘀生新;玄参为佐药,"玄参禀至阴之性,专主热病,味苦则泄降下行,故能治脏腑热结等证"(清代张山雷《本草正义》),可助金银花清热解毒。甘草为使药调和诸药,亦有清热解毒作用。

脱骨疽又称脱疽,指四肢末端坏死,严重时趾(指)节坏疽脱落的一种慢性周围血管疾病,相当于血栓闭塞性脉管炎和动脉粥样硬化闭塞症。

现代,四妙勇安汤被广泛用于治疗血栓闭塞性脉管炎、动脉粥样硬化性闭塞症、下肢静脉血栓形成、雷诺病等周围血管疾病,慢性皮肤溃疡、带状疱疹、痤疮、银屑病、结节性红斑、丹毒、蜂窝织炎等皮肤病,糖尿病及其并发症、痛风性关节炎、溃疡性结肠炎、系统性红斑狼疮、类风湿关节炎、多发性硬化等内科疾病,以及诸如子宫内膜异位症、盆腔炎、月经病、视网膜静脉周围炎、扁桃体炎、口腔溃疡、肛周脓肿、乳腺炎等疾病。

药理研究显示,金银花对多种细菌和病毒有抑制作用,当归能抑制血小板和红细胞积聚,玄参功能扩张血管、促进局部血液循环,甘草有类似肾上腺皮质激素样作用。四妙勇安汤对炎症早期血管通透性增高、渗出和水肿有明显抑制作用,对抑制炎症反应时前列腺素(prostaglandin,PG)E_2的合成也有一定作用,PGE_2是一种重要的细胞生长和调节因子,是花生四烯酸环氧合酶代谢产物,为二十碳不饱和脂肪酸,其主要作用为扩张血管,增加器官血流量,降低血管外周阻力,同时具有免疫抑制和抗炎及抗氧化作用,能促进血管内皮细胞增殖分化,有助于血管的修复和生成。

二、验案举隅

案 1 舌痛 王女,61 岁,2009 年 3 月 27 日就诊。主诉:舌尖及舌体中部碎痛年余,生气时尤甚,伴口燥咽干,心烦纳少。舌质暗红,苔黄,脉滑数。曾去口腔专科医院检查无异常发现。服用维生素类药物无效。

四妙勇安汤加味:金银花 15g,玄参 12g,当归 12g,甘草 6g,丹皮 10g,黄连 6g,生地 15g,白术 15g,茯苓 15g,7 剂。

二诊(4 月 3 日):服药 1 周,持续年余之舌痛即止,再予 7 剂以资巩固。

随访(5 月 7 日):服药 2 周,舌碎痛及诸症皆除。

【按】 本案舌碎痛已迁延年余,必有热毒瘀蕴结难解,故以四妙勇安汤合清胃散加减为治。服药仅 7 剂,舌痛霍然而愈。

案 2 胃痛 张女,60 岁,2010 年 5 月 11 日初诊。主诉:中脘疼痛年余,食后尤甚,纳食不馨,饮食长期以粥、面为主,食饭则胃痛甚。舌暗红,苔薄,舌下静脉迂曲,脉细弦。2009 年 8 月 19 日胃镜示慢性浅表性、萎缩性胃炎。

四妙勇安汤加味:金银花 20g,玄参 12g,当归 15g,甘草 12g,苍白术各 12g,厚朴 12g,枳壳 12g,白芍 40g,香附 12g,砂仁 3g,六神曲 12g,焦山楂 15g,槟榔 12g,7 剂。

二诊(5 月 18 日):中脘疼痛减半,仍不能饭,口干。舌淡红,苔黄腻,脉细弦。原方加鸡内金 12g,7 剂。

三诊(5 月 25 日):中脘不痛,可以食饭,唯觉胃胀。上方加苏梗 12g,7 剂。

随访(7 月 21 日):总计服药 3 周,中脘疼痛除,纳寐可,二便调。

【按】 本案因胃痛只能喝粥食面而不能饭,饭后胃痛辄加重,呈刺痛,且舌暗红、舌下静脉迂曲显露,病程较久,热毒瘀内结,气滞湿阻,食积不化,治以四妙勇安汤清热解毒、活血化瘀,加枳壳、香附、槟榔理气导滞,苍白术、厚朴、砂仁化湿祛浊,六神曲、焦山楂消食开胃运脾,芍药甘草汤缓急止痛。使瘀解热消,气顺血行,湿祛食化,胃痛止而能饭。

案3　唇风　侯女,53岁,2017年4月11日就诊。主诉:唇周脱屑干燥,痒痛并作,时有皲裂出血。年轻时即有此唇疾,间断发作,2年前绝经后唇风加重,每当心情不愉快时亦加重。舌淡红,苔薄黄腻,脉细弦。曾就诊于西医皮肤科,涂抹药膏(药名不详)尚可、停用则复发。

四妙勇安汤:金银花90g,玄参90g,当归60g,甘草30g,7剂。

二诊(4月25日):唇不裂,但痒不痛。上方加白鲜皮30g,地肤子30g,土茯苓30g,7剂。

三诊(5月2日):唇风减轻,不痛不痒。后以四妙勇安汤加天花粉12g,芦根30g,服用月余。

随访(7月1日):唇风几愈,无痛无痒无皲裂无蜕皮,唯外观下唇皱褶较常人稍多。

【按】 唇风又名唇疮,相当于慢性唇炎,多由风火湿热相搏所致。以四妙勇安汤配伍白鲜皮、地肤子、土茯苓等祛风利湿,终见功效。

案4　筋瘤　张女,67岁,2017年6月15日初诊。主诉:右小腿胫骨前下三分之一处红肿热痛,久站痛甚,已有月余。舌红,舌下静脉迂曲,苔薄黄,脉弦滑。下肢磁共振示右下肢静脉曲张;右下肢脉管炎。西医建议手术治疗,患者不愿,遂来求诊于中医。

四妙勇安汤:金银花90g,玄参90g,当归60g,甘草30g,7剂。

二诊(6月22日):服药4剂后,腿已不痛,右小腿胫骨前下三分之一处虽仍红肿,但有清凉感。舌脉同上。原方再予14剂。后电话随访得知右小腿热痛消除、红退色,不肿。

三诊(10月12日):因右下肢肿痛复发1周再诊。见右侧小腿患处皮色发黑,按之痛,扪之表面温高于左侧,双膝及左髋骨疼痛。舌淡红,苔薄黄腻,舌下静脉迂曲,脉细弦。下肢静脉超声检查示双侧下肢股静脉、右侧腘静脉反流。

四妙勇安汤合四神煎加味:金银花 90g,玄参 90g,当归 60g,甘草 30g,生黄芪 160g,川石斛 120g,川牛膝 120g,路路通 12g,7 剂。煎煮及服药方法:加水 10 碗,煎至 3 碗,入金银花,再煎成 1 碗;临睡前顿服;翌日上午将药渣加水 5 碗,煎成 2 碗,上午、中午各服 1 碗。

四诊(10 月 19 日):右下肢疼痛止,膝关节及左髋关节疼痛减轻。

四妙勇安汤加味:金银花 45g,玄参 50g,当归 50g,甘草 15g,川怀牛膝各 45g,忍冬藤 45g,生地 30g,丹皮 12g,赤芍 12g,7 剂。按常规方法煎煮服用。

五诊(10 月 25 日):右下肢除有色素沉着外,红肿疼痛全消。以上方续服 4 周,以防再发。后随访得知右下肢色素沉着逐渐减少,活动如常。

【按】《外科正宗·瘿瘤论》:"筋瘤者,坚而色紫,垒垒青筋,盘曲甚者结若蚯蚓。"可见筋瘤相当于下肢静脉曲张。筋瘤患者下肢常而出现皮肤萎缩、色素沉着、脱屑、瘙痒等症,可伴脉管炎症。本案即右下肢静脉曲张伴右下肢脉管炎,小腿红肿热痛,扪之皮温高。先于 2017 年 6 月发病、同年 10 月又复发,均以四妙勇安汤为主获效。

案 5 白疕 曹女,40 岁,2017 年 10 月 26 日就诊,主诉:双下肢散发皮疹伴鳞屑,色鲜红,轻刮鳞屑则有小出血点,瘙痒,时有疼痛;轮番新发不止,色鲜红。伴口干,心烦。舌红,苔黄,脉弦滑。外院诊断为"寻常型银屑病",服西药效果不著。

四妙勇安汤加味:金银花 90g,玄参 90g,当归 60g,甘草 30g,丹皮 12g,赤芍 12g,生地 30g,山药 30g。7 剂。

二诊(11 月 2 日):下肢脱屑有所减少,仍瘙痒。上方续服 14 剂。

随访(12 月 5 日):自服上药 3 周后,脱屑止,瘙痒除,已无新发牛皮癣。

【按】"白疕"俗称牛皮癣,为寻常型银屑病。隋代《诸病源候论》就有相关描述:"干癣,但有匡郭,枯索,痒,搔之白屑出是也。"《外科正宗·杂疮毒门·顽癣》论及病机:"狗皮癣白斑相簇,此等总皆血燥风毒克于脾、肺二经。"本案从皮疹及舌脉看,属血燥风毒、热毒瘀互蕴。以四妙勇安汤清热解毒,基于"治风先治血,血行风自灭"之理,配生地、赤芍、丹皮凉血之品。

案 6 流火 肖男,82 岁,2018 年 5 月 24 日初诊。主诉:左下肢红肿热痛。发作初时见左下肢局部出现界限清晰之片状皮疹,色如涂丹,热如火灼,左下肢皮肤暗红,伴发热,体温 39.5℃。西医诊断为"急性淋巴管炎",予以头孢类抗生素治疗 3 天,体温复常;今因下肢红肿热痛遂来求诊。舌淡红,苔薄黄,脉弦滑。

四妙勇安汤加味:金银花 30g,玄参 50g,当归 50g,甘草 20g,忍冬藤 30g,川牛膝 15g,泽兰泻各 15g,川石斛 15g,麦冬 12g,五味子 9g,7 剂。

二诊(5 月 31 日):左下肢红肿热痛明显消退,夜尿多。上方加丹参 15g,枣仁 15g,14 剂。

三诊(6 月 14 日):下肢不红不肿无热痛。上方金银花、玄参、当归减至 15g,加茯苓 15g,14 剂。

随访:后因他病来诊,诉服上药 5 周后,左下肢红肿热痛症状全部消除,安好至今。

【按】 流火相当于发生在下肢的急性皮肤内网状淋巴管炎症,多由溶血性链球菌引起。抗生素治疗后,往往会遗留下肢皮色暗红肿硬难以消除。患者处于急性发作期,左下肢红肿热痛,病机为热毒瘀夹湿。四妙勇安汤加忍冬藤、川牛膝清热活血通经。金银花用量不大,故再加忍冬藤。泽兰、泽泻活血祛湿。热邪易伤阴,故配川石斛、麦冬、五味子。

三、临床运用体会

1. 热毒瘀是四妙勇安汤证核心病机

运用四妙勇安汤的关键在于把握热毒瘀的病机。热毒壅滞,影响气血运行,造成脉络瘀堵,脉络瘀堵又进一步致热毒瘀更难消解,故这类病机的病情往往比较顽固。

本文所示案 1 舌痛证属心脾积热,案 2 胃痛证属瘀热内蕴,案 3 唇风证属风火湿热上壅,案 4 筋瘤证属湿热瘀阻,案 5 白疕证属血热风燥,案 6 流火证属湿热下注,病虽各不相同,但热毒瘀病机则一,四妙勇安汤具有清热解毒消肿,凉血活血止痛的功效,故都可用四妙勇安汤异病同治。

在诸种疾病中,四妙勇安汤最适合用于治疗具有热毒瘀病机的脉管(血管、淋巴管)类疾病,屡建奇功,少有出其右者。

2. 四妙勇安汤临证应用注意点

(1)构方加减：四妙勇安汤清热解毒，凉血活血的功效妙在选药搭配构方。清热解毒、凉血活血药物有很多，四妙勇安汤妙在选用金银花，妙在选用玄参，妙在选用当归，妙在选用甘草，虽仅有区区 4 味药，但配伍极其严谨，其方解难以言表只可意会，共奏清热解毒祛瘀之效，不可轻易加减，或只宜加味、不宜减味，减去任何一味药必将严重影响本方功效，故《验方新编》强调"药味不可减少，减则不效"。

即使加味也需遵守 2 个原则。一是需针对热毒瘀主病机，例如加用忍冬藤、黄连是为了配合金银花、玄参清热解毒；加用牛膝、生地、丹皮、赤芍是为了配合当归、玄参养血益阴、凉血活血、化瘀通络。二是根据不同的病情需要可补足四妙勇安汤的不足之处，如治胃痛案可加理气化湿消食之品，诸如此类。加味不可过多过杂过乱，以免干扰该方疗效发挥；尤其是在治疗脉管外科、皮肤科类疾病时更需注意这一点，如上述筋瘤案与唇风案均只用四妙勇安汤原方进行治疗。

(2) 剂量增损：四妙勇安汤原方为金银花、元参各三两(90g)，当归二两(60g)，甘草一两(30g)，药味少而剂量甚大。因剂量大，故药味少；因药味少，故剂量大。若以此方治疗脉管外科类病证如案 4 筋瘤、案 6 流火、案 5 白疕以及皮肤科类疾病(参见第二章"外治撷华"第十一节"嗜酸性粒细胞增多性皮炎")，提倡用原方和／或原剂量，不宜轻易减少分量，否则极有可能影响疗效获取。但是，若以此方治疗内科类病证，如案 1 舌痛与案 2 胃痛时，用常规剂量即可，不宜用原方大剂量，否则可能反而有害。

(3)疗程长短：《神医秘传》《验方新编》提出服用本方需"一连十剂"，意在强调用本方时需有足够的疗程，不能过短不必过长。本节所举案例少则服用 2 周，多则服用 6 周以上，未见大碍。一方面，由于本方药物剂量大，需注意中病即止；另一方面，由于热毒瘀病机深伏于内，又不可被其表象所迷惑而过早停药。如案 4 筋瘤病例服用本方 3 周后，因右小腿热痛消除、不红不肿而停药，结果病情于 4 个月后又复发，或与当时疗程不足有关。

(4)将息注意：凡皮肤科、外科病症，《验方新编》强调"忌抓擦为要"。

(5)毒副作用：尚未发现运用大剂量四妙勇安汤的不良反应。在运用大剂量四妙勇安汤时应结合患者年龄、体质、病程及病情多方面因素综合考量。本方不适合用于脾胃虚寒者。

第五节　仙方活命饮与加味仙方活命饮

一、方剂出处与类方

仙方活命饮出自明代陈实功《校注妇人良方》,药物组成与用量为:白芷3g,贝母、防风、赤芍药、当归尾、甘草节、皂角刺(炒)、穿山甲(炙)、天花粉、乳香、没药各6g,金银花、陈皮各9g。用酒一大碗,煎五七沸服。毒在上饱服,在下饥服,喜饮者多饮酒以行药势。现代多用水煎服,或水酒各半煎服。

功用:清热解毒,消肿散结,活血止痛。

主治:各种痈疽、疮疡肿毒属于阳证体实者;症见疮疡肿毒初起,红肿焮痛,或身热凛寒,苔薄白或黄,脉数有力者。本方用于痈肿未溃之前,若已溃则不可用;本方性偏寒凉,阴证疮疡忌用;脾胃本虚,气血不足者慎用。

方义:本证多由热毒壅聚,气滞血瘀痰结所致。治疗以清热解毒,消肿散结,活血止痛为主。热毒壅聚,营气郁滞,气滞血瘀,聚而成形,故见局部红肿热痛;邪正交争于表,故身热凛寒;正邪俱盛,相搏于经,则脉数有力。方中金银花性味甘寒,清热解毒疗疮,故重用为君。当归尾、赤芍、乳香、没药、陈皮行气活血通络,消肿止痛,共为臣药。疮疡初起,其邪多羁留于肌肤腠理之间,与白芷、防风相配,通滞散结,热毒外透;贝母、天花粉清热化痰散结,消未成之脓;穿山甲、皂刺通行经络,透脓溃坚,可使脓成即溃,均为佐药。甘草清热解毒,并调和诸药;煎药加酒者,借其通瘀而行周身,助药力直达病所,共为使药。诸药合用,共奏清热解毒,消肿溃坚,活血止痛之功。

罗东逸《古今名医方论》评论:"此疡门开手攻毒第一方也。经云:营气不从,逆于肉理。故痈疽之发,未有不从营气之郁滞,因而血结痰凝,蕴崇热毒为患,治之之法,妙在通经之络,行血之滞,佐之以豁痰、理气、解毒。"吴谦在《医宗金鉴》中将此方尊奉为"乃疮疡之圣药,诚外科之首方也"。

另有**真人活命饮**,出自明代汪昂《医方集解》,较《校注妇人良方》仙方活命饮少一味赤芍药,亦主治疮疡肿毒初起,或已成脓而未溃者,红肿焮痛,身热恶寒,脉数有力,其证属阳者。

仙方活命饮多可用于治疗化脓性炎症,如蜂窝织炎、化脓性扁桃体炎、乳腺炎、脓疱疮、疖肿、急性阑尾炎及阑尾脓肿、肛瘘术后等外科及皮肤科领域属于阳证实证者。本方有抗菌、抗炎、镇痛、增强免疫功能等作用。

五味消毒饮出自《医宗金鉴》,由金银花三钱,野菊花、蒲公英、紫花地丁、紫背天葵各一钱二分组成,水一盅,煎八分,加无灰酒半盅,再滚二三沸时,热服,被盖出汗为度。功用:清热解毒,消散疔疮。主治:疔疮初起,发热恶寒,疮形如粟,坚硬根深,状如铁钉,舌红苔黄,脉数。

仙方活命饮诚为"疮疡之圣药""外科之首方",著者为进一步增强该方功效,常在仙方活命饮基础上再合入五味消毒饮加减,还可用连翘、蚤休(别名七叶一枝花、重楼、草河车、土三七)等清热解毒之品,名为**加味仙方活命饮**,可使仙方活命饮功效更胜一筹。

二、验案举隅

案1 糖尿病全身痈疔 王男,51岁,2008年10月28日就诊。主诉:素患糖尿病,近4个月以来,头顶、颈项、背部、大腿不断生出痈疔,一般自服头孢类药物、牛黄解毒丸后,7日左右可化脓而愈。最近左鼻唇沟处生一痈疔,红肿有脓,致左脸部肿大已有3日,服抗生素数日未见好转。舌淡红,苔薄黄,脉细弦。

加味仙方活命饮加减:金银花30g,当归12g,白芷12g,乳香3g,没药3g,皂角刺12g,天花粉10g,川贝母6g,防风12g,紫花地丁12g,连翘12g,七叶一枝花12g,蒲公英30g,7剂。

二诊(11月18日):脸部痈疔红肿迅速消失,并且颈部、背部以及腿部痈疔亦同时消退。原方再予14剂以资巩固。

【按】 本案为糖尿病周围血管神经病变范畴。左鼻唇沟处痈疔红肿有脓,致左脸肿大,似又为毛囊炎感染成痈疔,热毒壅盛,正宜仙方活命饮清热解毒,溃坚排脓。

案 2　糖尿病皮肤溃烂　包女,72 岁,2009 年 7 月 7 日就诊。主诉:四肢皮肤均有散在局部瘙痒难忍,起先不红不肿,辄以他人所授之秘方膏药贴之,2～3 日后揭去,贴处皮肤红肿溃烂并化脓,自行挑破流出脓,渐结痂;继之在贴膏药处再以灸法拔火罐以"拔毒"。一直自行按上法治疗,四肢皮肤瘙痒—贴膏药后揭去—红肿—溃脓—拔罐—结痂,如此循环,此伏彼起,轮番发作,以致全身皮肤色素沉着,并留火罐痕迹,时有新发红肿溃破,几乎体无完肤,尤以前胸、后背为甚。此疾已有 10 余年,四季均发,尤以冬季及梅雨季节多发。经询问有糖尿病史。舌偏红,苔黄腻,脉细弦滑。

加味仙方活命饮加减:金银花 30g,当归 12g,白芷 9g,天花粉 9g,浙贝母6g,防风 9g,甘草 12g,连翘 30g,紫花地丁 12g,七叶一枝花 12g,蒲公英 30g,苦参 15g,玄参 15g,石菖蒲 12g,何首乌 12g,火麻仁 12g,威灵仙 12g,7 剂。

二诊(7 月 14 日):服药仅 3 剂,即觉皮肤瘙痒明显减轻,皮肤无新发溃烂,顷诊诉下肢有牵紧感,夜间小腿抽筋。上方去金银花、连翘、紫花地丁、浙贝母,加川牛膝 30g,白芍 30g,木瓜 12g,薏苡仁 15g,7 剂。

三诊(7 月 21 日):再无皮肤瘙痒与新发红肿溃破化脓,先前溃烂皮肤亦结痂,基本痊愈。患者诉皮肤从未有似近来"光滑顺溜"。小腿抽筋减而未尽,膝软无力。前方加杜仲 30g,川断 12g,14 剂,嘱其继续服用。

【按】　本案糖尿病周围血管神经病变所致皮肤瘙痒溃烂已有 10 余年,迄今拒绝去正规医院治疗,轻信他人意见执意采用所谓秘方膏药贴之又揭,揭之再贴,更加火灸拔罐,皮肤无有宁日,遂致红肿溃烂化脓结痂,此起彼伏、循环往复,致使体无完肤,病情发展至就诊阶段,解衣不忍卒睹。嘱其停止自行疗法,但服仙方活命饮加味治疗,1 周初见成效,2 周大见成效。

案 3　舌痛　汪女,78 岁,2009 年 11 月 24 日就诊。主诉:舌左侧疼痛已持续 5～6 年,舌痛妨碍进食,食热食辣舌更痛,舌痛甚时呈抽痛性质,影响语言发声,但察舌外观该处并无异常发现。同时伴口疮反复发作,左半牙龈肿痛连及左侧面部疼痛,鼻衄,盗汗,两膝酸软无力等,多种不适。舌淡红,苔薄,脉细弦。经用清胃散、泻黄散、凉膈散、增液汤、当归六黄汤、血府逐瘀汤、点舌丸、万应胶囊、一清胶囊治疗,配合用珍珠粉及云南白药粉外敷治疗口疮,诸般症状均告消失,唯舌痛顽固不愈。

2010年5月11日开始改以**加味仙方活命饮**加减:金银花12g,当归12g,白芷12g,皂角刺12g,天花粉12g,防风12g,连翘12g,野菊花12g,紫花地丁12g,七叶一枝花12g,蒲公英12g,板蓝根30g,马齿苋20g,茯苓15g,茯神15g,枣仁15g,7剂。

5月18日来诊时诉服上药后,效果显著,舌痛明显减轻。此后继续以上方治疗至舌痛彻底消失。在治疗过程中,曾因治他症而2次停用仙方活命饮后,舌痛又起,再用则舌痛又止。

【按】 舌痛多年,妨碍进食、讲话,但舌外观并无任何异常发现。伴口疮、牙龈肿痛及面部疼痛、鼻衄、盗汗,经治均瘥,唯舌痛顽固不愈。对此不明原因舌痛祭出仙方活命饮加强版进行治疗后,效出意表。可见造成舌痛的热毒瘀蛰伏之深。

案4 痤疮、湿疹 徐女,36岁,2010年11月19日就诊。主诉:面部布满痤疮,密密麻麻融合成片,痤疮下皮肤呈大片红斑状背景,瘙痒难忍,部分痤疮化脓,面部浮肿,口苦。舌淡红,苔薄,脉细弦。此病始于2009年10月,他院皮肤专科诊断为痤疮、湿疹,予服抗过敏西药后,仅瘙痒略有所减而已。

加味仙方活命饮加减:金银花30g,当归15g,白芷12g,没药6g,乳香6g,皂角刺9g,天花粉12g,贝母9g,防风12g,陈皮9g,甘草3g,紫花地丁15g,七叶一枝花15g,连翘30g,蒲公英30g,7剂。

二诊(11月26日):面部新发痤疮减少,原方7剂。

三诊(12月3日):面部红肿基本消除,原有痤疮减少,偶有极少新发痤疮一两点,消退明显较前为快。继予原方7剂,口服;再予马齿苋150g,7剂,嘱煎汤后用纱布蘸药汁湿敷脸部20分钟,1日2次或以上。

四诊(12月10日):因上班由其父代诊。云旧发痤疮明显消退,但新发尚未完全绝迹。用药外洗后觉脸部不舒服而自行停用。原口服方加桑白皮15g,白花蛇舌草30g,10剂。

五诊(12月21日):面部不红不肿不痒,痤疮明显消退且无新发,仅留陈旧痕迹而已。舌红,脉细弦。原方加苦参12g,14剂。

随访(2011年2月15日):诉自去年治疗以来,面部痤疮再无新发,湿疹亦愈,无红肿瘙痒,仅留旧痕。

【按】 面部痤疮、湿疹经病 1 年,星星之火已成燎原之势,痤疮逐渐融合成片,其下皮肤过敏呈大片红斑状背景,不仅影响观瞻,更是瘙痒难忍、抓挠两难。热毒壅盛,仙方活命饮原方清热解毒之力已有所不逮,故再加紫花地丁、七叶一枝花、连翘、蒲公英、苦参以坚壁清野。治疗月余,持续 1 年之顽疾终告消退而痊愈。

案 5 带状疱疹后遗神经痛 张女,71 岁,2011 年 4 月 1 日初诊。主诉:2009 年 8 月发带状疱疹,迄今仍然右侧胸胁肋并延及背部持续疼痛不已,左胸胁亦感疼痛但轻于右侧。曾经西药(药名不详)及激光治疗,止痛效果不著。近两三年来,每于夜晚九十点钟辄发小腿抽筋,两下肢酸痛,近来加重。舌淡红,苔薄黄腻,脉细弦。

加味仙方活命饮加减:金银花 12g,当归 12g,白芷 9g,乳香 15g,没药 15g,皂角刺 9g,天花粉 9g,浙贝母 6g,防风 9g,陈皮 6g,炙甘草 12g,连翘 12g,蒲公英 12g,蚤休 12g,紫花地丁 9g,白芍 40g,木瓜 12g,薏苡仁 30g,7 剂。

二诊(4 月 8 日):右侧胸疼痛明显减轻乃至消失,近 2 日基本不觉疼痛,左侧胸胁疼痛也同时减轻;小腿抽筋止,下肢不酸痛。近日感冒咳嗽,纳差,口酸,舌淡红,苔黄,脉细弦。原方白芍减为 30g,加六神曲 15g,麦芽 15g,14 剂。

随访(4 月 28 日):带状疱疹后遗胸胁疼痛终告消失,无小腿抽筋。

【按】 本案为带状疱疹后遗神经痛,皮损虽愈,但疼痛不已,西药及激光治疗止痛效果不显著,此为经络热毒未尽,气滞血瘀于内;中医治疗与其关注止痛,不如肃清遗留经络肌肤肉腠之余毒。以仙方活命饮为主治疗不到 1 周,持续将近 2 年之久的带状疱疹后遗神经痛,竟霍然愈于一旦,堪称神奇。

案 6 头部疖子 曹男,84 岁,2011 年 4 月 19 日就诊。主诉:头部患疖病 10 年余,迁延不愈,发于头部发际处及散在于头顶部,瘙痒而痛,外用药膏涂治后好转,停用后旋又复发。顷诊见疖子位于左颞侧发际处,局部皮肤稍红,范围约 3cm,轻压痛。舌红,苔少,脉弦滑。

加味仙方活命饮加减:金银花 12g,当归 12g,白芷 12g,乳香 6g,没药 6g,皂角刺 9g,天花粉 9g,浙贝母 6g,防风 12g,陈皮 6g,蚤休 12g,蒲公英 12g,连翘 15g,7 剂。

三诊(4月26日):头部疖子基本消退,无红肿痒痛,未有新发疖子。以上方治疗4周。

随访:头部疖子全部消退,无红肿痒痛,未有新发,告愈。

【按】 头部疖病或为毛囊炎类病,因有头发覆盖,涂搽患处外用药难以发挥作用,故10余年来迁延不愈。病机判为热毒壅盛,气滞血瘀;用仙方活命饮为主清热解毒,活血止痛,1周即初见成效,治疗数周告愈。

案7 丹毒 盛女,54岁,2012年3月6日就诊。主诉:左侧面部红肿疼痛3周余。2月14日左侧面部发作丹毒,红肿热痛至今。经抗生素治疗后,热感渐消,但局部仍红肿疼痛。左下肢也曾发过丹毒,现将愈。舌淡红,苔薄黄,脉细弦。因患者不愿再继续服用抗生素,遂求治于中医。

加味仙方活命饮加减:金银花15g,当归12g,白芷12g,天花粉12g,浙贝母6g,防风12g,陈皮6g,连翘15g,蚤休15g,蒲公英15g,紫花地丁15g,贯众15g,7剂。

二诊(3月13日):左侧面部丹毒未有明显改善,左下肢丹毒不红但痒,舌脉同上。原方蒲公英、金银花各增至30g,7剂。

三诊(3月20日):面部但肿不红,时痛。上方蒲公英进一步增量至50g,贯众、连翘增量至30g,再加板蓝根30g,10剂。

四诊(3月30日):面部不痛不红,肿亦明显减轻,舌脉同上。原方14剂。

五诊(4月6日):面部不红不肿不痛,偶痒,舌脉同上。守方14剂。

六诊(4月20日):数日前,左眼周围红肿瘙痒,但不痛,舌脉同上。用首诊处方加制乳香、制没药各9g,皂角刺12g,甘草6g,7剂。

七诊(4月27日):服上药2剂,左眼周围即不痒不红不肿。处方:白芷12g,当归12g,制乳香、制没药各9g,红花10g,桃仁12g,川芎15g,赤白芍各12g,生地黄12g,丹参15g,7剂。

八诊(5月4日):服毕上药,诸症悉除。

【按】 丹毒为网状淋巴管炎。似本案先后左下肢发生丹毒,又在左侧面部发生丹毒,实不多见。经抗生素治疗后,面部丹毒依然红肿疼痛至今。丹毒证属热毒壅盛,祭出仙方活命饮加强版予以治疗,逐渐增加有关药物剂量以清除热毒,治疗将近2个月,终获痊愈。

三、临床运用体会

1.（加味）仙方活命饮治疗难治性疮疡疗效卓越

案1左鼻唇沟痈疔红肿化脓、左脸肿大,头顶、颈项、背部、大腿等处几乎全身不断生出痈疔;案2糖尿病皮肤溃烂10余年,已达体无完肤程度;案3舌痛莫名其妙持续5～6年,舌痛妨碍进食甚至说话,而舌外观并无异常发现;案4满脸痤疮密密麻麻融合成片、部分化脓,又兼面部皮肤湿疹,呈大片红斑状、瘙痒难忍,面部浮肿,病已经年;案5带状疱疹后遗神经痛2年之久,西药止痛及激光治疗无果;案6头部疖病迁延不愈10年余,瘙痒疼痛,渐长渐大;案7左下肢丹毒未愈,左侧面部红肿疼痛、左眼周围红肿瘙痒,又新得丹毒。

以上这些案例病程较长,病情顽固难愈,其中不少经西医治疗无效;多表现为皮肤肌表红肿、疼痛、瘙痒、溃烂、化脓、渗出的特点,病机为热毒壅盛、血瘀痰凝湿蕴互相纠缠在一起。仙方活命饮及加味仙方活命饮对这些病证疗效可靠,并且其疗效经得起重复,确实是十分优秀的方剂。

2.（加味）仙方活命饮功效主治探讨

罗东逸、吴谦、汪昂等历代医家都认为仙方活命饮适用于主治疮疡肿毒初起,其证属阳者。著者注意到唯唐宗海所论与众不同而鹤立鸡群,其在《血证论》独具慧眼地指出:"此方纯用行血之药……为疮证散肿之第一方。诚能窥及疮由血结之所以然,其真方也。第其方乃平剂,再视疮之阴阳,加寒热之品,无不应手取效。"这段话有三层含义:一是,仙方活命饮几乎全由行血药组成,方中除金银花、防风、皂角刺、天花粉、贝母、陈皮、甘草外,其余当归尾、赤芍药、乳香、没药、白芷、穿山甲均为行血散瘀药,故其适用于一切血积所致之疮。二是,本方并非属于苦寒清热解毒类方,而是属于"平剂",平剂者,不寒不热之谓也。三是,"视疮之阴阳,加寒热之品",因为仙方活命饮为平剂,意味着经过适当配伍,不仅可用于疮疡阳证,也可用于疮疡阴证。

仙方活命饮除了行血散瘀药外,因有金银花、天花粉、贝母在内,还是偏于清热剂而非真正的平剂,唐宗海所言略失偏颇;但是,唐宗海所言恰恰暴露了本方治疗阳证疮疡确实存在清热解毒之力显得不足的缺陷,疮疡以阳证居多,往往热毒嚣张,单靠金银花单枪匹马显得势单力薄。

正是考虑到这一层,著者在应用仙方活命饮时常喜联合运用五味消毒饮(金银花、野菊花、蒲公英、紫背天葵、紫花地丁)主要药物或再加其他清热解毒药物,诸如蚤休、连翘、苦参、玄参、板蓝根、马齿苋、贯众之类,而成加味仙方活命饮。加味仙方活命饮全方明显偏于苦寒,进一步增强了清热解毒之力,更适宜于治疗痈疽疮疡肿毒。这在当今人工栽培饮片质量低下、抗生素泛滥造成耐药性增加的情况下,尤其显得有必要。

3.(加味)仙方活命饮注意事项

以前,考虑到穿山甲价格较贵,可将穿山甲打磨成粉,1 日吞服 1 ~ 2g,有助于节约药材、减轻经济负担。2020 年我国将穿山甲由国家二级保护动物调整为国家一级保护动物。出于动物保护条约,著者不主张本方继续使用穿山甲,可用地鳖虫等药替代;再从以上临床疗效来看,不用穿山甲亦未见得疗效受到明显的影响。

仙方活命饮传统的煎煮方法是用酒一大碗,煎五七沸服。不耐酒者,也可用黄酒与水各半煎煮服。五味消毒饮传统的煎煮方法是水一盅煎八分,加无灰酒半盅再滚二三沸时。对于实不耐酒者,加味仙方活命饮也可用水煎煮;但用水煎煮时,二三五七沸就嫌过短,可适当延长煎煮时间,但也没有必要超过半小时。

汪昂在《医方集解》中说煎煮该方时忌用铁器,当今都不主张用铁器煮药;指出:"毒在上饱服,在下饥服。喜饮酒者多饮酒以行药势。忌酸物。"本文所举案例病情有上有下,以上为多,并未基于饱服饥服之说,疗效似未受甚影响。

仙方活命饮尤其是加味仙方活命饮药性寒凉,脾胃虚寒者慎用。

第六节 升陷汤治疗阴挺

一、方剂出处与主治更改

升陷汤出自张锡纯《医学衷中参西录》,其药物组成为:生芪六钱,知母三钱,柴胡一钱五分,桔梗一钱五分,升麻一钱。功效:益气升陷;主治:"治胸中大气下陷,气短不足以息。或努力呼吸,有似乎喘。或气息将停,危在顷刻。其兼证,或寒热往来,或咽干作渴,或满闷怔忡,或神昏健忘……其脉象沉迟微弱,关前尤甚。其剧者,或六脉不全,或参伍不调"。张锡纯在其方下注云:"气分虚极下陷者,酌加人参数钱"。

升肝舒郁汤亦出自张锡纯《医学衷中参西录》,其药物组成为:生黄芪六钱,柴胡一钱五分,知母三钱,当归三钱,川芎一钱五分,生明乳香三钱,生明没药三钱。功效:补肝疏肝;主治:"肝主筋,肝脉络阴器,肝又为肾行气。阴挺自阴中挺出,形状类筋之所结。病之原因,为肝气郁而下陷无疑也"。

张锡纯用升陷汤治疗胸中大气下陷危重症,表现为气息短促而喘,兼满闷怔忡或神昏健忘;用升肝舒郁汤治疗阴挺。著者以为,就治疗阴挺的疗效而言,升陷汤胜过升肝舒郁汤,也胜过补中益气汤。在用升陷汤治疗阴挺时,无论其是否"气分虚极下陷者",均宜加人参,并与黄芪一起重用;而非"气分虚极下陷者,酌加人参数钱"。

二、验案举隅

案 1 王女,59 岁,2006 年 3 月 31 日就诊。主诉:阴挺 4 年,加重 2 年。每日子宫均脱出于阴户外,从未曾内收过,形如鸡子大,咳嗽或疲劳时突出尤甚,伴有痔疮、便秘。舌质淡,边有齿痕,苔薄,脉细。

升陷汤加味:红参 6g,党参 60g,黄芪 60g,升麻 15g,柴胡 15g,桔梗 20g,知母 15g,3 剂。

二诊(4 月 14 日):服药 2 剂即阴挺内收,外无突出。患者喜出望外,云为数年所未曾有之象。再予 7 剂以资巩固。

【按】 阴挺如同脱肛及内脏下垂一样,其病机多为气虚下陷,治宜补气升提。升陷汤益气升陷正可对症。持续 4 年之阴挺,2 剂即瘥,效如覆杯。

案2 史女,70 岁,2010 年 10 月 22 日就诊。主诉:中度阴挺年余。白昼几乎都突出于阴户,唯夜晚卧床睡觉时稍可缩进,宫颈糜烂,白带黏多。此外,患慢性尿路感染反复发作 5 年多,平均每 2 ~ 3 个月即发作 1 次,凡过劳、负重辄易诱发尿感。顼诊:阴挺,尿频,尿道口胀痛,常头晕。舌偏红,苔黄腻,脉细弦。已在他院中药治疗年余无效,特来求诊。今日尿常规:白细胞 100 个 /HP,红细胞 10 个 /HP,尿沉渣定量白细胞 31/μL。

升陷汤合三妙丸加味:党参 60g,黄芪 60g,升麻 15g,柴胡 15g,桔梗 20g,知母 12g,黄柏 12g,苍术 12g,薏苡仁 15g,蒲公英 30g,马齿苋 30g,虎杖 15g,地榆 12g,海螵蛸 10g,7 剂。

二诊(11 月 9 日):上周因著者出差停诊,患者在本院抄方 7 剂续服。服药 2 周以来,阴挺减少,程度亦减轻,白昼唯劳作时有突出,平卧即可收进;白带减少,药后觉"身轻神爽"。今日尿常规:白细胞 25 个 /HP,红细胞 10 个 /HP,尿沉渣定量未见异常。再予原方 7 剂,嘱其自购红参,每日用 10g 另煎后兑入以上煎药服用,红参渣在中药再煎时投入同煎服。

三诊(11 月 16 日):阴挺进一步减轻,只要不快走就不会脱出,即便脱出也程度较轻;白带进一步减少。尿常规检查:白细胞(-),红细胞(-)。继续予上方 14 剂,以资巩固。

四诊(11 月 30 日):一般行走、站立均无阴挺发生,白带极少;长期尿道口胀痛之症已不复存在。继续以升陷汤加味治疗。

随访(2011 年 2 月 15 日):阴挺几愈,不再脱出,仅偶于疲劳时有轻度短暂脱出而已。

【按】 阴挺属中气下陷,宫颈糜烂为下焦湿热,虚实夹杂,治以升陷汤补中益气,合三妙丸加味清利下焦湿热,标本兼顾。

案3 汪女,62 岁,2012 年 1 月 13 日就诊。主诉:阴挺 7 个多月,凡站立、咳嗽时即易挺出于外,平卧则减轻,伴少量阴道出血,外阴瘙痒,平素口苦,易自汗。舌暗红,苔薄黄腻,舌下静脉迂曲,脉细弦。妇科检查示Ⅱ度子宫脱垂。

(1)口服方:升陷汤合龙胆泻肝汤为主:生黄芪 60g,党参 60g,升麻 15g,柴胡 12g,桔梗 20g,知母 12g,山栀 12g,黄芩 12g,泽泻 12g,当归 12g,车前子 15g(包煎),生地黄 12g,7 剂;

(2)外洗方:五倍子 12g,明矾 12g(待他药煎成后趁热纳入溶化),苦参 30g,蛇床子 30g,黄柏 15g,地肤子 15g,蒲公英 30g,秦皮 30g,7 剂,每日煎煮 1 剂,去滓用汤外洗阴部。

二诊(1 月 20 日):阴道出血止,口苦、外阴瘙痒明显减轻,但阴挺改善尚不甚明显。继续予口服方 14 剂;外洗方 7 剂,隔日外洗。

三诊(1 月 31 日):阴挺稍有减轻,外阴瘙痒止;觉腰酸,口服方加杜仲 15g,7 剂。

四诊(2 月 14 日):自行在外续方 1 周。诉三诊以后,阴挺明显减轻,仅在晨起大便时发生阴挺,其余时间均无阴挺发生、如常人一般,腰酸亦减轻,外阴不再瘙痒。近日夜半觉胃脘隐痛不适。上方加白芍 40g,炙甘草 12g,黄柏 12g,7 剂。

随访(2012 年 6 月):时隔 4 个月,患者因胃脘不适来诊,云其之后偶尔在大便时有很轻微阴挺而已,阴道出血、外阴瘙痒均未再复发过。

【按】 中气下陷故阴挺,肝胆、下焦湿热,故外阴瘙痒、阴道少量出血及口苦、舌苔黄腻。升陷汤益气升提合龙胆泻肝汤清利肝胆湿热治之,各主其症,见其益未见其弊。《医宗金鉴·前阴诸证门》指出:"妇人阴挺……属热者,必肿痛,小便赤数,宜龙胆泻肝汤。"可见龙胆泻肝汤本可治肝胆湿热之阴挺功不可没。同样,外治方对本案阴痒、出血亦发挥了很好的治疗作用。

案4 刘女,67 岁,2012 年 1 月 31 日就诊。主诉:阴挺 4 个月余。尤以久立、咳嗽或劳累时易脱出,如乒乓球般大,平卧则可自行回纳,睡眠欠佳。舌淡红,苔薄,脉细弦。妇科检查示Ⅱ度子宫脱垂。

升陷汤加味:生黄芪 60g,党参 60g,升麻 20g,柴胡 15g,桔梗 20g,知母 15g,甘草 6g,酸枣仁 12g,夜交藤 30g,合欢皮 15g,28 剂。

二诊(3 月 2 日):服药第 4 剂开始,阴挺次数逐渐减少、阴挺程度减轻,睡眠亦明显改善;14 剂服毕,阴挺仅于站立时间久、咳嗽或劳累时偶有而已,阴挺几愈,睡眠进一步改善。

复诊(2014 年 1 月 3 日):近因劳累致轻度阴挺。舌淡红,苔薄,脉细弦。

升陷汤加味:生黄芪 30g,党参 30g,升麻 15g,柴胡 12g,桔梗 12g,知母 12g,夜交藤 30g,生蒲黄 15g,生山楂 15g,丹参 30g,7 剂。

复诊(1 月 10 日):阴挺不再,睡眠改善。

【按】 阴挺兼不寐,升陷汤加养心安神促寐之品,4 剂初见成效,14 剂效果明显,服药 1 个月几愈。

案5 李女,86 岁,2013 年 8 月 27 日就诊。主诉:阴挺半年余。站立、行走时易脱出,平素解小便难,素有尿路感染伴尿频尿急尿痛。舌淡红,苔薄,脉细弦。尿常规:白细胞 338 个/HP。妇科检查示Ⅱ度子宫脱垂。

升陷汤加味:党参 60g,生黄芪 50g,升麻 15g,柴胡 15g,桔梗 20g,知母 12g,蒲公英 40g,麦冬 12g,淡豆豉 30g,炙乳没各 6g,萹蓄 12g,瞿麦 12g,10 剂。

二诊(9 月 6 日):服上药后腹泻,导致阴挺反加重,尿频急痛依旧。尿常规示白细胞(+)/HP。上方柴胡、升麻、桔梗减为 12g,蒲公英减为 15g;去麦冬、淡豆豉、炙乳没、萹蓄、瞿麦;加茯苓 30g,莲肉 12g,葛根 30g,10 剂。

三诊(9 月 24 日):阴挺显著改善,仅于大便努责时方有发生,尿频急痛亦明显减轻,大便反欠畅,上方加火麻仁 15g,28 剂。

随访:后得知其服上药后,阴挺几无,唯提重物时稍有脱出而已。

【按】 本案阴挺兼尿路感染,服初诊处方后因腹泻反而加重阴挺。思治则方药无误,可能因患者体质较为敏感,不耐寒凉药物,遂对原方作减药减量处理,并合入健脾止泻药物后,弊除利兴。

案6 黄女,53 岁,2015 年 5 月 19 日就诊。主诉:有子宫脱垂病史数年,由于不甚影响日常工作生活,一直未予治疗。2 周前因尿路感染来就诊,经治以后,尿频、尿急等症基本消失,尿常规检查复常。然则子宫脱垂加重,稍有劳累即脱出,乏力腰酸。舌淡红,苔薄黄,脉细弦。

升陷汤加味:生黄芪 50g,红参 10g(自备),升麻 20g,柴胡 12g,桔梗 12g,知母 15g,马齿苋 30g,白花蛇舌草 30g,7 剂。

二诊(6 月 2 日):子宫脱垂减轻,劳累时仍有发作,乏力,排尿时尿道有胀感。舌淡红,苔薄白,脉细弦。

升陷汤加味:生黄芪 50g,红参 10g(自备),升麻 15g,柴胡 12g,桔梗 15g,知母 12g,党参 30g,白芍 30g,炙甘草 12g,黄柏 12g,瞿麦 12g,泽泻 15g,蒲公英 15g,7 剂。

三诊(6 月 9 日):子宫脱垂程度进一步减轻,偶尔劳累时仍有反复。舌淡红,苔薄白,脉细弦。上方去泽泻、瞿麦、蒲公英,白芍增至 45g,7 剂。

四诊(6 月 16 日):子宫脱垂症状明显减轻。予芍药甘草汤:白芍 60g,炙甘草 12g,7 剂。

五诊(6 月 23 日):诉疗效不如三诊,偶尔仍有脱垂。

升陷汤加味:生黄芪 30g,党参 30g,升麻 12g,柴胡 12g,桔梗 12g,知母 12g,黄柏 12g,白芍 45g,炙甘草 12g,14 剂。

随访(7 月 30 日):子宫脱垂未再有过发作。

【按】 本案子宫脱垂较轻,因尿路感染而加重,治疗一方面以升陷汤针对阴挺,另一方面继续兼顾治疗淋证,终获显效。其间试图单以芍药甘草汤治疗阴挺,未果。

案 7 唐女,53 岁,2022 年 7 月 12 日初诊。主诉:Ⅱ度子宫脱垂已有 9 个多月。子宫脱垂出阴道口,难以回纳,伴阴痒,神疲乏力,纳呆,口干口腻,咽喉异物感,耳鸣,便秘,夜寐多梦。舌淡,边有瘀点,苔黄腻,脉细弦。

升陷汤合芍药甘草汤加味:西洋参 15g(自备),生晒参 15g,生黄芪 50g,太子参 15g,柴胡 12g,桔梗 12g,知母 12g,白芍 60g,炙甘草 12g,川石斛 30g,芦根 30g,藿香 9g,佩兰 9g,砂仁 3g,柏子仁 3g,炒麦芽 12g,7 剂。

二诊(7 月 26 日):服药后脱垂子宫已回纳至阴道内,胃纳增加,口不苦,精神较前充沛;仍有阴痒,咽喉异物感,口干黏腻,药后肠鸣矢气增多,腹胀,脐周隐痛。舌淡,苔黄腻,边有齿痕,脉细弦。

升陷汤加味:西洋参 15g(自备),生晒参 15g,生黄芪 50g,升麻 12g,柴胡 12g,桔梗 12g,知母 12g,葛根 15g,薏苡仁 30g,苍术 15g,黄柏 15g,土茯苓 30g,白芷 15g,7 剂。

三诊(8 月 16 日):无阴挺,阴痒止。再续上方 7 剂。

四诊(8 月 30 日):无阴挺,即使疲劳时亦未有复发。近来睡眠不实,苔薄腻,脉细弦。

升陷汤合芍药甘草汤、温胆汤加味:西洋参 15g(自备),生晒参 15g,生黄芪 50g,柴胡 12g,桔梗 12g,知母 12g,白芍 45g,甘草 12g,半夏 12g,茯苓 12g,

枳实 12g,竹茹 12g,夜交藤 30g,14 剂。

【按】 本案主要用升陷汤与参芪芍药甘草汤为主 [参见第七章"二、验案举隅" 中的 "(二)参芪芍药甘草汤治疗尿失禁"] 进行治疗,服药 1 周之内子宫脱垂即收。

三、临床运用体会

1. 适用于升陷汤治疗的阴挺病情

阴挺即西医学所谓子宫脱垂。当盆底肌和筋膜以及子宫韧带因某些原因致张力减低时,可发生子宫脱垂。子宫从正常位置沿阴道下降,宫颈外口达坐骨棘水平以下,甚至子宫全部脱出于阴道口之外。妊娠、分娩,特别是产钳或胎吸困难的阴道分娩,可能会使盆腔筋膜、子宫主韧带、骶韧带和盆底肌肉受到过度牵拉而削弱其支撑力量。产后过早参加重体力劳动,易影响盆底组织张力的恢复,导致未复旧的子宫有不同程度的下移。慢性咳嗽、腹腔积液、频繁举重物或便秘而造成腹腔内压力增加,均可导致子宫脱垂加重。随着年龄的增长,特别是绝经后支持结构的萎缩、盆底肌松弛均易造成子宫脱垂。据信,中国老年妇女有四分之一存在不同程度的子宫下垂。

西医学治疗子宫下垂的方法根据子宫脱垂程度分为非手术治疗和手术治疗两种。非手术治疗以盆底肌肉锻炼、物理治疗、子宫托等方法为主,并无针对性的药物治疗。中医药保守治疗对子宫脱垂 POP-Q 分度法Ⅱ度以下者可发挥出积极而独特的优势。部分虽有手术指征,但因年迈体衰(如 86 岁的案 5)不适宜手术的患者,也可服用中药以减轻症状。中医包括中药内服、外洗或配合针灸及功法锻炼,著者推荐用升陷汤治疗。但中医治疗子宫脱垂 POP-Q 分度法Ⅱ度以上者的疗效不如 POP-Q 分度法Ⅱ度以下者。部分不愿意手术的患者,便也只能用中医治疗以图减轻症状。

2. 升陷汤治疗阴挺方义探微

古籍医书里屡见使用大剂量黄芪的记载。如《金匮要略》黄芪桂枝五物汤中黄芪的用量为三两,相当于现在的 48g。《医林改错》补阳还五汤中黄芪用四两,相当于149g。《验方新编·腿部门》四神煎中黄芪的用量更高达240g(剂量转换参照《中药大辞典》古今度量衡对照)。这些古方流传至今疗效确凿非凡。大剂量黄芪也是升陷汤方的特点。为了进一步加强升陷汤的补气作用,还需将《医学衷中参西录》"酌加人参数钱"改为"必加"大剂量人参,与黄芪同用。因为阴挺本身就可以理解为是"气分虚极下陷"的表现。黄芪配用人参是升陷汤功效的关键,故其起始剂量宜在50g以上。只用黄芪不用人参或只用人参不用黄芪,或者黄芪、人参分量过低,都将影响疗效获取。

人参剂量的选择也可因品种而异,如是党参则剂量宜同黄芪,如是补气力量更强的生晒参、白参、西洋参甚或野山参,考虑到医保及经济负担问题,则其剂量可适当减少。人参品种的选择可因患者病情与体质而异,如体质与病情偏于阴虚者则用太子参、西洋参,如体质与病情偏于阳虚者则用红参;必要时,几种不同的人参可一起使用。

人参的煎煮方法可因品种而异,党参及普通生晒参可与黄芪等其他药物同煎;西洋参、红参或野山人参等贵重人参,可先单独炖煮1~2次,将参汤兑入药汁服下,再将参渣并入他药再煎,以便加以充分利用。因此之故,阴挺者服用升陷汤,尽量不要代煎、以自己在家煎煮为好。如不得已代煎者,则自购非医保好参在家炖煮,将参汤兑入代煎药液同服。

升陷汤的功效不仅补气还有升提。为了加强举陷的作用,升陷汤中用升麻、柴胡和桔梗升提举陷,其剂量可用到15~20g。升麻除有升提作用外,还有清热解毒作用,与知母、桔梗相合,对治疗阴挺多伴见的下焦湿热证也是有利的。桔梗既然能够用治咽喉肿痛、肺痈排脓,可见其也有一定的抗炎作用;况且桔梗又可宣开肺气而通便,合知母润肠,有利于患者保持大便通畅,这对阴挺的治疗同样是十分有利的。

3. 升陷汤治疗阴挺常用配伍原则

《医宗金鉴·前阴诸证门》云:"妇人阴挺,或因胞络伤损,或因分娩用力太过,或因气虚下陷,湿热下注。"寥寥数语意简言赅地点出了阴挺的主要病机。胞络即相当于现代解剖所指悬系子宫的韧带,也包括骨盆组织。子宫脱垂重症患者可出现压力性尿失禁,随着子宫膨出的加重可发生排尿困难(如案5),

极易并发尿路感染及子宫糜烂，表现为湿热淋证或赤白带下。故阴挺的核心病机为"气虚下陷"（案1～案7），除了单纯气虚下陷病机（如案1和案4）外，多数还兼有下焦湿热病机，如尿路感染、老年性阴道炎、下阴瘙痒、带下、出血，等等，表现为虚实夹杂。因此在治疗上本着虚者补之、陷者举之、脱者固之的原则，以益气升提、补气固脱为主，常常还需要配合运用清利湿热等方法，如二妙三妙四妙、龙胆泻肝汤之类（除案1和案4的其他病例）。必要时还可辅以药物外洗的方法进行辅助治疗（如案3）。

在补气升提、清利湿热这一扶正祛邪总的治疗原则下，针对导致阴挺加重诱因的治疗同样十分重要。阴挺易在劳累时发作或加重，大剂量参芪补气扶正药有助于减轻疲劳，除了补气升提外，同时又构成针对疲劳诱因的治法。便秘及尿涩临圊努挣时腹压升高也会导致阴挺加重，所以保持大小便通畅十分重要，可配伍润肠通便药（如案5）及利尿通淋药（如案2、案3、案5、案6）。睡眠欠佳影响体力精力，也对阴挺恢复不利，可加安神促寐药（如案4、案7）。如果阴挺患者有咳嗽，则配伍止咳药也十分重要。

升陷汤配合芍药甘草汤或参芪芍药甘草汤治疗阴挺也十分有效（参见第七章"古方今用"之"芍药甘草汤治疗平滑肌、横纹肌功能异常相关疾病"）。

4. 升陷汤与补中益气汤比较

补中益气汤出自金代李东垣《内外伤辨惑论》，具有补中益气，升阳举陷功效，主治"一切清阳下陷，中气不足之证，中气下陷证"。以补中益气汤为主治疗阴挺也能取效。

升陷汤与补中益气汤都具有补气升陷的功效。比较升陷汤与补中益气汤两方药物组成，其共同点是均有黄芪、人参、升麻、柴胡，但升陷汤无白术、炙甘草、陈皮、当归，而有桔梗、知母。

升陷汤中黄芪用量重达6钱，张锡纯用此最大达到1两，其分量数倍于补中益气汤中黄芪1钱的分量，补气作用孰强孰弱一目了然。

升陷汤除了升麻、柴胡外，还有桔梗，升提举陷作用孰强孰弱一目了然。

升陷汤中知母之用亦甚妙，知母苦、甘、寒，除了可以制约黄芪温燥之性外，更重要的是其具有清热泻火、润肠通便的作用。知母清热泻火作用有利于兼顾阴挺常伴随的下焦湿热病机；临圊努挣腹压增加易加重阴挺，而知母润肠通便则有利于患者保持大便通畅。况且《神农本草经》谓知母尚有"补不足，益气"的作用。

综合以上，以升陷汤治疗阴挺似较补中益气汤更佳，支持这一观点的临床报道亦复不少。

顺便再提一下，张锡纯在《医学衷中参西录》中设有专治阴挺的升肝舒郁汤，恰恰少了升陷汤中具有升陷作用的桔梗和升麻，而多了当归、川芎养血活血，乳香、没药活血止痛，著者以为其治疗阴挺的作用似不如升陷汤。

第六章

中方西用

过敏煎治疗过敏相关性疾病

"中方西用",是指当代中医根据西医疾病的发病机制和/或中药现代药理作用所拟方剂,以"辨病论治"或"辨病论治与辨证论治相结合"的理念治疗西医学疾病。与传统中医方剂不同,其主治适应证主要是西医学疾病而非单纯是中医传统的病证及其证候。

麻黄平喘,石膏清热,青蒿截疟,茵陈退黄……其实中医自古以来即能"治病"。唐宗海、朱沛文、恽铁樵、张锡纯、陆渊雷为代表性人物的中西医汇通派学术思想更成"中方西用"的滥觞。随着中医药学现代化、科学化的不断深入,当代中西医药学交叉融合已经发展到了一个新的阶段。涌现出一大批诸如用垂盆草冲剂和五味子制剂降低丙氨酸转氨酶(ALT),用金钱草总黄酮治疗肾结石,用黄连素治疗腹泻甚或降低血糖等"中方西用"的产物。至于有人说联苯双酯、金钱草总黄酮、黄连素、青蒿素已不能算作是中药了,那只是人造意识形态的划分罢了。对于中医药界从业人员来说,只要中药材及其成分能够解除患者病痛,便是菩提慈悲,便是阿弥陀佛,即使被算作是"西药"的功劳了,也完全不必介意。

对"中方西用"扣上"中医西化""废医存药"帽子而予以否定,同样也是愚蠢的人造意识形态所致,不仅没有必要,反而会限制中医药的现代化、科学化与创新发展。只要有临床疗效,"中方西用"就值得肯定、推广与运用。

完全有理由相信,今后还会出现越来越多的类似"中方西用"的观念产物,今日已然到了必须给其一个正规"名分"的时候了。

以过敏煎治疗过敏性疾病,就是"中方西用"的一朵奇葩。过敏煎组成药物通常具有抗过敏的药理作用,可以针对过敏性疾病的发病机制而发挥出治疗作用。本章主要介绍著者运用不同版本过敏煎治疗哮喘喘咳、变应性咽痒咳嗽、荨麻疹以及湿疹样皮损瘙痒等过敏性疾病的临床探索。

一、过敏煎来龙去脉及其演绎

(一)不同过敏煎药物组成及其主治疾病

最初经典的**过敏煎**由防风、银柴胡、乌梅、五味子各 10g 组成,其来源有三种说法:一谓来自于上海某医院通过实验研究和临床实践证实有抗过敏作用的经验方,此说见于祝谌予;二谓由祝谌予之师施今墨所创制,药物组成同上;三谓来自于祝谌予本人所创仿,药物由银柴胡易柴胡、再加甘草组成。此后,有各种版本的过敏煎纷纷登场,大多含有经典过敏煎防风、银柴胡或柴胡、乌梅、五味子、甘草等药物,主治各种过敏性疾病。

1. 过敏性鼻炎

关幼波所用过敏煎为柴胡、白芍、蝉衣、乌梅、甘草。国医大师吕景山治疗过敏性鼻炎所用过敏煎药物组成为乌梅、五味子、银柴胡、防风、苍耳子、辛夷、薄荷、白芷、桂枝、赤芍、白芍、莱菔子、白芥子、橘红、半夏、茯苓、细辛、甘草。刘秀林等所用过敏煎为银柴胡、乌梅、防风、五味子、辛夷、丹皮、黄芪、白术、炙甘草。刘兆琳以过敏煎内服外熏治疗变应性鼻炎,药用土茯苓、五味子、柴胡、黄芪、白术、薄荷、藁本、炙甘草。王佳娜以银柴胡、防风、五味子、乌梅、白术、白芷、川芎、辛夷、茯苓、黄芪、甘草治疗过敏性鼻炎肺气虚寒证。

2. 过敏性哮喘

王立君治疗过敏性支气管哮喘之过敏煎加味方由柴胡、防风、乌梅、五味子、甘草、广地龙、麻黄组成。张琳治疗过敏性哮喘所用过敏煎加味由金银花、银柴胡、乌梅、五味子、防风、生甘草、当归、川芎、赤芍、白芍、生地、熟地、地龙、丹参、桔梗、苏子、栀子、黄芪、党参、麦冬、黄芩组成。郑彩霞治疗咳嗽变异性哮喘即以经典过敏煎为基本方加味。郭凯等治疗儿童咳嗽变异性哮喘所用过敏煎加味为银柴胡、防风、乌梅、五味子、甘草、胡黄连、白芷、钩藤、蝉蜕、荆芥、紫菀、百部、炒白术。罗世杰治疗儿童咳嗽变异性哮喘的敏咳方由百部、紫菀、桔梗、前胡、杏仁、桃仁、葶苈子、款冬、防风、乌梅、白术、甘草组成。蒋梦霞用三拗汤和过敏煎加减治疗儿童风痰阻肺型鼻哮(过敏性鼻炎-哮喘综合征),方药组成为麻黄、杏仁、蝉衣、桔梗、防风、地龙、银柴胡、乌梅、白前、五味子、甘草。

3. 过敏性咳嗽

程雅君治疗干性咳嗽的金沸过敏煎为金沸草、白芍、炙甘草、防风、银柴胡、乌梅、五味子、鱼腥草。陈楚权治疗干咳用沙麦敏咳汤，药用北沙参、麦冬、玉竹、天花粉、桑叶、扁豆、甘草、银柴胡、防风、五味子、乌梅、紫菀、款冬、百部、杏仁、桔梗。黄志昂治外感久咳所用加味过敏煎的药物组成为银柴胡、防风、乌梅、五味子、甘草、蝉衣、桔梗、杏仁、浙贝。国医大师吕景山以过敏煎加紫苏散合黛蛤散治疗过敏性咳嗽，其药物组成为乌梅、五味子、银柴胡、防风、橘红、半夏、茯苓、杏仁、紫菀、百部、白前、干姜、细辛、青黛、蛤粉、木瓜、甘草。孙立维以过敏煎加减合止嗽散，药用百部、紫菀、桔梗、僵蚕、地龙、白前、五味子、防风、陈皮、甘草、荆芥治疗过敏性咳嗽。黄各宁等采用过敏煎加味治疗变应性咳嗽，药用款冬花、百部、白芍、五味子、乌梅、防风、银柴胡、生甘草。

4. 过敏性皮肤病

李元文治疗人工荨麻疹用加味过敏煎为柴胡、白术、茯苓、防风、乌梅、苦参、白鲜皮、丝瓜络、当归、赤芍、甘草。张恩虎治疗慢性荨麻疹用过敏煎加味是荆芥、防风、银柴胡、五味子、乌梅、黄芪、白术、黄芩、甘草。金爱丽治疗慢性荨麻疹(包括血管神经性水肿、人工荨麻疹、寒冷性荨麻疹等)用龙氏过敏煎，乃由川芎、当归、白鲜皮、白蒺藜、地肤子、夜交藤、泽泻、茯苓、秦艽组成。陈明岭治疗过敏性瘙痒性皮肤病(包括湿疹、荨麻疹、瘙痒症、神经性皮炎)所用七味过敏煎由防风、银柴胡、五味子、乌梅、蝉蜕、僵蚕、苦参组成。李桂香治疗妊娠痒疹以自拟过敏煎外洗，药用荆芥、防风、苦参、白鲜皮、紫草。国医大师禤国维用过敏煎辨证加减治疗荨麻疹风邪偏盛加用白鲜皮、地肤子、白蒺藜、蝉蜕、徐长卿，夹有湿热毒邪则配伍生地、丹皮、葛根。夏恩平治疗小儿慢性荨麻疹所用过敏煎加味由黄芪、防风、当归、生地、蝉衣、银柴胡、五味子、乌梅、僵蚕、甘草组成。刘方柏抗敏煎的药物组成为：紫草 30g，茜草 10g，旱莲草 30g，水牛角 50g，生地黄 50g，牡丹皮 10g，赤芍 10g，乌梅 12g，五味子 10g，防风 10g，蜈蚣 2 条，苦参 12g，炙甘草 10g，蛇蜕 10g，当归 20g，可用于治疗荨麻疹及湿疹。黄河清用过敏煎加味治疗湿疹,药用银柴胡、乌梅、五味子、防风、蝉蜕、白鲜皮、地肤子、马齿苋、黄芪、丹参、路路通、葛根、苦参、蛇床子、龙胆草、炙甘草。

桂枝麻黄各半汤系张仲景方,由桂枝汤、麻黄汤两方各取三分之一组合而成,为辛温轻剂,具有微汗解表,调和营卫功效,原用治当汗却不宜过汗的表郁日久轻证,《伤寒论》云:"太阳病,得之八九日如虐状,发热恶寒、热多寒少,其人不呕,清便欲自可,一日二三度发……面色反有热色者,未欲解也,以其不得小汗出,身必痒,宜桂枝麻黄各半汤"。临床以桂枝麻黄各半汤治疗胆碱能性荨麻疹有一定效果。黄榕用桂枝麻黄各半汤合桃红四物汤加减治疗运动或情绪激动导致的胆碱能性荨麻疹,收效甚佳。高飞凌等以桂枝麻黄各半汤加味(桂枝麻黄各半汤加生石膏、黄芩)治疗胆碱能性荨麻疹45例,痊愈31例,总有效率达89%。

5. 过敏性紫癜

过敏性紫癜是因感染、过敏等使体内形成 IgA 或 IgG 类循环免疫复合物,沉积于真皮上层毛细血管引起的血管炎,属于一种变态反应。鲁守彬治疗过敏性紫癜所用抗过敏煎乃由防风、炒白术、生地、蝉衣、紫草、地龙、当归、山药、丹皮、僵蚕、大枣、甘草组成。雷根平治疗儿童过敏性紫癜性肾炎用抗敏除湿汤为生麻黄、防风、五味子、乌梅、生甘草、白蔻仁、厚朴、滑石、通草、苍术、黄柏、牛膝、鸡血藤、威灵仙、杏仁、苡仁、半夏、竹叶、紫草、仙鹤草。张春艳治疗紫癜性肾炎伴血尿用孟如教授过敏煎加减,主要药物为柴胡、黄芩、甘草、荆芥、防风、乌梅、麦冬、白茅根、板蓝根、绿豆。国医大师吕景山治疗过敏性紫癜所用药物为乌梅、五味子、银柴胡、防风、仙鹤草、阿胶、生熟地、丹参、丹皮、鸡血藤、生黄芪、山药、赤白芍、白茅根、甘草。沈湘妹用过敏煎加味治疗儿童复发性过敏性紫癜药用银柴胡、防风、五味子、乌梅、生甘草、紫苏。刘二亮采用过敏煎合五草汤治疗过敏性紫癜,药用紫草、茜草、仙鹤草、旱莲草、生甘草、银柴胡、防风、五味子、乌梅、大枣、煅牡蛎。

6. 肾脏疾病

病原体感染或接触过敏原等均可导致体内免疫复合物沉积引起系统性小

血管炎,累及肾脏出现肾损害,如过敏性紫癜性肾炎、肾病综合征等。王炳荣治疗肾病综合征用过敏煎加味为乌梅、防风、五味子、甘草、雷公藤、白花蛇舌草、黄芪、桃仁、红花、益母草、川芎。董飞侠治疗慢性肾病(包括慢性肾小球肾炎、肾病综合征)用抗过敏煎即经典过敏煎。黄文政用过敏煎加味治疗有过敏体质的肾小球肾炎,药用银柴胡、防风、乌梅、五味子、白鲜皮、荆芥、蒺藜、赤芍、牡丹皮、蝉蜕、地肤子、白鲜皮、生地、当归、生甘草。

(二)过敏煎治疗过敏性疾病的种类及机制

1. 速发型过敏性疾病(Ⅰ型变态反应)

如过敏性哮喘、过敏性咳嗽、过敏性鼻炎、过敏性皮炎(包括荨麻疹、湿疹等)等疾病,是由机体接触过敏原引起的过敏反应,主要由 IgE 介导、肥大细胞和嗜碱性粒细胞等效应细胞以释放生物活性介质的方式参与反应,属于速发型变态反应。

2. 免疫复合物型过敏性疾病(Ⅲ型变态反应)

如过敏性紫癜、紫癜性肾炎、慢性肾小球肾炎、肾病综合征等疾病,主要是由于游离抗原与相应抗体结合形成免疫复合物不能被及时清除,在局部沉积,通过激活补体,并在血小板、中性粒细胞及其他细胞参与下,引发一系列连锁反应而致组织损伤,属于免疫复合物型变态反应。

3. 迟发型过敏性疾病(Ⅳ型变态反应)

如接触性皮炎,主要是由于接触某种刺激因子(过敏原)作用于皮肤和黏膜后,T 细胞转化为致敏淋巴细胞,使机体处于过敏状态。当相同抗原再次进入时,致敏 T 细胞识别抗原,出现分化、增殖,并释放出许多淋巴因子,吸引、聚集并形成以单核细胞浸润为主的炎症反应,甚至引起组织坏死,属于迟发型变态反应。

荨麻疹有急性和慢性(持续时间 6 周以上)之分,通常又可分为寻常性、物理性(包括肾上腺素能性、胆碱能性、寒冷性、局限性热性、迟发压迫性、日光性、震动性血管性水肿、皮肤划痕症、胆碱能性荨麻疹)、接触性荨麻疹以及荨麻疹样血管炎及血管性水肿。主要是由于各种过敏性物质刺激机体内产生各种炎症介质如组胺、5-羟色胺等作用于 H 受体引起的变态反应。组胺是荨麻疹发病过程中最重要的介质,由肥大细胞产生和储存,可引起血管的内皮细胞收缩,使血管内液体从细胞间渗出到血管外,从而引起组织水肿和风团形成。荨麻疹病因学分类包括食物(鱼、鸡蛋、牛奶、虾等)、食品添加剂(色素、亚硫酸盐等)、药物(水杨酸盐、抗生素等)、感染(细菌、病毒、真菌等)、吸入物(花粉、真菌孢子、粉尘等)、内在疾病(免疫性疾病、肿瘤等)、物理刺激(冷、热、光)、激素、遗传(家族性及遗传病)。

湿疹的发病可能与 I 型速发型和 IV 型迟发型变态反应有关。在 I 型变态反应中,由于机体接触变应原如尘螨、花粉等致敏物质,刺激机体表皮的朗格汉斯细胞,其具有较高亲和力的 IgE 受体产生 IgE 抗体,并吸附在细胞表面,使机体处于致敏状态,当变应原再一次进入机体后,与细胞表面的 IgE 抗体结合,发生 I 型变态反应,从而引起湿疹样皮肤损害。在 IV 型变态反应中,T 细胞受到抗原刺激后转化为致敏的淋巴细胞,当再次接触相应变应原时,则活化释放出一系列淋巴因子,从而引起血管扩张,血管壁的通透性增强,形成皮肤湿疹样改变。对 306 例湿疹患者的过敏原检测发现,空气中尘螨及食物中牛奶、腰果是最多见的过敏原。湿疹患者血清总 IgE 阳性率为 66.89%,部分患者血清总 IgE 浓度较高,处于致敏状态。

(三)中药抗过敏药理研究成果

过敏煎所用药物均有不同程度抗过敏药理作用。刘岩松用过敏煎(银柴胡、防风、乌梅、五味子、甘草)标准水提物设高、低剂量组,在对二硝基氯苯所致小鼠皮肤迟发型过敏性疾病实验中证实该方有抗炎抗过敏疗效,高剂量组效果优于低剂量组。柴胡皂苷可抑制炎症组织组胺释放及白细胞游走。防风能显著抑制 DNP-BSA 致敏小鼠 IgE 产生,延迟和减轻卵蛋白致敏豚鼠的 I 型变态反应,对 IgG 和 IgM 抗体的产生以及细胞免疫功能都有显著增强作用。乌梅抗过敏机制可能是非特异性刺激产生的游离抗体中和侵入体内过敏原的结果。五味子提取物五仁醇对小鼠脾脏抗体分泌细胞及特异的抗原结合细胞均有明显抑制作用。甘草对小鼠 IgE 合成有抑制作用,诱导产生 IFN-γ,明显抑制肥大细胞脱颗粒;甘草甜素可抑制致敏大鼠 PGE$_2$ 的产生及花生四烯酸的释放。其他如地肤子、白鲜皮、土茯苓、蝉蜕、苦参、雷公藤、辛夷、艾叶、鬼箭羽、桂枝、麻黄、苍耳子、白芷、荆芥、防风、升麻、桔梗、浮萍、龙葵、紫苏、金银花、黄芩、地龙、白蒺藜、牡丹皮、当归、赤芍、生地、丹参、麦冬、水牛角、紫草、蛇蜕、黄芪、干姜、生姜等中药都有抗过敏的作用。

综上所述,存在各种版本的过敏煎治疗多种过敏性疾病及过敏相关性疾病的临床报道。与其他中药方剂不同,过敏煎的药物组成并非固定不变。界定中药是否具有抗过敏作用主要是依据中药的现代药理作用以及临床疗效反馈,后者见仁见智,个别药物或存在难以界定之处。

二、验案举隅

(一)过敏煎治疗哮喘喘咳

案 1　过敏性哮喘　吴女,61 岁,2012 年 9 月 7 日就诊。主诉:罹患哮喘 10 年余,对尘螨过敏,换季尤其秋冷冬寒时易发作;发作时先咽痒而咳,咳嗽剧烈、持续不停、夜间为甚,咳甚则喘,呼吸困难,咳痰多,痰色白呈泡沫样,伴胸闷,怕冷。曾去西医医院就诊,被诊断为"过敏性哮喘",予布地奈德粉吸入剂和富马酸福莫特罗粉吸入剂治疗,但效果平平,故前来求治中医。舌淡红,苔薄,脉细弦。有糖尿病病史。

过敏煎:防风 12g,柴胡 12g,乌梅 15g,蝉蜕 10g,土茯苓 30g,白鲜皮 12g,甘草 9g,7 剂。

二诊(9 月 14 日):咳嗽咳痰减少六成,咳减则不喘,云疗效优于布地奈德粉吸入剂和富马酸福莫特罗粉吸入剂治疗。原方加生黄芪 30g,益母草 30g,再予 14 剂。

三诊(10 月 12 日):国庆假期停药 1 周。顷诊基本不咳,咽痒几止,怕冷亦大为改善。继服原方 7 剂以资巩固。

案 2　突发性哮喘　赵女,64 岁,2012 年 11 月 6 日就诊。主诉:突发哮喘 2 周,夜间咽痒而咳,咳嗽剧烈,痰多如涌,咳甚时伴哮喘,胸闷,呼吸困难,难以平卧。舌暗红,苔白腻,脉细弦。血常规示白细胞 12.46×10^9/L。

过敏煎为主:防风 12g,柴胡 15g,乌梅 15g,土茯苓 30g,白鲜皮 12g,蝉蜕 10g,甘草 9g,桔梗 12g,金银花 30g,半夏 15g,蒲公英 50g,车前草 15g,射干 15g,葛根 15g,侧柏叶 30g,7 剂。

二诊(11 月 13 日):咽痒咳嗽止,哮喘亦止,痰不多,胸不闷,透气舒畅。复查血常规白细胞 10.43×10^9/L。续予原方 7 剂。

三诊(11 月 20 日):近日不慎感冒,咽痒而咳又作,痰多。舌偏红,苔薄黄腻,脉细弦。改投苏沈九宝汤加金银花 12g,玄参 15g,麦冬 12g,蝉衣 10g,僵蚕 12g,7 剂。

随访(2012 年 12 月 11 日):今因肠梗阻前来求诊,云服上药后,咽痒咳嗽即止,再无咳喘发生。

案 3 咳嗽变异性哮喘伴气喘 陈女,35 岁,2012 年 11 月 27 日就诊。主诉:素有咳嗽变异性哮喘病史,平素咽痒咳嗽反复发作,服过许多止咳化痰药,效果不显。此次感冒后咽痒咳嗽再次发作,咽中有痰难以咯出,伴气喘,用糖皮质激素(具体不详)治疗中,症状稍有缓解。因虞激素副作用大,特来寻求中医治疗。舌淡红,苔薄,脉细弦。

过敏煎:防风 12g,柴胡 15g,乌梅 12g,白鲜皮 15g,土茯苓 30g,7 剂。

二诊(12 月 4 日):服上药 3 剂后,即可停用激素,不咳不喘,唯时咽痒,咽中有痰,舌脉无变。诉经期中,月经淋漓不尽,上方掺入《墨宝斋》血崩验方加减(参见第四章"秘方揭秘"第八节《墨宝斋》血崩验方治崩漏):升麻 9g,荆芥 12g,白芷 12g,陈棕炭 12g,贯仲 12g,地榆炭 12g,7 剂。

三诊(12 月 11 日):服用中药以来停用激素,未有咳嗽、哮喘发作;上药服 2 剂,月经淋漓即止。今又添诉反复胸痛,首诊方加丹参 12g,檀香 3g,砂仁 3g,白芍 15g,当归 12g,川芎 12g,白芷 12g,红花 12g,川断 9g,金银花 9g,僵蚕 12g,麦冬 12g,玄参 12g,14 剂。

随访(2012 年 12 月底):咳嗽、哮喘止。

案 4 哮喘喉间哮鸣 邵女,62 岁,2013 年 1 月 11 日就诊。主诉:素有哮喘,感冒后咳嗽迁延未愈已臻 2 个月,咽痒,晨起、夜间咳嗽尤甚,痰多色淡黄,晨起咳嗽时可闻及喉间哮鸣声,自觉胸骨后气管处有不适感。舌淡红,苔薄,脉滑数。2012 年 12 月 15 日胸片示"右下肺感染可能"。

过敏煎为主:防风 12g,柴胡 12g,乌梅 12g,蝉衣 10g,甘草 9g,僵蚕 12g,白鲜皮 12g,土茯苓 15g,炙麻黄 12g,桔梗 12g,金银花 20g,射干 12g,杏仁 12g,鱼腥草 30g,7 剂。

二诊(1 月 18 日):服药 3 剂后,喉间痰鸣声即消失,咽痒咳嗽亦止。唯鼻塞痰黏,舌脉同上。原方 7 剂。

三诊(2 月 1 日):不咳无痰。上周因事停药 1 周,今咳嗽又起,再予原方 14 剂。

【按】 案 2 白细胞升高,案 4 胸片示肺部感染,故在过敏煎基础上分别加金银花、蒲公英、鱼腥草、车前草、射干、侧柏叶等清热解毒、止咳化痰之品。

(二)过敏煎治疗咽痒咳嗽

案 1 咽痒咳嗽半年 管男,83 岁,2013 年 2 月 5 日就诊。主诉:咽痒咳嗽约半年,痰色白,自觉有气自胸口处先向下走而后又折返上冲(奔豚气)。舌淡红,苔薄,脉细弦。2013 年 2 月 1 日 CT 示两肺下叶纤维化灶。心脏彩色多普勒超声检查示主动脉瓣钙化伴轻度反流,左室舒张功能减退。

过敏煎为主:防风 12g,柴胡 12g,蝉衣 10g,甘草 12g,土茯苓 15g,桔梗 12g,金银花 30g,僵蚕 12g,鱼腥草 30g,侧柏叶 30g。10 剂。

二诊(2 月 15 日):咽痒咳嗽减去九成,奔豚气冲次数减少。上方去防风、柴胡、蝉衣、土茯苓、僵蚕,7 剂。

三诊(2 月 22 日):咽痒咳嗽又作,夜咳为甚,痰多色黄,奔豚气同前。重予初诊方,7 剂。

四诊(3 月 1 日):咽痒咳嗽再次减去九成。

后继续诊治奔豚气期间,咽痒咳嗽未再复发过。

【按】 本案值得关注之处在于:初诊用过敏煎后则咽痒咳嗽减去九成,二诊去除过敏煎后则咽痒咳嗽又复作,再予初诊方后则咽痒咳嗽又止,充分证明过敏煎对咽痒咳嗽的疗效可重复。

案 2 昼夜咽痒咳嗽不歇 周男,57 岁,2013 年 2 月 8 日就诊。主诉:咽痒而咳 1 周余。感冒甫愈,遗咽痒咳嗽,昼夜皆咳不歇,夜咳尤甚,以致难以安寝,有时连咳数十声,痰少色白。西医予抗生素静脉滴注 5 天,咽痒咳嗽未见丝毫好转,来求中医治疗。舌淡红,苔白腻,脉细弦。既往有慢性咽喉炎病史。治疗原则定为抗过敏、清热解毒、益阴利咽。

过敏煎加味:蝉衣 10g,胖大海 3g,生甘草 12g,麦冬 12g,金银花 15g,连翘 15g,黄芩 15g,僵蚕 12g,桔梗 12g,挂金灯 12g,玄参 12g,7 剂。

二诊(2 月 15 日):药毕咽痒咳嗽止。

案 3　咽痒昼夜咳嗽　边男,40 岁,2013 年 3 月 1 日就诊。主诉:咽痒干咳已有数年,好于初春季节发作咽痒咳嗽,咽痒咽痛,昼夜均咳。曾于多家医院求诊,服用各类中西止咳药皆告罔效。舌淡红,苔薄,脉细弦。素有慢性咽喉炎。

过敏煎为主:柴胡 12g,蝉衣 10g,胖大海 3g,甘草 12g,桔梗 12g,金银花 15g,连翘 15g,黄芩 12g,僵蚕 12g,挂金灯 12g,射干 12g,7 剂。

二诊(3 月 8 日):咽痛止,咽痒减半,干咳随之减少。原方去黄芩、柴胡、连翘,加玄参 12g,麦冬 12g,7 剂。

三诊(7 月 12 日):二诊后因咽痒干咳减轻八成,故未继续复诊。时隔 4 个月,近日咽痒咳嗽又作。舌淡红,苔薄,脉细弦。

过敏煎为主:防风 12g,柴胡 12g,乌梅 12g,胖大海 3g,炙甘草 12g,蝉衣 10g,土茯苓 30g,白鲜皮 12g,桔梗 12g,金银花 30g,玄参 12g,百部 15g,紫菀 12g,7 剂。

四诊(7 月 23 日):咽痒干咳几止。守方 14 剂以资巩固。

案 4　咽痒白昼咳甚　邢女,45 岁,2013 年 3 月 5 日就诊。主诉:咳嗽 10 余日,起初喑哑,后出现鼻塞流涕,咽痒咳嗽,白昼咳甚,咳甚则咽痛,痰少质黏难以咯出。舌淡红,苔薄,脉细弦。

过敏煎为主:防风 12g,柴胡 12g,乌梅 12g,甘草 12g,蝉衣 10g,白鲜皮 12g,土茯苓 30g,炙麻黄 12g,桔梗 12g,僵蚕 12g,杏仁 12g,射干 12g,牛蒡子 12g,7 剂。

二诊(3 月 12 日):咳嗽止,偶有咽痒咽痛。原方去牛蒡子,加胖大海 3g,金银花 15g,再予 7 剂以资巩固。

案 5　间断发作咽痒咳嗽　蔡女,85 岁,2013 年 4 月 23 日就诊。主诉:

咽痒而咳,间断发作,已有 1 年多,痰多质黏,难以咯出;时觉腹内有气上冲,纳呆,大便难。舌淡红,齿痕,苔薄,脉弦硬。

过敏煎合苏沈九宝汤为主:防风 12g,柴胡 12g,乌梅 12g,甘草 12g,白鲜皮 12g,土茯苓 12g,蝉衣 10g,炙麻黄 12g,桂枝 12g,僵蚕 12g,紫苏 12g,杏仁 12g,大腹皮 15g,薄荷 6g(后下),陈皮 9g,焦山楂 15g,制大黄 10g,7 剂。

二诊(4 月 30 日):家属代诊。药后咽痒而咳减半,纳增而大便通畅,仍时有腹内气上冲。上方去柴胡、防风、白鲜皮、土茯苓,加半夏 12g,茯苓 12g,莱菔子 12g,木香 12g,枳实 15g,7 剂。

三诊(5 月 7 日):咽痒咳嗽止,再无奔豚气上冲,纳馨,大便正常。舌淡红,齿痕,苔薄,脉弦滑硬。改拟三拗汤合保和丸加减善后。

5 月 21 日复诊时说咽痒咳嗽未再有过。

案 6 咽痒夜咳 蒋女,48 岁,2013 年 5 月 21 日就诊。主诉:咽痒咳嗽 2 个月余。自 2013 年 3 月 8 日感冒发热以来一直咽痒咳嗽至今,白昼尚可,夜间咳甚,痰少。曾服用各类止咳药均告罔效。舌淡红,苔薄,脉细弦。

过敏煎为主:防风 12g,柴胡 15g,蝉衣 10g,胖大海 3g,土茯苓 30g,白鲜皮 12g,生甘草 12g,生地 15g,僵蚕 12g,桔梗 12g,金银花 15g,麦冬 12g,玄参 12g,7 剂。

二诊(5 月 28 日):咽痒止,咳嗽止,偶有泛酸,舌脉同上。原方加煅瓦楞 40g,7 剂,以资巩固。

案 7 咽痒咳嗽半年多 倪女,32 岁,2013 年 7 月 5 日就诊。主诉:咽痒咳嗽 7 个月余,时伴咽痛,咳吐泡沫痰,无气喘,无痰鸣声,服用各种止咳糖浆类药皆无效。今年 4 月曾于呼吸科就诊,服用复方甲氧那明(诺尔彤)亦未见明显好转。近日因食海鲜后导致咽痒咳嗽加重,咳甚时难以平卧,严重影响工作、生活与作息。舌淡红,苔薄黄,脉细弦。

过敏煎为主:防风 12g,柴胡 12g,乌梅 12g,生甘草 12g,胖大海 3g,蝉衣 10g,土茯苓 30g,僵蚕 12g,桔梗 12g,金银花 15g,麦冬 12g,玄参 12g,百部 15g,紫菀 15g,款冬 12g,10 剂;另予复方甲氧那明胶囊,每日 2 次,每次 2 粒,口服。

二诊(8 月 9 日):服上药期间咽痒咳嗽止,故未及时来诊;停药数日后,咽痒咳嗽又作,舌脉同上。继续服用原方14剂。

三诊(8月27日):药后咽痒咳嗽又止。续予10剂以资巩固。

四诊(9月13日):停药1周,咽痒咳嗽再作。

过敏煎:柴胡12g,乌梅12g,炙甘草12g,蝉衣10g,白鲜皮15g,土茯苓30g,僵蚕12g,14剂。

随访(10月22日):药后咽痒咳嗽减轻七成。停药2周,咽痒咳嗽复作,自行按初诊方续方7剂后,咽痒咳嗽又止。

【按】 本案与案1同样以过敏煎治疗屡用屡效,但本案病情比较顽固,需要有足够的疗程。

案8 咽痒咳嗽4年加剧3个月 匡女,53岁,2022年6月17日初诊。主诉:咽痒而咳反复发作4年有余,近3个月来加剧。患者自2018年出现咳嗽,稍感咽痒,咽喉有异物感。每年秋季咳嗽开始发作,一直咳到次年立春,天气变暖后,咳嗽自行逐渐缓解。2019年后曾多次至本市多家三级甲等医院就诊,接受喉镜、胸部CT等相关检查,或被考虑为"鼻后滴漏综合征"可能,或被考虑为炎症及过敏可能,并未给出明确而统一的诊断;予服抗生素、西替利嗪、复方甲氧那明(阿斯美)及鼻喷激素等多种药物治疗,用药期间咳嗽稍得缓解,停药立即复发。2020年3月接受肺结节手术史,术后病理示肺癌微浸润。同年6月至著者所在医院肿瘤科门诊,予小柴胡汤、麻黄附子细辛汤加减治疗,服药后咳嗽未再发作,咽异物感减轻,此后长期在肿瘤科门诊接受中药治疗。2022年3月因新冠肺炎疫情封闭在家,无奈停服中药,咳嗽再作。顷诊:每日咳嗽颇剧,不分昼夜,苦不堪言,仅睡着时暂无咳嗽,咽中似有梅核阻塞,咯之不出、咽之不下。舌淡红,苔薄白,脉细弦。此外,3年前仁济医院心理医学门诊曾诊断其为焦虑抑郁状态,曾服舍曲林(左洛复),目前口服舍曲林、曲唑酮治疗,情绪稳定。

过敏煎(含甘草干姜汤)合半夏厚朴汤为主:乌梅12g,五味子9g,蝉衣10g,胖大海3g,土茯苓30g,炙甘草30g,干姜12g,麦冬15g,金银花15g,紫苏12g,玄参30g,半夏12g,厚朴12g,茯苓12g,7剂。

二诊(6月24日):服上药2剂后,咽痒咳嗽霍然顿止。

随访(8月5日):自服初诊处方2剂咽痒咳嗽止住以来,迄今再无复作。

【按】 本案反复咽痒咳嗽 4 年余加剧 3 个月,以过敏煎为主,配合甘草干姜汤和半夏厚朴汤,佐以清热养阴利咽之品,未曾用一味止咳化痰药,服药仅仅 2 剂,长期顽咳霍然而止。

案 9 卌年顽咳 沈女,66 岁,上海浦东本地人,2022 年 9 月 23 日初诊。主诉:慢性咳嗽已有 40 年,总因咽痒而咳、咳后咽痒有所减轻,旋复又咽痒而咳,如此循环不已。昼夜皆咳,四季皆咳,一般暑夏天热时咳嗽发作频率及其程度稍有缓解或降低,一旦气候转凉时即咳嗽加重,平素着凉受风易诱发咳嗽加重。患者诉年轻时经常需要在无防护情况下长时间进入河塘工作,季节变凉时亦如此,这样的工作状况持续几年之后,遂出现慢性咳嗽直至今日,算来已有 40 年光景。顷诊:咽痒而咳,昼夜咳嗽、昼咳甚于夜咳,痰多色白。舌质偏红,苔薄白腻,脉细弦。肺部 CT 示磨玻璃结节。2019 年仁济医院喉镜检查未有异常发现。

过敏煎(含甘草干姜汤) 为主:防风 12g,蝉衣 12g,胖大海 3g,炙甘草 30g,土茯苓 30g,乌梅 15g,地肤子 15g,白鲜皮 30g,五味子 12g,干姜 30g,麦冬 15g,玄参 15g,板蓝根 30g,半夏 12g,7 剂。

二诊(9 月 30 日):服药 1 周,咳嗽程度及频次均减轻三成,痰不易咯出,舌色似有变红倾向,苔转薄黄,脉细弦。上方去干姜、板蓝根、半夏,加生地 30g,水牛角 50g(先煎),丹皮 12g,蛇蜕 12g,麻黄 9g,桂枝 12g,艾叶 9g,龙葵 30g,14 剂。

三诊(10 月 14 日):计服药 3 周,咽痒咳嗽基本消失;唯药后大便日达 3 ~ 4 次,不成形,伴腹痛,泄后痛减,舌脉同上。上方去生地,加炮姜炭 15g,10 剂。服用方法:每剂中药煎煮 2 次,合计得 600ml 左右,每日上午与下午各温服 1 次,每次 200ml,2 剂药服用 3 天。

随访(10 月 28 日):咳嗽完止,大便正常。

【按】 本案慢性咳嗽长达 40 年,经中药过敏煎为主调治 1 周后咳减三成;服药 3 周后咳嗽终止;再用 10 剂药服用 2 周巩固疗效,未见病情复作。首诊除了抗过敏以外,还体现以下几个方面:①板蓝根、胖大海、土茯苓、玄参、甘草以解毒利咽;②麦冬、玄参、五味子、乌梅以养阴敛肺;③半夏化痰;④甘草干姜汤,《金匮要略》原治"肺痿吐涎沫而不咳者",本案咳嗽每于气候转凉或着凉受风时加重,故投之。二诊初见成效,遂减去干姜、板蓝根、半夏,追加大剂量犀角地黄汤、蛇蜕祛风抗过敏,并以艾叶、龙葵、麻黄、桂枝平衡药性,抗过敏作用更强。大剂量生地有致腹泻等不良反应,故三诊去之而加炮姜炭。2 周后已入霜降,随访咳嗽亦未再作。

(三)过敏煎治疗荨麻疹

案 1　夜间发作荨麻疹　刘男,55 岁,2009 年 10 月 27 日就诊。主诉:近 2 个月以来,每天晚上睡觉时发风疹块,每次发作全身不定处,色红成片,瘙痒难忍,影响睡眠。下肢静脉曲张左甚于右,双下肢肿,立久肿甚,左小腿近脚踝处皮肤暗黑干燥,舌淡红,苔薄白,脉细弦。

过敏煎(含黄芪桂枝五物汤)合补阳还五汤加味:黄芪 15g,桂枝 12g,赤白芍各 12g,荆芥 12g,防风 12g,柴胡 15g,蝉蜕 9g,生地 15g,当归 12g,地龙 12g,川芎 12g,细辛 3g,路路通 30g,泽泻 30g,茯苓皮 30g,7 剂。

二诊(11 月 3 日):服上药 1 周期间内荨麻疹仅发作 1~2 次,且范围小、程度轻;唯双下肢肿未减,舌脉同上。原方加桃仁 12g,红花 10g,再予 7 剂。

随访(11 月 13 日):患者介绍其弟来诊,让其弟转告说,自服二诊药 1 剂以来,未再发作过荨麻疹。

【按】　黄芪桂枝五物汤调和营卫,荆芥、防风、柴胡、蝉蜕疏散风邪,这些药物均有抗过敏作用。补阳还五汤益气活血、治风兼顾治血,加泽泻、茯苓皮利水消肿,针对下肢静脉曲张。

案 2　荨麻疹年余　李女,20 岁,2011 年 8 月 2 日初诊。皮肤屡发红色风疹块,色红而肿,瘙痒难忍。西医确诊为"慢性荨麻疹"。对花粉过敏。因其在中药店工作时经常需要打磨中药粉,辄引发荨麻疹,迄今已有 1 年多。顷诊脸面、上身皮肤肿块色红,痒甚。舌嫩红,苔薄黄,脉细弦。1 年多来,患者不断服用抗过敏西药,服时发作少,停服即发,不能断根。

过敏煎(含麻黄桂枝各半汤)加味:麻黄 9g,桂枝 12g,白芍 12g,杏仁 9g,甘草 9g,红枣 7 枚,蝉蜕 10g,生姜 3 片,金银花 30g,皂角刺 12g,7 剂。

二诊(8 月 16 日):服药前每天都发荨麻疹,现 2 天发 1 次。因觉效果不错,患者自行于外院抄方续服 7 剂。今守上方再加柴胡 12g,升麻 12g,龙葵 12g,

黄连 9g,浮萍 12g,艾叶 6g,槐花 10g,细辛 3g,7 剂。

三诊(8 月 23 日):其母代诊。荨麻疹 1 周发作 2 次。再守上方 7 剂。

四诊(8 月 30 日):1 周内未有荨麻疹发作。再予 7 剂。

五诊(9 月 13 日):荨麻疹未有发作。再予 7 剂,嘱 1 剂药煎成 3 杯,交替日服 1 杯和 2 杯,7 剂药服用 14 天。

六诊(9 月 27 日):在减量服用期间,偶于食海鲜或受凉风后,皮肤稍有瘙痒,但皮色正常,并无风疹块出现。再予 10 剂,按上法服用 20 天,以资巩固。

随访(数月后):患者因胃痞前来求诊,告知停药后荨麻疹未有再发直至今日。

案 3 皮肤划痕症(人工性荨麻疹) 袁女,35 岁,2012 年 10 月 26 日就诊。主诉:皮肤瘙痒 10 年余。皮肤划痕试验(+),时有红色风团样物隆起于皮肤,瘙痒难忍。舌淡红,苔薄黄,脉细弦。西医诊断为皮肤划痕症,查找过敏原无果。

过敏煎为主:防风 12g,柴胡 15g,乌梅 15g,土茯苓 30g,白鲜皮 12g,地肤子 12g,蝉蜕 10g,甘草 12g,制首乌 12g,苦参 12g,菖蒲 12g,威灵仙 12g,胡麻仁 12g,7 剂。

二诊(11 月 6 日):皮肤瘙痒减半,皮肤划痕症较前明显好转(之前划痕后皮肤色红隆起甚,现仅略显淡红色痕迹而已),守方 7 剂。

三诊(11 月 27 日):因出差停药 5 日,停药期间腿上曾发 10 余个红色丘疹伴瘙痒。再予原方 7 剂。

四诊(12 月 25 日):患者频繁出差,服药不规律,三诊后又停药 2 周,停药期间皮肤瘙痒再作;但服药期间皮肤瘙痒轻微,划痕处略有泛红而已、界限模糊。再予原方 10 剂。

五诊(2013 年 1 月 4 日):偶有轻微皮肤瘙痒,守方 14 剂。

随访(2013 年 7 月):云服中药以后,皮肤划痕症及瘙痒明显减轻;现停药已有数月,仅偶有皮肤瘙痒而已。患者评价中药"挺有效"。

案 4 慢性荨麻疹 2 个月 杨男,67 岁,2013 年 3 月 22 日就诊。2013 年 1 月以来荨麻疹反复发作,平均 2 ~ 3 日发作 1 次,每于傍晚发作,皮肤色红瘙痒,风疹块高出皮肤,以腰腹部及手臂内侧为甚,每次发作持续 6 ~ 7 小时。服用抗过敏药西替利嗪后发作次数及程度有所减轻,但停药后辄发如故。舌偏红,苔薄,脉细弦。

过敏煎(含麻桂各半汤):防风 12g,柴胡 12g,蝉衣 10g,白鲜皮 15g,土茯苓 30g,炙甘草 15g,生地 15g,炙麻黄 12g,桂枝 12g,赤白芍各 12g,丹皮 12g,杏仁 12g,7 剂。

二诊(3 月 29 日):荨麻疹发作未有明显减轻,仍需服用西替利嗪。上方去杏仁、桂枝、赤白芍、丹皮,将生地和柴胡增加至 30g、甘草增加至 20g,再加浮萍 12g,细辛 6g,龙葵 15g,黄连 12g,艾叶 10g,7 剂。

三诊(4 月 2 日):服上药数剂,荨麻疹即停止发作,皮肤时稍有瘙痒而已,但无皮肤色红高起之风疹块现象,停用西替利嗪亦如此。患者欣喜之情溢于言表,云自发荨麻疹以来,未曾有过此等情况。守方 7 剂以资巩固。

案 5　慢性荨麻疹频繁发作半年　周女,45 岁,2017 年 12 月 28 日就诊。主诉:过敏体质,有慢性荨麻疹病史,反复发作半年余。自 2017 年 6 月以来,荨麻疹每天均发作 2 ~ 3 次,部位不定,发作时皮疹红肿伴瘙痒。舌淡红,苔薄,脉细弦。服用抗过敏药盐酸左西替利嗪分散片,每 2 日服 1 粒,病情发作未有改观,遂求治中医。

过敏煎为主:乌梅 15g,甘草 30g,蝉蜕 12g,蛇蜕 12g,白鲜皮 15g,地肤子 15g,浮萍 15g,旱莲草 30g,当归 15g,生地 50g,丹皮 10g,赤芍 12g,水牛角 50g,苦参 12g,蜈蚣 2 条,茜草 12g,苏叶 10g,钩藤 12g,7 剂。

二诊(2018 年 1 月 4 日):服上方 7 日内有 2 日未发作荨麻疹,左西替利嗪仍 2 日服 1 粒,舌脉同上。上方再予 14 剂。

三诊(1 月 17 日):服上方 14 日内仅有 2 日发作荨麻疹。上方甘草减为 15g,加五味子 9g,14 剂;嘱左西替利嗪改为 3 日服用 1 片。

四诊(1 月 31 日):服上方 14 日内,荨麻疹仅发作 1 次。仍予三诊方 14 剂,嘱每剂中药煎煮成 600ml 左右,分 3 次温服;并嘱其停用左西替利嗪,只服中药。

五诊(3 月 21 日):服上方 2 周后自行停药 1 个月余,其间荨麻疹未再有过发作。四诊以后未再服用左西替利嗪片。再予上方 14 剂以巩固疗效。

案 6　荨麻疹半年　华女,24 岁,2018 年 7 月 4 日初诊。面部、颈部及上肢皮肤反复出现鲜红色斑片疹伴瘙痒,病史已达半年,遇热即易发作,服氯雷他定片未见明显效果。舌淡红,苔薄,脉细弦。

过敏煎(含犀角地黄汤):乌梅 15g,苦参 12g,甘草 30g,蝉蜕 12g,当归 15g,蛇蜕 12g,浮萍 15g,艾叶 10g,白鲜皮 15g,地肤子 15g,茜草 12g,旱莲草 30g,水牛角 50g(打碎,先煎),生地 50g,丹皮 10g,赤芍 12g,蜈蚣 2 条,钩藤 12g,7 剂。

随访(2022 年 7 月 26 日):之后患者一直未来就诊过,时隔 4 年,华女介绍案 10 潘女前来治疗荨麻疹,据潘女讲,华女是其同事,4 年前服以上中药汤剂 1 周后荨麻疹即愈,此后 4 年以来再未有过复发。

案 7 寒冷性荨麻疹与咽痒咳嗽 高男,34 岁,2018 年 8 月 1 日初诊。主诉:受寒后皮肤出现红色风团块瘙痒 2 年。患者自 2016 年某次受寒后,胸背及四肢皮肤即出现大片连续红色风团伴瘙痒,斑片状红肿高出皮面。每次发作均持续半小时以上。外院诊断为"寒冷性荨麻疹",口服抗过敏药物后症状缓解,但遇寒易复发。舌淡红,苔薄,脉细弦。

过敏煎(含麻黄桂枝各半汤):麻黄 12g,桂枝 12g,赤白芍各 12g,甘草 15g,大枣 3 枚,生姜 3 片,蝉衣 10g,蛇蜕 12g,旱莲草 30g,白鲜皮 15g,地肤子 15g,14 剂。

随访(2018 年 12 月 17 日):服上药 2 周后,将近 4 个月过去了,冬季当令,未再发作过荨麻疹。

光阴荏苒,不觉到了 2021 年 12 月 21 日。患者来门诊诉:季节转寒后咽痒咳嗽已有 3 周,夜甚于昼,咳甚则喘;且近来冷风拂体后,前胸、后背及下肢皮肤出现片状红色风团伴瘙痒,下肢尤甚,1 周发作 3～4 次,每次持续半小时左右。皮肤划痕试验阳性。舌淡红,苔薄腻,脉细弦。患者于 2021 年 3 月在上海市松江中心医院行过敏原检查示鸡蛋与牛奶过敏。

过敏煎(含麻黄桂枝各半汤)为主:炙麻黄 12g,桂枝 15g,杏仁 12g,白芍 15g,甘草 30g,蝉衣 10g,乌梅 12g,防风 12g,土茯苓 30g,白鲜皮 15g,地肤子 15g,百部 15g,白前 12g,款冬 15g,紫菀 15g,14 剂。

三诊(2022 年 1 月 4 日):服药 2 周后,咽痒咳嗽止,未曾再喘;风疹块由 1 周发作 3～4 次、每次持续半小时左右变成 1 周发作 1～2 次、每次发作时间缩短至 10～20 分钟,仍出现在胸背及下肢皮肤,但由大片状斑疹转变成米粒状丘疹。舌淡红,苔薄,脉细弦。今日于上海中医药大学附属曙光医院行过敏原测定,结果示蛋黄、蛋清强阳性,牛奶、尘螨、蟑螂阳性。

过敏煎(含麻黄桂枝各半汤与犀角地黄汤)合吴茱萸当归四逆汤为主:白鲜皮15g,地肤子15g,五味子9g,乌梅12g,甘草20g,旱莲草30g,生地50g,水牛角50g(先煎),丹皮9g,赤白芍各12g,炙麻黄9g,桂枝12g,当归12g,大枣7枚,干姜9g,熟附片3g(先煎2小时),吴茱萸6g,细辛3g,14剂。

服药后10日内荨麻疹仅发作2次,症状轻微,仅局限于颈项及背部小范围皮疹,下肢未有皮疹,且皮疹瘙痒出现5分钟左右旋即自行消退。

随访(2022年6月19日):自服中药以来5个月间,荨麻疹基本不再复发,仅在气温由热转冷过程或过度疲劳时偶发,5～10分钟即能自行消退。患者在电话中赞道:"效果非常好!"

【按】 本案荨麻疹反复发作2年,于2018年8月服过敏煎2周后,4个月未再发作;2021年12月荨麻疹复发,同时伴咽痒咳嗽3周、咳甚则喘,服过敏煎2周咽痒咳嗽止,荨麻疹发作明显减轻减少,再服2周荨麻疹发作几止,停药5个月间,荨麻疹亦基本不再复发。本案有三点重要提示:①2018年与2021年的治疗过程证明过敏煎治疗荨麻疹的疗效经得起重复。②本案荨麻疹与咽痒咳嗽均属过敏性疾病,故都可以用过敏煎"异病同治"。③本案属于寒冷性荨麻疹,除用过敏煎(含麻桂各半汤)及吴茱萸当归四逆汤温热类药物有效外,用具有抗过敏作用的犀角地黄汤清热凉血类药物也有效,其机制值得探讨。即使寒冷性荨麻疹,当其发作时,皮肤也有充血水肿红斑高出皮肤而瘙痒不已,即使受寒冷刺激而发荨麻疹,依然存在血热病机,或可用犀角地黄汤治疗。

案8 阵发性荨麻疹 朱女,58岁,2021年11月25日初诊。主诉:阵发性瘙痒皮疹3个月。患者自2021年8月起无明显诱因下出现全身阵发性瘙痒,抓搔后可见风团样皮疹,色红,上半身为著,每周发作2～3次,每次持续时间约30分钟,反复发作无定时。皮肤划痕试验(+)。皮肤科诊断为"荨麻疹",予依巴斯汀片口服后,发作频次有所减少,停药后则复发且瘙痒加重。平素心烦口渴,夜寐差,尿频4～5次/晚。有腰椎退变病史,常犯腰背酸胀,双膝刺痛,起立困难。舌淡红,苔薄白,脉细弦。有高血压病史,服药血压控制尚稳定。

体型偏胖。

过敏煎为主:蝉衣 10g,乌梅 12g,紫草 12g,生地 30g,水牛角 50g(打),赤芍 12g,牡丹皮 12g,旱莲草 30g,蜈蚣 2 条,全蝎粉 2g(吞),当归 12g,白芍 30g,川牛膝 10g,怀牛膝 20g,威灵仙 12g,酸枣仁 30g,石决明 30g,14 剂。嘱其停服抗过敏西药。

二诊(12 月 10 日):服药 2 周内,荨麻疹仅发作过 1 次,半小时内自行退去。夜间睡眠明显改善;膝关节疼痛已减七成,起立动作自如。舌淡红,苔薄白,脉细弦。上方续服 14 剂。

三诊(12 月 23 日):2 周内荨麻疹仅发作 1 次,半小时内消退。尚感乏力口渴,夜寐欠安。舌淡红,苔薄白,脉细弦。

过敏煎合生脉散为主:首乌藤 30g,土茯苓 30g,白鲜皮 20g,地肤子 20g,蛇蜕 12g,蝉蜕 10g,五味子 9g,麦冬 15g,太子参 15g,酸枣仁 30g,合欢皮 15g,14 剂。

随访(2022 年 9 月):患者因工作关系长期离沪居住外地,自服以上中药后,未再服用过抗过敏西药。停服中药以来,荨麻疹因饮食不慎偶有发作,在外地转方续服以上中药后即愈。

案 9 荨麻疹半年多每日发作 朱女,62 岁,2022 年 1 月 18 日就诊。主诉:荨麻疹反复发作半年余,每日均发,多于晚餐后(18 ~ 19 点)发作,腰围处见红色风团块高出皮肤,瘙痒难耐,每日服用抗过敏药依巴斯汀片 1 粒,则可得到控制,但停服即发;伴口苦、咽干、舌尖觉烫,大便时不成形、食生冷瓜果易腹泻。舌暗红,苔黄腻,脉细弦。2021 年 10 月 27 日华山医院过敏原检测示:大豆(+),大蒜(+ +),菠萝(+ +)。

过敏煎为主:荆芥 15g,防风 12g,柴胡 12g,金银花 15g,乌梅 15g,蝉衣 10g,紫草 12g,旱莲草 15g,甘草 15g,白鲜皮 15g,地肤子 15g,生地 30g,白芍 15g,炮姜 12g,14 剂。嘱其停服抗过敏西药依巴斯汀片。

二诊(2 月 15 日):因春节故迟诊。诉自停服依巴斯汀而改服中药后,开始几天每于傍晚腰围处稍见红色小风团块,瘙痒程度显著减轻、持续时间明显缩短,之后发作次数逐渐减少,后期偶有轻微发作而已。大便成形。舌脉同上。

过敏煎(含麻黄桂枝各半汤):荆芥 12g,防风 12g,柴胡 12g,金银花 12g,

连翘 12g,乌梅 12g,蝉衣 10g,紫草 12g,旱莲草 30g,甘草 30g,白鲜皮 15g,地肤子 15g,生地 50g,白芍 12g,水牛角 50g,丹皮 12g,当归 12g,蛇蜕 12g,丹参 15g,麻黄 3g,桂枝 9g,7 剂。

随访(2022 年 7 月 5 日):时隔 5 个多月,患者因其他不适前来求诊,告知自服以上中药 21 剂后,未再服用过任何抗过敏西药,至今荨麻疹未再有过发作。

案 10 全身泛发荨麻疹月余 潘女,42 岁,2022 年 7 月 26 日初诊。诉:四肢、胸背、面部皮肤出现大片红色斑丘疹,已持续 1 个月并伴发热。自 2016 年起,时常出现皮肤红色斑丘疹,发作部位以前臂及小腿内侧为主。2022 年 6 月 21 日起,全身泛发红色斑丘疹,按压退色,瘙痒,右下颌及右耳后淋巴结肿大,伴发热,体温最高达 40.6℃。6 月 29 日被上海市第六人民医院收住院,诊断为"过敏性荨麻疹"。血清过敏原测定:黑曲霉(+),余均(-)。经用氯雷他定片抗过敏,新癀片退热,炉甘石洗剂、尤卓尔软膏外用治疗 3 天后,发热与皮疹消退、皮肤瘙痒减轻而出院。出院后虽每日服用氯雷他定片不懈,但仍然每日发作荨麻疹 2～3 次,尤其遇热易发,皮疹呈红色斑片状,高于皮肤,瘙痒明显,范围广泛,可见于头面、胸部、四肢,每次发作持续 2～3 小时。舌淡红,舌下静脉迂曲显露,苔薄白,脉细弦。今经同事华某(案 6)介绍特来求治中医。

过敏煎(含犀角地黄汤): 水牛角 50g(打碎,先煎),生地 30g,丹皮 15g,赤芍 12g,旱莲草 15g,白鲜皮 30g,地肤子 30g,土茯苓 30g,茜草 15g,蛇蜕 15g,当归 12g,甘草 30g,7 剂;嘱每剂煎煮 2 次,合并得药汁 600ml,分 3 次温服。同时嘱患者即日起停服氯雷他定片。

二诊(8 月 2 日):服中药 2 剂后即有明显效果,原来皮疹每日发作 2～3 次,现在仅于傍晚后有 1 次小发作,皮疹范围小、瘙痒程度轻。上方将生地增至 50g,再加乌梅 12g,五味子 12g,蝉衣 10g,荆芥 12g,防风 12g,金银花 12g,连翘 12g,丹参 15g,7 剂。

三诊(8 月 9 日):荨麻疹发作面积进一步缩小,仅局限于小腿,发作持续时间进一步缩短为半小时许。

过敏煎(含犀角地黄汤) 为主:水牛角 50g(打碎,先煎),生地 50g,赤芍 12g,丹皮 12g,乌梅 12g,白鲜皮 30g,地肤子 30g,旱莲草 30g,茜草 15g,甘草

30g,蝉衣 10g,蛇蜕 12g,土茯苓 30g,荆芥 12g,防风 12g,金银花 12g,连翘 12g,丹参 12g,14 剂。

四诊(8 月 23 日):皮疹每日发作 1 次,偶尔 2 次,持续时间与程度较轻浅,近 2 日未有发作,舌脉同上。

过敏煎(含犀角地黄汤):水牛角 50g(打碎,先煎),生地 50g,赤芍 12g,丹皮 12g,白鲜皮 15g,地肤子 15g,茜草 12g,旱莲草 15g,五味子 12g,防风 12g,蝉蜕 10g,蛇蜕 10g,当归 12g,土茯苓 30g,乌梅 12g,柴胡 12g,炙麻黄 6g,荆芥 12g,龙葵 12g,苦参 12g,甘草 15g,14 剂。

随访(2022 年 10 月 1 日):停药后,无荨麻疹发作,偶在进食生冷鱼腥后于夜间有小发作,部位限在小腿,持续 15 ~ 30 分钟自行消退。

【按】 本案潘某乃其同事(案 6 华某)介绍而来,荨麻疹病情比较顽固,在以上四诊过程中,所用抗过敏药物越来越多,如此方能克挫其势。

(四)过敏煎治疗湿疹样皮损瘙痒

湿疹样皮损共同的临床特点是发生多形性瘙痒性皮损,如红斑、丘疹、斑丘疹、水疱、糜烂、渗出、脱屑、结痂、苔藓样变。湿疹样皮损和瘙痒是皮炎湿疹类疾病的主要症状,但也可在某些感染性疾病以及免疫性、代谢性或肿瘤性皮肤病中出现,病因多样、发病机制复杂,病情易反复而难治愈。不同的皮肤病只要证候相似,则因机类同。湿疹样皮损的中医病因病机不外湿、热、风三者。

第二章"外治撷华"第三节"阴痒"、第四节"肛周瘙痒"、第八节"药疹"、第九节"面部瘙痒"、第十节"湿疹"、第十一节"嗜酸性粒细胞增多性皮炎"所举案例,多属湿疹样皮损瘙痒类病证范畴,治疗所用外治药物,包括部分案例的内服药物,亦多是具有抗过敏作用的中药,亦属"过敏煎"药物组成范畴之内。兹再补充几则口服过敏煎的案例如下。

案 1 原发性胆汁性肝硬化皮肤瘙疹 杨女,53 岁,2001 年 12 月 20 日首诊。主诉:皮肤瘙痒 3 年余,夜间尤其,瘙痒难忍,影响睡眠,有继发性皮损,口干。苔薄白,脉细弦。1999 年 2 月体检时发现肝功能异常。2001 年 12 月 10 日肝功能检查:ALT 66U/L,AST 96U/L,AKP 468U/L,GGT 723U/L。

过敏煎为主:生地 30g,丹皮 12g,丹参 12g,赤白芍各 10g,白鲜皮 10g,苦参 12g,生甘草 10g,白蒺藜 10g,蝉蜕 6g,玄参 10g,首乌 12g,凌霄花 5g,威灵仙 12g,胡麻仁 15g,7 剂。嘱忌饮酒,少吃鱼虾蟹类动风发物。

二诊:皮肤瘙痒减半。原方加防风 3g,继服 7 剂。

三诊:皮肤瘙痒轻微,诉咽干痛,原方加芦根 30g,射干 3g,山豆根 3g,7 剂。

服毕上药,皮肤瘙痒止;咽痛亦止。

【按】 本案胆管酶显著增高、肝功能轻度异常,结合其抗线粒体抗体 M2 曾经阳性,可诊断为原发性胆汁性肝硬化。皮肤瘙痒是原发性胆汁性肝硬化患者常见临床症状,患者常因抓痒而留下皮肤伤痕。中医学一般认为属于血虚风燥,或兼风热内淫,可治以养血润燥,凉血祛风止痒。清代名医孙震元《疡科会粹》说:"身上虚痒,血不荣于腠理也""血虚风痒者,宜四物汤加浮萍、蒺藜、防风主之"。孙氏治疗瘙痒还常用凌霄花或苦参或蝉蜕单味治疗,著者合为复方后定睛再瞧,无外乎仍是过敏煎类药物。

案 2 面部丘疹样痤疮瘙痒 何女,18 岁,2020 年 3 月 16 日初诊。随其母前来就诊,母称其女舌苔腻而分布不均,求调理。观其舌色淡红,舌苔白腻而斑驳不均、呈不规则剥脱状。女儿诉少年时即有此舌象,舌苔花剥时轻时重。问还有何其他不适? 患者再诉:脸颊皮肤容易过敏。观面部皮肤红赤并散布红色小丘疹样痤疮,伴有瘙痒感,遇热更甚并显浮肿。平素手足冷,大便质稀,月经来潮第 1 天伴少腹疼痛,经量正常。脉细偏数。

过敏煎(含犀角地黄汤、二至丸)合活血祛瘀、化湿:生地 30g,丹皮 12g,赤芍 12g,水牛角 50g(先煎),女贞子 12g,旱莲草 20g,薏苡仁 30g,炮姜炭 15g,五灵脂 12g,炙乳没各 12g,茯苓 12g,苍术 12g,藿佩各 12g,厚朴 12g,白蔻仁 6g,通草 10g,滑石 12g,7 剂。

二诊(3 月 23 日):面部红赤、丘疹样痤疮及其瘙痒均有所减少减轻,白腻苔花剥程度亦较前明显减轻;依旧手足冷、便质稀,月经将至。

暂去过敏煎,以化湿、祛瘀为主:藿佩各 9g,厚朴 12g,薏苡仁 30g,白蔻仁 6g,通草 9g,茯苓 15g,苍白术各 12g,旱莲草 12g,五灵脂 12g,肉桂 9g,炮姜炭 12g,炙乳没各 12g,元胡 20g,7 剂。

三诊(3 月 30 日):3 月 27 日月经来潮,本次经临无痛经发生,今为月经第 4 天。面部皮肤红赤丘疹进一步减轻,无瘙痒,大便已然成形,手足冷略有改善。

苔薄白腻分布呈现均匀,地图舌已基本消除。舌淡红,脉细弦。

再以**过敏煎(含犀角地黄汤、二至丸)**合三妙丸为治:生地50g,丹皮12g,赤芍12g,水牛角50g(先煎),白鲜皮15g,地肤子15g,旱莲草30g,薏苡仁30g,苍白术各12g,厚朴12g,藿佩各9g,通草10g,7剂。

四诊(4月9日):诸症悉除:面部丘疹样痤疮消退、皮肤不红、无瘙痒感;地图舌消失,苔薄白分布均匀;大便正常,手足不冷。因目前新冠肺炎疫情流行常需戴口罩,只有在长时间戴口罩时面部稍有些许瘙痒感。仍以三诊方善后以资巩固。

【按】 本案原为"地图舌"而非为面部痤疮丘疹瘙痒前来求治。地图舌多为游走性舌炎,一般无甚临床症状,可采用三仁汤、藿朴夏苓汤化湿方药进行治疗;但医者仁心,治疗策略超过患者主诉要求,定位于兼治面部痤疮丘疹瘙痒与痛经:①面部红色丘疹痤疮伴瘙痒,遇热更甚,提示血分有热,故用犀角地黄汤合二至丸滋阴凉血散瘀;②舌苔白腻斑驳,面部痤疮色红、遇热而显浮肿,提示湿热内蕴,故用三仁汤合藿朴夏苓汤宣畅气机清热化湿;③平素手足冷,大便质稀,提示阳虚不足,故先后用炮姜炭、肉桂温阳散寒,有助于复阳以止泻止痛;④痛经提示为寒凝血瘀,故在温阳散寒基础上加五灵脂、炙乳没、元胡活血祛瘀止痛;⑤面赤红疹瘙痒遇热浮肿,提示或为处于过敏状态,故后又加用白鲜皮、地肤子清热燥湿、祛风止痒而抗过敏,而犀角地黄汤、二至丸恰兼具抗过敏作用。前三诊处方药物既有养阴又有温阳,既有凉血又有活血,既有止泻又有止痛,既有清热又有解毒,既有祛风又有化湿,既有治血祛风又有抗过敏作用,治则方药看似庞杂无序,其实互相渗透兼顾各方,属于所谓"复杂干预"。其中不少配伍具有相辅相成的作用:①养阴合清热有助于凉血;②散寒合化瘀有助于止痛;③温阳合化湿有助于健脾止泻;④燥湿合祛风有助于止痒消肿;⑤凉血活血也有助于祛风止痒。然而,也有一些配伍较为掣肘棘手,如清热与散寒、凉血与活血、养阴与化湿,清热凉血不利于温阳散寒,反之亦然,成一对矛盾;血得寒则易凝泣、得热则易妄行,又成一对矛盾;养阴则易助湿、燥湿则易伤阴,又成一对矛盾。

因此要求用药章法严谨。首先,根据地图舌白腻苔,将化湿方药的应用始终贯穿于治疗全过程;首诊用犀角地黄汤,待二诊月经将至时,撤之而加重散寒温阳、祛瘀止痛药以防治痛经;待三诊月经过后,再度重用犀角地黄汤,更加祛风化湿药。似此前后错开的药物运用方法,又赖配伍药物相互之间的牵制与制约,有助于解决以上诸种矛盾。在治疗过程中,前有撤退,后有折返,追加有度,剂量增减,进退自如,结果诸症均消。其中,面部痤疮丘疹瘙痒之消除主要归功于过敏煎之运用。

案 3 不明原因皮肤瘙痒 阮女,40 岁,2022 年 7 月 29 日就诊。主诉:浑身皮肤瘙痒 3 天,但未见皮疹。伴乏力,夜寐欠佳。舌淡红,苔薄,脉细数。患者因乳腺癌于 2021 年 12 月手术治疗,2022 年 1 月 6 日起行化疗,至 2022 月 3 月 21 日结束,之后用曲妥珠单抗靶向治疗至今;2022 年 5 月开始放疗,至 2022 年 7 月 5 日结束;2022 年 7 月 11 日开始乳腺癌内分泌药物口服治疗(药物不详)。既往有过敏性鼻炎史数 10 年,遇天气寒冷或整理衣被时等易发作;10 余年前有荨麻疹发作史。

过敏煎合扶正抗肿瘤药:水牛角 30g(打碎,先煎),生地 30g,丹皮 12g,赤芍 12g,丹参 30g,蝉衣 10g,生黄芪 30g,川石斛 30g,红景天 15g,鹿角霜 15g,知母 12g,酸枣仁 30g,合欢皮 15g,14 剂。

二诊(8 月 12 日):皮肤瘙痒减半。上方再加地肤子 15g,白鲜皮 15g,旱莲草 15g,14 剂。

三诊(8 月 26 日):皮肤瘙痒减少七八成,睡眠佳;近日过敏性鼻炎复作,喷嚏,流清涕不止,伴头痛,舌脉同上。

过敏煎:生地 30g,水牛角 50g(打碎,先煎),丹皮 12g,赤芍 12g,蝉衣 10g,地肤子 15g,白鲜皮 15g,乌梅 15g,五味子 9g,甘草 30g,防风 12g,荆芥 12g,辛夷 12g,苍耳子 12g,白芷 30g,14 剂。

四诊(9 月 9 日):皮肤瘙痒终止,头痛不再,喷嚏流涕未尽。舌淡红,苔薄,脉细弦。以四君子汤加丹参善后(处方:生黄芪 50g,党参 30g,炒白术 12g,茯苓 12g,甘草 12g,生晒参 6g,丹参 15g,14 剂)。

随访(9 月 23 日):四诊撤除过敏煎后,皮肤瘙痒未再发作;不再流涕。

【按】 本案皮肤瘙痒原因不明。结合其以往曾有荨麻疹及过敏性鼻炎等过敏性疾病史,始终应用过敏煎为主进行治疗。二诊发现具有抗过敏作用的犀角地黄汤和蝉衣等对于止痒呈现出一定疗效,故二诊、三诊不断强化过敏煎用药,包括针对过敏性鼻炎用药如辛夷、苍耳子及白芷。四诊皮肤瘙痒终止,2周后随访亦未再复发。

三、临床运用体会

(一)外感"八淫"与现代生活方式导致过敏性疾病不断增多

1. 外感八淫

当代社会过敏性疾病越来越多,原因之一是"外感六淫"已悄然增至"外感八淫"。由于当代经济社会迅猛发展,外感病因除了风寒暑湿燥火六淫外,又添加了"霾"和"毒",使传统中医风、寒、暑、湿、燥、火外感六淫变成了风、寒、暑、湿、燥、火、霾、毒外感八淫。

"霾"是指与PM2.5值密切相关的雾霾,即大气污染。随着大气污染日益严重,雾霾所致心肺循环呼吸系统类疾病逐年增加。"毒"是指新型病毒及其包括与土壤污染、水质污染、食品污染等有关的污毒。随着新冠病毒感染大流行以及食品卫生(包括数不胜数、防不胜防的食品添加剂)、水源污染、土壤农药及重金属污染等问题的日益突出,由此引发的传染病或诱发加重的疾病在不断增多,其中包括过敏性哮喘、咳嗽变异性哮喘、慢性咽炎及其所致的咽痒咳嗽、过敏性鼻炎以及各种上呼吸道感染、上气道咳嗽综合征(鼻后滴流综合征)、慢性支气管炎、肺炎、慢性阻塞性肺疾病等呼吸系统疾病。

2. 现代生活方式改变

当今时代由于经济物质水平的极大提高,人们的卫生条件、饮食结构以及生活方式(包括但不限于空调生活)有了显著改善与改变,但与此同时也会随之产生一系列相关的健康问题,除了肥胖、脂肪肝、糖尿病、高脂血症、代谢综合征以及心脑血管疾病外,过敏体质的人群也变得愈来愈多,例如对花粉、螨虫、牛奶、鸡蛋、米面、花生、芒果等过敏,导致发生荨麻疹、哮喘、皮肤湿疹、食物过敏等过敏性疾病也越来越多。另外,由于当今时代生活节奏加快,竞争激烈,学习、工作等精神心理压力增大,容易产生焦虑抑郁情绪,而这也常是导致荨麻疹、湿疹等过敏性疾病增多的诱因。

由于外感八淫、现代社会生活方法在潜移默化间发生了很大的变化,导致咽痒咳嗽、荨麻疹、湿疹等过敏性疾病的发病率不断上升。运用中医药抗过敏以治疗过敏性疾病的机会越来越多,具有巨大的临床应用空间。现代中医方剂过敏煎的"中方西用"具有划时代的意义,对中医药现代化具有积极而深远的启迪意义。

(二)变应性咽痒咳嗽与咳嗽变异性哮喘

咽痒咳嗽在临床上越来越多见,咳嗽由咽痒刺激引起,病程长者达十数年甚至数十年。据报道,大部分慢性咽炎患者的吸入性变应原和食物变应原皮肤试验阳性,以螨、室尘阳性率为最高。对以咽痒咳嗽为主的咽炎患者进行食物组混合性过敏皮试及血清总 IgE 检测,发现变态反应试验阳性者将近占八成,其过敏原皮肤试验阳性率亦近八成,表明与过敏反应有很大相关性。对以咽痒咳嗽为主要症状的慢性咽炎患儿进行病因分析发现,其中因过敏导致的占 8.75%。张晓阳等推测认为咽痒咳嗽的发病机制可能是由于急慢性感染启动炎症反应机制,导致咽喉部黏膜受损,感觉神经末梢暴露,瞬时受体电位香草酸亚型 -1(transient receptor potential vanilloid-1,TRPV-1)表达增加,局部敏感性增强,遇组胺及白三烯等炎症介质刺激后产生痒的感觉,继而诱发咳嗽保护性反射。对以咽痒咽干为主症的慢性咽炎患者进行抗过敏治疗,可明显减轻临床症状。

可见,过敏性咽痒咳嗽多属变应性咳嗽(又称变态反应性咳嗽),主要是过敏因素导致的一种咳嗽,表现为阵发性刺激性干咳持续 > 4 周,白天或夜间均可咳嗽,冷空气、灰尘、油烟等容易诱发咳嗽,常伴有咽痒。实验室检查变应原皮试阳性,血清总 IgE 和 / 或特异性 IgE 升高;肺通气功能正常;支气管激发试验阴性。可用抗组胺药物治疗。

而咳嗽变异性哮喘是一种特殊类型的哮喘,是由接触变应原、气候、环境等外界因素,以及自身免疫状态、精神状态、遗传体质等多种因素共同作用的结果,其发病机制与气道炎症及气道高反应性有关。咳嗽是其唯一或主要临床表现,主要为剧烈的刺激性干咳持续 > 4 周,夜间咳嗽较为明显,感冒、冷空气、灰尘、油烟等容易诱发或加重咳嗽,但无明显喘息、气促等症状或体征,有气道高反应性。实验室检查支气管激发试验或支气管舒张试验阳性;或呼气峰流速日间变异率>20%;或支气管舒张剂治疗可以有效缓解咳嗽症状。可用支气管舒张剂、白三烯受体拮抗剂、糖皮质激素等药物治疗。

由上可知,如果不进行相关实验室检查,在临床上很难鉴别诊断变应性咳嗽与咳嗽变异性哮喘。因此,在"(二)过敏煎治疗咽痒咳嗽"所举案例中,既有可能包含了变应性咳嗽,也有可能包含了咳嗽变异性哮喘;而在"(一)过敏煎治疗哮喘喘咳"中案3本为咳嗽变异性哮喘,因伴气喘,故归入哮喘喘咳类中。好在由于变应性咳嗽和咳嗽变异性哮喘均有过敏性疾病特点,故不影响其运用过敏煎中药进行治疗。

(三)抗过敏药物药性功效归类

具有抗过敏作用的中药药性大抵有以下几类。

(1)部分归属于具有发散风寒或发散风热作用的解表药物,如麻黄、桂枝、紫苏、生姜、干姜、荆芥、防风、白芷、辛夷、苍耳子、蝉蜕、柴胡、升麻、浮萍等。

(2)部分归属于具有调和营卫作用的方剂,如桂枝汤、麻黄汤、麻黄桂枝各半汤、麻杏薏甘汤、三拗汤等。

(3)部分归属于具有清热燥湿作用的药物,如黄芩、苦参、白鲜皮、地肤子等。

(4)部分归属于具有清热解毒作用的药物,如金银花、连翘、土茯苓、玄参、龙葵等。

(5)部分归属于具有清热凉血作用的药物,如犀角(现用水牛角代替使用)、地黄、紫草等。

(6)部分归属于具有祛风(湿)作用的药物,如白蒺藜、威灵仙、蛇蜕、僵蚕、全蝎、蜈蚣、地龙等。

(7)部分归属于具有养血活血止血作用的药物,如丹参、当归、茜草、艾叶等。

(8)部分归属于具有敛肺作用的药物,如乌梅、五味子等。

(9)部分归属于具有解毒杀虫燥湿止痒作用的药物,如蛇床子、土荆皮等。

(10) 部分归属于具有补气作用的药物,如甘草、黄芪等。

(11) 部分归属于具有补阴作用的药物,如旱莲草、麦冬等。

(12) 部分通常用于外治的药物,如白鲜皮、地肤子、苦参、土茯苓、马齿苋等。

(四) 选用抗过敏药物宜因病而异

为了进一步提高治疗的针对性,选用抗过敏药物时应因病而异。举例如下。

(1) 过敏性鼻炎多侧重选用辛夷、苍耳子、白芷、蝉衣、黄芪、防风、桂枝等。

(2) 过敏性哮喘喘咳多侧重选用麻黄、地龙、防风、柴胡、乌梅、五味子、白鲜皮、土茯苓、僵蚕、桔梗、甘草等,必要时可配合运用麻黄汤、三拗汤、射干麻黄汤、小青龙汤类、苏沈九宝汤、止嗽散等方药。

(3) 过敏性咽痒咳嗽多侧重选用蝉衣、甘草、土茯苓、乌梅、白鲜皮、桔梗、防风、柴胡、僵蚕等,常可配合运用麦冬、玄参、胖大海、沙参、挂金灯、射干、山豆根、金银花、板蓝根等养阴利咽、清热解毒之品。

(4) 过敏性荨麻疹多侧重选用白鲜皮、地肤子、荆芥、防风、蝉衣、白蒺藜以及犀角地黄汤、四物汤及紫草、茜草、旱莲草、丹参等凉血养血活血方药。

(5) 对于湿疹样皮损瘙痒性疾病,除(4)药物外,多可配合选用口服四妙丸、龙胆泻肝汤、三仁汤、藿朴夏苓汤等清利湿热、淡渗利湿方药;更十分适合外用浸涂搽洗方式给药,使药物直接作用于患处,取效更捷,药物常可选用地肤子、白鲜皮、蛇床子、苦参、马齿苋、五倍子,等等。牛皮癣、嗜酸性粒细胞增多性皮炎等皮肤病的治疗也可参照此类用药。

(五) 过敏性疾病具“风”病特点与“治风先治血”

1. 过敏性疾病具“风”病特点

风作为致病因素有外风与内风之分。外风即外感六淫之一,寒、湿、燥、热等邪多依附风邪侵犯人体,如伤风、风寒、风热、风水、风湿、风疹、风痹、中风(真中风)等。内风起于脏腑气血阴阳失调,主要表现为头目眩晕,四肢抽搐,角弓反张,震颤强直,猝然昏倒,不省人事,口眼歪斜,半身不遂等,病机主要有肝阳化风,热极生风,阴虚风动。

风为百病之长外,性开泄,具升发、向上、向外特性,易侵袭人体上部头面和肌表。过敏性疾病即多发于头部面部,表现为过敏性皮炎、过敏性鼻炎、过敏性咽炎、咽痒、咳嗽等;过敏性疾病即多发于肌表皮肤,表现为荨麻疹(瘾疹)、过敏性湿疹、神经性皮炎、嗜酸性粒细胞增多性皮炎、过敏性紫癜及银屑病等。

风性善行而数变,发病迅速、病无定处、此起彼伏。过敏性疾病如荨麻疹、皮肤瘙痒、血管性水肿等皆发病突然,忽现丘疹斑块,瘙痒不已,时作时止,游走来去无常;过敏性鼻炎突然阵发喷嚏,伴鼻腔、眼结膜、外耳道瘙痒;过敏性咽痒及变异哮喘性咳嗽忽发咽痒而咳或剧烈阵咳;过敏性哮喘发作前多有鼻咽痒、喷嚏、流涕、咳嗽、胸闷等先兆症状,发作时快疾如风,气不接续,止则如常人。

由于过敏性疾病具有风证的特点,因此多从风论治。现代药理研究也表明,具有抗过敏作用的药物以解表发散风寒与风热药物、调和营卫药物以及祛风药物为最多[参见第六章"中方西用"之"过敏煎治疗过敏相关性疾病"中的"(三)抗过敏药物药性功效归类"]。以祛风药治疗过敏性疾病似乎也在某种程度上体现了中西药理的汇通之处,或非出偶然。

2. "治风先治血"概念与含义

医(治)风先医(治)血之"先",未必是先后之先,而是为了强调治风勿忘治血之意。

治风先治血的理论不仅适用于内风,同样适用于外风。宋代陈自明《妇人大全良方·贼风偏枯方论》"医风先医血,血行风自灭"原论内风偏枯治法;明代李中梓《医宗必读·痹》"治风先治血,血行风自灭"原论外风行痹治法。体现治风治血精神的名方有治疗行痹的《宣明论方》防风汤《医学心悟》蠲痹汤,治疗风邪中经络口眼歪斜的《素问病机气宜保命集》大秦艽汤,治疗肝阳化风的《通俗伤寒论》羚角钩藤汤、《医学衷中参西录》镇肝熄风汤,治疗虚风内动的《温病条辨》大小定风珠,治疗暗痱的《黄帝素问宣明论方》地黄饮子,治疗风疹湿疹的《外科正宗》消风散,等等。以上治疗各种内外风证的著名方剂或多或少都伍以治血药物。

中医学认为过敏性疾病病机除了卫表不固、营卫失和外,与血也有密切关系,即风邪从腠理而入侵犯机体,与血气相搏而成。《诸病源候论》即云:"风瘙痒者,是体虚受风,风入腠理,与血气相搏,而俱往来于皮肤之间"。风邪之所以能侵入人体,与机体气血亏虚有关,故有"血虚受风"之谓。张景岳《景岳全书》对陈自明所讲"医风先医血,血行风自灭"解释为肝血虚则燥气乘之,只当养血以除燥,则真阴复而假风自散。唐容川《血证论》则直论"方取四物汤,补血以为祛邪之本,而加祛风之药,以令邪外出,法浅而易效。头目顶脊诸风,可以治之"。皆此之谓也。

不仅血虚易受风,凡血病皆易受风。血病除血虚外,还有血热、血瘀、血寒、血燥以及出血等。血虚则无力以行,血瘀则闭塞难行,血热则迫血妄行,通过补血、活血、凉血,有助于血行,即可使外风难入、内风难生;气血充足、平和、流动,则有助于防治入侵之风邪。故陈自明、李中梓均言"医(治)血"而未言"补血",是意味深长的。"医(治)血"包含了补血养血、清热凉血、活血祛瘀以及散寒温经(血)与补气摄血等丰富的内涵。由于血属阴,阴与血同类,故一些养阴药也可如同养血药一样用于风证的治疗。此外,血虚(病)固易受风,气虚亦易受风。因为,气虚不能生血则血虚,不能行血则血瘀,不能摄血则血不循常道。

因此之故,如同"(三)抗过敏药物药性功效归类"所示,诸如犀角地黄汤、紫草等清热凉血药物,丹参、当归、茜草、艾叶等养血活血止血药物,还有黄芪、甘草等补气药及旱莲草、麦冬等补阴药均能用治风证,现代药理研究也证实这些药物大多具有抗过敏作用。

3. 治血证治

较之过敏性非皮肤病,过敏性皮肤病似更适宜以"治风先治血,血行风自灭"理论进行指导,这从"(四)选用抗过敏药物宜因病而异"中即可看出端倪。以下过敏性皮肤病的治血证治可供参考。

(1)血虚生风证治:症见皮损色淡,干燥皲裂,叠起皮屑,瘙痒抓痕出血;多见于老年皮肤瘙痒病、鱼鳞病、静止期银屑病、慢性荨麻疹、玫瑰糠疹、皲裂性湿疹、神经性皮炎等;治以养血润燥;方选《证治准绳》滋燥养荣汤,《外科证治》养血润肤饮(当归、熟地、生地、黄芪、天冬、麦冬、升麻、片芩、桃仁泥、红花、天花粉)等;常用生熟地、当归、赤芍、元参、首乌、沙参、麻仁等滋阴补血,配伍祛风止痒药物。

(2)血热生风证治:症见皮肤红斑风团,基底色红灼热,遇热易发,脱屑瘙痒,抓后渗血;多见于进行期银屑病、玫瑰糠疹、多形性红斑及红皮病;治以凉血清热,消风止痒;方用《温病条辨》清营汤,《赵炳南临床经验集》凉血五花汤等;常用生地、当归、赤芍、丹参凉血活血,配伍清热解毒、祛风止痒药物。

(3)血瘀生风证治:症见皮损基底色暗,肌肤甲错,或有瘀点瘀斑,皮损苔藓样变,瘙痒夜甚,舌质紫暗或有瘀斑;多见于神经性皮炎、结节性痒疹、慢性荨麻疹、色素性紫癜性皮肤病、白癜风;治以活血化瘀,方用《医林改错》通窍活血汤、血府逐瘀汤等;常用当归、赤芍、桃仁、红花、丹参、三棱、莪术等活血化瘀,偏热者选用生地、丹皮、赤芍等凉血活血之品,偏寒者选用桃仁、红花、川芎等温通活血之品,配伍祛风止痒药物。

(六)使用过敏煎药物因病而异

本节例举哮喘喘咳 4 案、咽痒咳嗽 9 案、荨麻疹 10 案、湿疹及皮肤瘙痒 3 案,计 26 案,运用抗过敏药物及其频度如表 6-1 所示。因病而异选用过敏性药物受到个人习惯与经验限制,仅供参考。

表 6-1　26 例过敏性疾病抗过敏药物运用频次

药物	频次[n(%)]	药物				频次[n(%)]
蝉衣	24(92.31)	麻黄				9(34.62)
甘草	22(84.62)	水牛角　桔梗				8(30.77)
白鲜皮	20(76.92)	当归　桂枝　旱莲草　麦冬				7(26.92)
防风	19(73.08)	蛇蜕　白芍　赤芍				6(23.08)
乌梅	18(69.23)	苦参　五味子				5(19.23)
土茯苓　柴胡	17(65.38)	荆芥　浮萍　龙葵 艾叶　丹参　连翘				4(15.38)
金银花　生地	13(50.00)	茜草　蜈蚣　干姜　黄芪				3(11.54)
牡丹皮	11(42.31)	紫草　生姜　黄芩　紫苏				2(7.69)
地肤子　僵蚕	10(38.46)	升麻　地龙　全蝎　白蒺藜　苍耳子 白芷　辛夷　苡仁				1(3.85)

1. 哮喘喘咳

（一）过敏煎治疗哮喘喘咳 4 案中，运用抗过敏药物频次由高至低依次为防风、柴胡、乌梅、白鲜皮、土茯苓（100%）> 蝉衣、僵蚕、甘草、金银花（75%）> 桔梗（50%）。从中可以看出，即使不用麻黄及含麻黄方药，只用抗过敏方药也可起到定喘止咳作用，可减少甚或停用激素（案 1、案 3）。若有慢性支气管炎咳喘者，可加车前草、射干、葛根、侧柏叶止咳化痰（案 1）；若伴有肺部感染者，可加金银花、蒲公英、鱼腥草等清热解毒（案 2、案 4）。

2. 变应性咽痒咳嗽

（二）过敏煎治疗咽痒咳嗽 9 案中，运用抗过敏药物频度由高至低依次为蝉蜕、甘草（100%）> 土茯苓（88.89%）> 防风、柴胡、僵蚕、金银花（77.8%）> 乌梅、白鲜皮、桔梗、麦冬（66.7%）。从中可以看出，不用止咳药也能发挥出较好的止咳作用，可再配伍解毒、养阴、利咽之品，如玄参、胖大海、板蓝根、挂金灯、牛蒡子、薄荷之类；如伴有梅核气，可加用半夏厚朴汤（案 8）；部分咽痒咳嗽者气候转凉或受冷着寒易犯的特点，对此可用甘草干姜汤（案 8、案 9），屡获显效。

3. 荨麻疹

本节（三）过敏煎治疗荨麻疹 10 案中，运用抗过敏药物频度由高至低依次为蝉蜕（100%）> 生地、白鲜皮、甘草（80%）> 牡丹皮、当归、乌梅、地肤子（70%）> 防风、柴胡、白芍、蛇蜕（60%）> 水牛角、旱莲草、麻黄、桂枝、土茯苓（50%）。从中可以看出，较之过敏性哮喘喘咳与过敏性咽痒咳嗽而言，运用过敏煎治疗荨麻疹需要更多运用"治风先治血，血行风自灭"的理念采用凉血、养血、活血药物，方如犀角地黄汤、四物汤、血府逐瘀汤等。尤其犀角地黄汤已被皮肤科临床广泛用于治疗银屑病、过敏性紫癜、药物性皮炎、过敏性皮炎、红斑狼疮、玫瑰糠疹等疾病。根据著者经验结合有关临床报道，著者拟抗过敏五草汤（紫草、茜草、旱莲草、仙鹤草、甘草）用治过敏性紫癜等过敏性皮肤病，多可获得满意疗效。

值得一提的是，治疗荨麻疹等皮肤病有 2 首方剂，一首是具有疏风散寒作用的麻桂各半汤（其他类似方还有桂枝汤、黄芪桂枝五物汤、麻黄附子甘草汤、麻黄附子细辛汤等),一首是具有清热解毒、凉血散瘀作用的犀角地黄汤(其他类似方还有清营汤、四物汤、养血润肤饮等)。根据"寒者热之""热者寒之"的基本原则,前者一般适用于寒冷性荨麻疹,后者一般适用于热性荨麻疹,然而临床实际情况比理论复杂。在以上 10 案中,运用含犀角地黄汤在内过敏煎治疗获效的有案 6 与案 10,这相对容易理解;但运用含麻黄桂枝各半汤在内过敏煎治疗有舌嫩红的案 2,舌偏红的案 4,舌暗红伴口苦、咽干、舌尖觉烫的案 9,均非寒冷性荨麻疹,照样有效。案 7 为寒冷性荨麻疹,先后运用麻黄桂枝各半汤、吴茱萸当归四逆汤治疗,但后来又配合运用了大剂量犀角地黄汤,也丝毫不影响疗效获取。以上病例似乎提示,过敏煎药物主要针对荨麻疹的西医发病机制,似不必过于拘泥"寒者温之、热者寒之"之说,或至少通过适当药物配伍可平衡药性之偏,值得今后积累病例深入探讨。

4. 湿疹样皮损瘙痒

治疗原则及其运用方药大抵同荨麻疹,有两点具有特殊性,一是化湿清热方药对于具有渗液湿疹的治疗十分重要;二是以具有抗过敏和 / 或清热解毒渗湿作用的外用药涂搽熏洗的方法十分重要,药物经皮肤吸收直接作用于患处局部,其作用或胜口服。因此,能用外用药的当尽量用之,口服结合外用更好。外用药按功效可分为四类,可酌情选用湿疹样皮损瘙痒性疾病。第一类为清热燥湿药,如苦参、地肤子、白鲜皮、黄柏等;第二类是解毒凉血药,如马齿苋、大黄;第三类是止痒药,如蛇床子、花椒等;第四类为收湿敛疮药,如五倍子、明矾等。其中诸如白鲜皮、地肤子、苦参、土茯苓、马齿苋等均具有抗过敏作用。

(七)过敏煎治疗过敏性疾病的病情与疗效评估等注意事项

1. 病情评估

中药治疗之前需要详细了解与把握病情。例如过敏性哮喘喘咳需了解其病史病程、发作频度程度、发作持续时间以及使用布地奈德粉和 / 或富马酸福莫特罗吸入剂治疗的积累次数等。过敏性咽痒咳嗽需了解病程长短、与季节气候变化的关系、诱发因素、咳嗽频度程度、昼夜咳嗽时间规律等。荨麻疹需了解其病程病史及发作诱因、每日或每周发作频度、每次发作持续时间及好发部位与范围、服用抗过敏西药情况等。对过敏性疾病尽量进行过敏原、嗜酸性粒细胞数及血清 IgE 水平等检查。

2. 疗效评估

科学客观的疗效评估离不开详细的病情评估,疗效评估应包含病情评估的所有要素,主要有以下几个方面:①病程越长、发作次数越频、发作持续时间越长、病情越重,方显中药治疗的特色优势。例如,感冒后遗留短时间的咽痒咳嗽与持续长达十数年甚至数十年的咽痒咳嗽,治疗难度有云泥之别,前者有可能不药自愈。②如果患者病情顽固,使用抗过敏及激素类西药有效,当加载中药治疗后,可试以逐渐减药法直至停用西药;如果患者使用西药无效或效果一般,可嘱患者干脆停用西药、只用中药治疗。减少直至停用西药,是考察中药疗效的重要内容。③有关过敏的实验室检查项目恢复正常更是疗效评估的重要项目。④应重视长期随访,追求停药以后的长期疗效。不能仅仅满足于服药期间病情好转或消失,停用药以后旧病复发。

3. 疗程足够

过敏性疾病多与体质禀赋有关,病程较长,病情具有反复发作的特点,运用过敏煎为主中药治疗这类疾病时,涉及改变或改善患者体质禀赋问题,应有足够的疗程,可采用逐渐煎药法(包括减少药物或药量,减少服用顿数或天数等),直至停药后也能彻底控制病情。

4. 毒副作用

具有抗过敏作用药物的安全性需注意以下几个问题。苍耳子有一定毒性,剂量不宜过大、使用时间不宜过长,治疗过程需要密切观察有无全身无力、头晕、呕恶、烦躁等毒副作用。市场上部分僵蚕为死蚕所冒充,易发生毒副作用,需加以注意。长期使用大剂量甘草可发生假性醛固酮增多症、低醛固酮血症或糖皮质激素样不良反应。大剂量犀角地黄汤容易引起腹泻。运用麻黄类药物注意发汗问题。

（八）过敏煎治疗过敏性疾病的临床思维模式

过敏煎组方与一般传统中医方剂不同,是现代中医根据过敏性疾病发病机制,选择具有抗过敏药理作用的中药和/或临床用于治疗过敏性疾病有效的中药所创制的现代方剂。凡属过敏性疾病都可用过敏煎进行治疗,但具体药物选择有时需要因病而异,因此应把过敏煎看作是一首药物并不固定的方剂。

根据西医学过敏性疾病的发病机制、运用具有抗过敏作用的现代中药药理作用的药物治疗过敏性疾病,其所针对的病理环节主要是各种过敏性物质刺激机体产生组胺、5-羟色胺等作用于 H 受体引起的变态反应等过敏性疾病的发病机制,毋庸讳言,这种思维模式属于辨病论治范畴的思维模式。

但是,为了进一步提高治疗不同过敏性疾病的针对性和有效性,尚需注意以下几点。

(1)针对过敏性疾病的不同种类,选用具有疾病针对性的抗过敏药物,具体见(四)选用抗过敏药物宜因病而异。

(2)针对过敏性疾病个体寒热虚实的病性,选用具有功效针对性的抗过敏药物,具体见"(三)抗过敏药物药性功效归类"。

(3)针对过敏性疾病的风证特点,选用具有从风论治针对性的抗过敏药物,具体见"(五)过敏性疾病具'风'病特点与'治风先治血'"。

(4)针对过敏性疾病治风先治血、血行风自灭的特点,处理好治风与治血的关系,选用具有治血针对的抗过敏药物,具体见"(五)过敏性疾病具'风'病特点与'治风先治血'"。

(5)针对过敏性疾病的证候特点,选用具有病机针对性的抗过敏药物(包括但不限于血虚、血热、血瘀等),具体见"(五)过敏性疾病具'风'病特点与'治风先治血'"。

以上几点恰恰又在某种程度上体现出了辨证论治的思维痕迹。因此严格来说,运用过敏煎治疗过敏性疾病以辨病论治时,还宜结合辨证论治的原则精神以辨病论治与辨证论治相结合,有助于进一步提高疗效。

◆ 参考文献 ◆

[1] 祝谌予,梁晓春.从过敏煎的运用谈辨病用药与辨证用药 [J].中级医刊,1985,(4):59.

[2] 史文丽.乌梅临床配伍妙用 [J].中医杂志,2002,43(7):492.

[3] 刘金渊.过敏煎治过敏性鼻炎 [J].山东中医杂志,1986,1:49.

[4] 王小金.关幼波的私家中医方 [N].健康时报,2013-5-27(002).

[5] 李彩萍,吕景山.国医大师吕景山应用过敏煎经验初探 [J].基层医学论坛,2018,22(26):3732-3733.

[6] 刘秀林,裴改社.祝谌予过敏煎加味治疗过敏性鼻炎 60 例 [J].河南中医,1996,16(3):163.

[7] 刘兆琳,侯慎英,赵立新.过敏煎治疗变应性鼻炎 90 例 [J].河北中医,2005,27(3):227.

[8] 王佳娜,邱梓桐,谢静.加味过敏煎治疗过敏性鼻炎肺气虚寒证的临床观察 [J].中医临床研究,2022,14(30):22-25.

[9] 王立君.过敏煎加味方治疗过敏性支气管哮喘 20 例 [J].江西中医药,2008,(11):21-23.

[10] 张琳,吴春艳,郭霞珍.临床运用过敏煎加味治疗过敏性疾病的经验与分析 [J].世界中医药,2017,12(12):3041-3045.

[11] 郑彩霞.过敏煎加味治疗咳嗽变异性哮喘 32 例 [J].安徽中医临床杂志,2003,15(4):305.

[12] 郭凯,王红娟,陈艳霞,等.过敏煎加味治疗儿童咳嗽变异性哮喘 30 例疗效观察 [J].中国中西医结合儿科学,2012,4(6):555-557.

[13] 王琳,张晓文,罗世杰.罗世杰教授治疗儿童咳嗽变异性哮喘临床经验浅析 [J].河北中医,2022,44(10):1601-1608.

[14] 蒋梦霞,陈筱琪,李伟林,等.三拗汤合过敏煎加减治疗儿童风痰阻肺型鼻哮 37 例临床观察 [J].浙江中医杂志,2022,57(3):211.

[15] 程雅君,朱慧民,刘平.金沸过敏煎治疗干性咳嗽 158 例体会 [J].现代中西医结合杂志,2001,10(8):744-745.

[16] 陈楚权,李勇华.沙麦敏咳汤治疗干咳 31 例 [J].中医临床研究,2014,6(14):79-80.

[17] 黄志昂,吴义强.加味过敏煎治疗外感久咳 68 例疗效观察 [J].华夏医学,2009,(2):330-331.

[18] 孙立维.止嗽散合过敏煎加减治疗过敏性咳嗽的临床疗效 [J].内蒙古中医药,2020,5(5):22-23.

[19] 黄各宁,邓桂业,邓敏红.过敏煎加味治疗变应性咳嗽 25 例临床观察 [J].浙江中医杂志,2016,51(6):427.

[20] 李元文,周德瑛,张丰川.加味过敏煎治疗人工性荨麻疹 32 例疗效观察 [J].中医杂志,2000,41(6):328.

[21] 张恩虎,李红涛.加味过敏煎治疗慢性荨麻疹 30 例临床观察 [J].江苏中医药,2007,39(10):50-51.

[22] 金爱丽.龙氏过敏煎治疗 56 例荨麻疹疗效观察 [J].北京中医,1997,(4):24.

[23] 陈明岭.七味过敏煎治疗过敏性、瘙痒性皮肤病 [J].四川中医,1993,(4):37-38.

[24] 李桂香."自拟过敏煎"外治妊娠痒疹 [J].内蒙古中医药,2012,31(1):133.

[25] 裴悦,平瑞月,杨贤平,等.国医大师褚国维运用过敏煎治疗荨麻疹经验 [J].四川中医,219,37(4):7-8.

[26] 夏恩平.过敏煎治疗小儿慢性荨麻疹 30 例临床观察 [J].新中医,2016,48(10):137-138.

[27] 刘方柏.刘方柏临证百方大解密 [M].北京:中国中医药出版社,2013.

[28] 张涵,李希,黄河清.黄河清运用过敏煎治疗变态反应性疾病临床经验 [J].亚太传统医药,2022,18(6):144-146.

[29] 黄榕.桂枝麻黄各半汤治愈顽固性荨麻疹 2 则 [J].福建中医药,2003,34(4):52.

[30] 高飞凌,于学仁.桂枝麻黄各半汤加味治疗胆碱能性荨麻疹 45 例 [J].中国民间疗法,2006,14(11):39-40.

[31] 孙培静,刘海霞,张心梅.过敏性紫癜患者血清中过敏原特异性 IgE 和总 IgE 水平及临床意义 [J].中国实验诊断学,2021,25(6):821-823.

[32] 鲁守彬,王玉仁.抗过敏煎治疗过敏性紫癜 36 例 [J].湖北中医杂志,1996,18(3):37-38.

[33] 雷根平.过敏性紫癜性肾炎辨治心得 [J].新中医,2010,42(6):117-118.

[34] 张春艳,吉勤,王建明.孟如教授"过敏煎"加减治疗紫癜性肾炎血尿 30 例疗效观察 [J].中国中医药咨询,2012,4(3):10-11.

[35] 沈湘妹.过敏煎加味治疗儿童复发性过敏性紫癜 68 例临床观察 [J].中国初级卫生保健,2010,24(12):86-87.

[36] 刘二亮,康利华,王佳林.五草汤合过敏煎等治疗过敏性紫癜 52 例 [J].内蒙古中医药,2000,19(2):11.

[37] 张腾飞,邵晓珊.儿童紫癜性肾炎病因及免疫机制研究进展 [J].贵州医药,2019,43(2):206-210.

[38] 王炳荣,石玉丰.过敏煎加味治疗 21 例肾病综合征临床观察 [J].中国乡村医药杂志,2004,11(7):45-46.

[39] 董飞侠.朱宗元教授运用抗过敏煎治疗慢性肾病经验 [J].内蒙古中医药,1995,14(1):11-12.

[40] 程小琳.黄文政教授临证治疗肾病特色方剂及经验浅析 [J].河北中医,2017,39(2):173-176.

[41] 陆丽明,陈楷涛.湿疹发生机理的研究进展 [J].亚太传统医药,2007,3(9):76-79.

[42] 徐柯,祝忠.306 例湿疹患者过敏原检测结果分析 [J].中国卫生检验杂志,2020,30(9):1124-1126.

[43] 尧荣凤,姜培红,许国祥,等.过敏原检测对湿疹、过敏性鼻炎和哮喘患者的意义 [J].检验医学,2015,30(5):457-459.

[44] 刘岩松,孙东健,郭玉成.过敏煎对 DNCB 所致皮肤迟发型超敏反应的影响 [J],承德医学院学报,2010,1(27):99-100.

[45] 陈平,王名扬.皮肤病临床常用中药指南 [M].北京:科学技术文献出版社,2005.

[46] 左祖英.防风苍耳子水煎剂对小鼠免疫功能的影响 [J].川北医学院学报,1997,12(3):9.

[47] 唐荣江,闵照华,徐诚愈.防风的药理实验研究 [J].中药通报,1988,13(6):364-366.

[48] 张承烈.抗过敏中药研究进展 [J].浙江中西医结合杂志,2005,15(4):253-254.

[49] 殷金珠,金四立,白小微,等.甘草及枸杞子对 IgE 抗体应答的调节作用 [J].北京医科大学学报,1992,24(2):115-117.

[50] 李杨,董银卯,祝钧,等.7种中草药提取物抗过敏功效及刺激性研究 [J].中国实验方剂学杂志,2013,19(4):191-194.

[51] 陆朝华,曹劲松,凡华,等.白鲜皮水提物改善迟发型变态反应性肝损伤的作用机理 [J].中国药科大学学报,1999,30(3):2121.

[52] 徐强,王蓉,徐丽华,等.土茯苓对细胞免疫和体液免疫的影响 [J].中国免疫学杂志,1993,9(1):39-42.

[53] 马世平,瞿融,杭丙茜.蝉蜕的免疫抑制和抗过敏作用 [J].中国中药杂志,1990,15(8):48.

[54] 殷金珠,张琪.苦参治疗Ⅰ型变态反应性疾病的机理研究 [J].北京医科大学学报,1993,25(2):84.

[55] 李玉峰,洪萍.雷公藤多甙对T淋巴细胞亚群影响的研究 [J].中华微生物和免疫学杂志,2001,21(1):65.

[56] 谢强敏,唐法娣,王砚,等.艾叶油的呼吸系统药理研究-Ⅱ,抗过敏作用 [J].中国现代应用药学杂志,1999,16(5):3.

[57] 黄德斌.鬼箭羽70%提取物对速发型和迟发型变态反应抑制作用的实验研究 [J].中国药理学报,2003,19(6):5861.

[58] 盛凤,蒋健,郑鑫,等.中医辨证论治及个体化治疗的临床研究方法 [J].中华中医药杂志,2011,26(1):115-118.

[59] 武志强,何敏,阙昌田,等.桂枝不同萃取部位抗过敏作用的研究 [J].中药药理与临床,2014,30(6):74-77.

[60] 阮岩,冈本美孝,松崎全成.麻黄汤抗过敏作用的实验研究 [J].中药新药与临床药理,2002,13(3):152-154.

[61] 延光梅,金光玉,李光昭,等.苍耳子提取物抑制大鼠肥大细胞活化的机制研究 [J].解剖科学进展,2010,16(2):164-166.

[62] 涂光明,吴康郁,熊颖.白芷挥发油抗过敏的实验研究 [J].海峡药学,2008,20(3):45-47.

[63] 刘淇,纪雅菲,周洪莉,等.基于网络药理学探索荆芥-防风药对抗过敏作用的研究 [J].中药药理与临床,2020,36(5):136-142.

[64] 江小燕,王慧珠,桂黎黎,等.升麻素通过调节2型细胞因子抑制过敏性炎症 [J].

中药药理与临床, 2014, 30(2): 28-30.

[65] 李国强. 分析桔梗皂苷活性成分及其生物活性 [J]. 中西医结合心血管病杂志, 2015, 3(27): 192-193.

[66] PARK J, KIN S H, KIM T S. Inhibition of interleukin-4 production in activated T cells via down-activity by apigenin a flavonoid present in dietary plants [J]. Immunol Lett, 2006, 103(2): 108-114.

[67] 刘利国, 郭喜宝, 姜小晶. 龙葵的研究进展 [J]. 中医药学刊, 2006, 24(7): 1357-1358.

[68] HEO J C, NAM D Y, SEO M S, et al. Alleviation of atopic dermatitis-related symptoms by Perilla frutescens britton [J]. Int J Mol Med, 2011, 28(5): 733-737.

[69] 李斐, 黎海芪. 金银花水提物对卵清蛋白致敏小鼠的抗过敏作用研究 [J]. 重庆医科大学学报, 2004, 29(3): 288.

[70] 华晓东, 巩媛媛, 芮菁, 等. 黄芩素对皮肤过敏治疗作用的实验研究 [J]. 天津中医药, 2007, 24(3): 241-244.

[71] 周明眉, 褚襄萍, 杨红舟, 等. 地龙酸性部位对小鼠过敏性哮喘模型的抗炎和抗过敏作用 [J]. 中国中药杂志, 2008, 33(19): 2249-2252.

[72] 陈子珺, 李庆生, 李云森, 等. 防风与刺蒺藜抗 I 型变态反应的实验研究 [J]. 中成药, 2007, 29(9): 1269-1271.

[73] KIM S H, KIM S A, PARK M K, et al. Paeonol inhibits anaphylactic reaction by regulating histamine and TNF-alhpa [J]. International Immunopharmacology, 2004, 4(2): 279-287.

[74] 中田功二. 滨海当归抑制组胺释放 [J]. 国外医学中医中药分册, 2002, 24(4): 227.

[75] 钟万超. 赤芍水溶性成分及其生物活性的研究 [D]. 北京: 北京协和医学院, 2020.

[76] 马健. 阴虚模型小鼠腹腔巨噬细胞 I a 抗原表达的改变及生地黄对其的作用 [J]. 中国中医药科技, 1997, 4(4): 197.

[77] LI X, PARK S J, JIN F S, et al. Tanshinone II A suppresses Fc ε RI-mediated mast cell signaling and anaphylaxis by activation of the Sirt1/LKB1/AMPK pathway [J]. Biochemical Pharmacology, 2018, 152: 362-372.

[78] 汤军, 钱华, 黄琦, 等. 麦冬多糖平喘和抗过敏作用研究 [J]. 中国现代应用药学杂

志,1999,16(2):16-19.

[79] 张云璧.犀角(水牛角)地黄汤对变态反应性皮炎动物模型的治疗及作用机理的研究 [D].北京:北京中医药大学,2008.

[80] 郭文杰.紫草蛇蜕煎外洗治疗湿疹 89 例 [J].湖南中医杂志,2001,17(3):41.

[81] 王飞儿.单味黄芪治疗过敏性鼻炎、慢性肠炎 [J].中医杂志,2000,41(6):331.

[82] 吉川雅之.生姜炮制的研究:干姜的抗过敏活性成分 [J].国外医学中医中药分册,1995,17(4):41.

[83] 张竹心,刘连生.生姜油的抗过敏作用 [J].中成药,1992,14(11):30-31.

[84] 彭顺林.慢性咽炎与变态反应因素相关性的初步研究 [J].成都中医药大学学报,1998,21(1):32-33.

[85] 宣伟军.以咽痒咳嗽为主要症状的慢性咽炎过敏原检测与中医治疗体会 [J].中国中西医结合耳鼻咽喉科杂志,1999,7(1):203-204.

[86] 杜卓.400 例小儿慢性咽炎的病因分析 [J].中国医药指南,2019,17(25):141-142.

[87] 张晓阳,连心逸.咽痒咳嗽从风论治中西医理论依据 [J].中国中医药信息杂志,2015,22(9):111-113.

[88] 石青,李曰戟.抗过敏治疗在慢性咽炎诊疗中的影响 [J].山西大同大学学报(自然科学版),2019,35(5):52-53.

[89] 高龙霞,阎玥,包海鹏,等.咳嗽变异性哮喘现代研究进展 [J].中华中医药杂志,2019,34(9):4171-4174.

第七章

古方今用

芍药甘草汤治疗平滑肌、横纹肌功能异常相关疾病

"古方今用",是指根据传统中医经典方剂的中药现代药理作用,结合现代医学疾病的发病机制,以"辨病论治"或"辨病论治与辨证论治相结合"的理念治疗现代医学疾病及中医病证。"古方今用"将会大大拓展传统中医方剂的功效、主治及其适应证。

药性理论是中药和中医基础理论之间的桥梁,是指导中医临床用药的基础理论,而中药的有效成分是中药药性形成的物质基础。运用现代科学技术研究中药药性,深入揭示中药的现代药理作用,并进行现代化诠释,有助于推进中医药理论的现代化。

中医药新理论不能脱离临床实践,理论来源于实践,最终也将用于指导临床实践。以当代中医药防治疾病的临床实践为切入点,从现代疾病诊疗实践及现代药理作用新知见中发现线索,提出假设,再通过临床揭示理论的实践意义和科学内涵,以此丰富和完善中医药学的现代临床诊疗理论。

中医药理论的现代化和科学化就是中医药的创新,新概念、新法则、新规律的提炼与提出,当一切以疗效为出发点、一切以疗效为归结点、一切以疗效为基准点。

"古方今用"尚属探索性阶段,现在还远未到达可下定论的时候。但是如同"中方西用"一样,"古方今用"只要有临床疗效,就值得肯定、推广与运用。因此,学术探讨应备独立之精神,自由之思想,大胆假设,小心求证,惟其如此,学术才有可能得到创新突破和不断进步,祖国医学才有可能因为我们这一辈人的努力而再铸辉煌。

本章主要介绍著者运用芍药甘草汤或参芪芍药甘草汤治疗嗳气、反酸、呃逆、食管裂孔疝、肠蠕动亢进、胃食管反流病等消化系统疾病,以及压力性尿失禁等妇科疾病的临床尝试。由于才疏学浅,粗疏谬误难免。知我罪我,其惟春秋。

一、芍药甘草汤古今功效概述

（一）芍药甘草汤功能、主治适应证及其变迁

芍药甘草汤出自《伤寒论》：伤寒脉浮，自汗出，小便数，心烦，微恶寒，脚挛急，反与桂枝欲攻其表，此误也。得之便厥。咽中干，烦躁，吐逆者，作甘草干姜汤与之，以复其阳。若厥愈足温者，更作芍药甘草汤与之，其脚即伸。若胃气不和谵语者，少与调胃承气汤。若重发汗，复加烧针者，四逆汤主之。芍药甘草汤方：白芍药、甘草（炙）各四两。上二味，以水三升，煮取一升五合，去滓，分温再服。

历代医家对芍药甘草汤的方解认为：脾不能为胃行其津液，筋脉失却津液濡养，故而挛急；芍药甘草汤具有酸甘化阴，濡养筋脉的功能，故可濡筋舒急（成无己、柯韵伯、王晋三、吴仪、陈蔚）。

但在今天看来，"脚挛急"又称"转筋"，即指小腿足抽筋，乃缘于腓肠肌痉挛所致，腓肠肌同全身肌肉一样均由横纹肌组成；所谓芍药甘草汤酸甘化阴濡养筋脉以舒其挛急的功能，不妨理解为芍药甘草汤具有舒缓腓肠肌痉挛的作用。表明中医学所谓"筋脉"实则包含了全身横纹肌肌肉在内。

另外，当脚挛急时几乎均伴有不同程度的疼痛，芍药甘草汤在舒缓腓肠横纹肌痉挛的同时，所伴疼痛也会随之消解。于是古人发现芍药甘草汤还具有缓急止痛的作用，并且，这种缓急止痛的作用包括但不限于小腿腓肠肌痉挛所致的疼痛，对全身其他部位的疼痛，均可发挥出止痛或缓解疼痛的作用。

随着医疗实践的日益积累和临证经验的日益丰富，古人发现芍药甘草汤所治痛证还包括胃痛、腹痛等。例如，朱丹溪正是利用这一特性创制了痛泻要方（陈皮、白术、白芍、防风）以治腹痛泄泻。汪昂及王旭高等人认为，此类疼痛乃由肝木乘脾、气血不和所致，因此芍药甘草汤还具有泻肝补脾，和中缓急的功能，由此可治腹痛。自此以降，后世看重芍药甘草汤缓急止痛的作用，俨然已盖过了其舒筋伸脚的作用。

似此，芍药甘草汤的功能、主治适应证似已发生微妙的变化。

但在今天看来，芍药甘草汤从可有效治疗脚挛急疼痛及其他部位肌肉性疼痛，到可有效治疗腹痛，其实是一个重要的标志性事件。众所周知，全身有

各种组织器官,就肌肉类别来讲,主要有三种:一是骨骼肌(肌肉),二是平滑肌,三是心肌。芍药甘草汤能够治疗腹痛这一临床事实,强烈地暗示芍药甘草汤不仅能够缓解横纹肌痉挛,还具有缓解平滑肌痉挛或调节平滑肌功能状态的作用。

近半个多世纪以来在中医药现代化的进程中,现代药理研究证实芍药甘草汤主要有 2 个方面的药理作用:一是止痛,可广泛用于治疗平滑肌、横纹肌功能紊乱所引起的多种疼痛;二是具有调节平滑肌蠕动节律的作用,可用于治疗由平滑肌组成的多种组织器官的许多疾病。

如此,芍药甘草汤的功能、主治适应证似可期待发生"质"的巨大变化。

(二)芍药甘草汤的现代药理作用

1. 解痉止痛

芍药甘草汤对小鼠扭体法、热板法、大鼠辐射热照射法致痛等多种疼痛模型均具有明显的抑制作用。较大剂量芍药甘草汤既能抑制外周神经末梢、中枢神经的传导从而减轻疼痛,又能抑制继发炎性反应所导致的疼痛。镇痛机制与较大剂量芍药甘草汤可降低血清前列腺素 E_2(PGE$_2$)、环磷酸腺苷(cyclic adenosine monophosphate,cAMP)水平有关,可通过调节环氧合酶 -2(cyclooxygenase-2, COX-2)-PGE$_2$-cAMP 信号通路而起镇痛作用。也有研究发现其镇痛作用机制与第二信使神经递质 NO 有关,芍药甘草汤可降低血液和脊髓中 NO 含量,从而发挥镇痛作用。芍药甘草汤可明显升高痉挛大鼠模型脑内甘氨酸、γ- 氨基丁酸(γ-aminobutyric acid,GABA)、5- 羟色胺水平,降低肌张力,提示芍药甘草汤对痉挛大鼠脑内与痉挛相关的抑制性和调节性神经递质有一定的影响。芍药甘草汤对横纹肌、平滑肌均有较好的解痉止痛作用。芍药甘草汤对脚挛急所致疼痛具有止痛作用,便是其能抑制或缓解腓肠肌(横纹肌)痉挛的明证。

芍药甘草汤可通过调节平滑肌蠕动节律、恢复脏器功能而止痛。其所含芍药苷、苯甲酸、甘草总黄酮等成分,能明显抑制亢进状态下的胃肠运动,针对乙酰胆碱所致肠管痉挛性收缩有明显拮抗作用,且随着用量增大,其作用相应增强。平滑肌、横纹肌蠕动节律紊乱不仅导致痉挛,而且还可引起疼痛,芍药甘草汤解痉即能止痛,故能广泛用于全身横纹肌、平滑肌痉挛或不舒所导致的多种痛证,如膝关节疼痛、足跟痛、软组织损伤痛、肢体肌肉痛性痉挛、胃痛、腹痛、肛裂疼痛、痔疮术后疼痛、三叉神经痛、血管性头痛、偏头痛、痛经、晚期癌性疼痛,等等。

2. 调节平滑肌蠕动节律

芍药甘草汤对正常离体肠管运动具有显著性的抑制作用。白芍药的主要成分芍药苷有较好解痉作用,对大鼠胃、肠、子宫平滑肌呈抑制作用,能降低豚鼠离体肠管的自发收缩和张力,能显著抑制正常和亢进状态的小鼠小肠运动,以及正常离体肠管的活动,并呈现一定的量效关系。芍药可增强离体兔肠自发性收缩的振幅,并随剂量加大作用增强。实验研究还发现,不同浓度的芍药甘草汤对消化道平滑肌存在双向调节作用,既有促进胃壁及肠管运动、使其活动兴奋的作用,又有抑制胃肠蠕动的作用。因此,芍药甘草汤可调节平滑肌的痉挛和松弛、舒张与收缩、蠕动过度与不足、蠕动节律快与慢及节律紊乱。

白芍可通过促进大小肠的推动运动,使大小肠含水量增多,并分泌胶状物润滑肠道等而致泻。大剂量芍药甘草汤可致大便增多或大便稀溏,主要由白芍引起。大剂量芍药甘草汤有一定的通腑作用,这与其促进胃肠平滑肌蠕动有关。其实古代对此亦已有所认识,如《本草经读》云:"芍药气平下降,味苦下泄而走血,为攻下之品,非补养之物也。"《本经疏证》更云芍药合甘草能"破肠胃之结"。也许正因为芍药甘草汤对胃肠道平滑肌的复杂作用,2001年日本某公司向美国申请了治疗溃疡性结肠炎的专利,明确对以芍药为活性成分的加味逍遥散、当归芍药汤、芍药甘草汤、桂枝茯苓丸4个复方进行保护,并获得了授权。

根据现代药理作用,结合现代医学疾病发病机制,芍药甘草汤可被广泛用于治疗多种与平滑肌、横纹肌功能异常有关的疾病,期冀可大大地拓展其临床应用范畴。以下介绍著者基于上述理念与临证思维,运用芍药甘草汤治疗消化系统疾病、妇科疾病的临床探索与思考。

二、验案举隅

（一）芍药甘草汤治疗消化系统疾病

案 1　胃痛嗳气　周女,55 岁,2005 年 11 月 15 日就诊。素有老胃痛病,2005 年 4 月起胃痛加重,每受凉遇寒或食冷硬物后辄易发作胃痛,痛在剑突下偏左上腹,夜间疼痛尤甚,常因痛醒而影响睡眠,嗳气频多、食后尤甚,胃脘痞胀,嘈杂反酸,胃肠中辘辘有声。舌淡红,苔薄白,脉细弦。胃镜示慢性萎缩性胃炎。

芍药甘草汤合白芷甘草汤加味:白芍 30g,甘草 15g,肉桂 10g,白芷 50g,7 剂。

二诊(11 月 22 日)服药 4 剂胃痛大减,嗳气亦止;近 2 日胃不痛,泛酸明显减少,无肠鸣,诸症均瘥。

【按】　白芷甘草汤为民间治疗胃痛验方,著者以芍药甘草合白芷甘草汤加肉桂构成奕安私方——胃痛良方,治疗胃痛屡用屡效(参见《玉一斋临证推求》第二章第五节之"胃痛良方启示多")。本案经治以后,嗳气、胃痞、嘈杂反酸、肠鸣亦随之而止,提示以芍药甘草汤为主处方可调整胃肠平滑肌蠕动节律,不仅解痉止痛,还促进了胃肠动力,故能和胃降逆止嗳气反酸,气机通畅则胃痞消,嘈杂亦随之而除。处方中还含白芷甘草汤和肉桂,安知和胃降逆、顺气通腑之功在芍药甘草汤。可结合本节其他案例综合考察。

案 2　脐周腹痛　孙男,53 岁,2010 年 2 月 26 日就诊。主诉:脐周腹部隐痛发作频繁,每日疼痛,大便日行 1 次居多、偶尔 2 次,便质松散。舌淡红,苔薄,脉细弦。

芍药甘草汤:白芍 60g,炙甘草 30g,7 剂。

二诊(3 月 5 日):服药 1 剂,脐腹疼痛立止;唯肠鸣亢奋,翌日后每日大便增多至 2 ~ 3 次,质溏不成形,第 5 日起患者自行减半服药(每日只服 1 次),大便方始恢复正常,肠鸣不再。

芍药甘草汤减量:白芍 45g,甘草 20g,7 剂。

随访:腹痛不再,大便亦基本正常,无肠鸣。

【按】　芍药甘草汤具有缓急止痛作用毋庸赘言,但本案服用大剂量芍药甘草汤后,虽腹痛立止,但引起了肠鸣腹泻的"副作用"。这一药后反应清楚地表明芍药甘草汤在缓急止痛的同时,由于促进了胃肠道平滑肌蠕动节律,使胃肠道蠕动活跃,相当于起到了"通腑导滞"的作用。无疑,本案"通腑导滞"反应与上案"和胃降逆"反应乃由于芍药甘草汤促进了胃肠道蠕动同一机制。

案3 顽固嗳气 薛男,52岁,2010年3月19日就诊。近4～5年来,每日嗳气全年无休,嗳气异常频繁,连连不休,音声洪亮,冲劲十足。曾就诊于本市多家三甲医院,服用中药及吗丁啉等促胃肠动力药等3个月有余,未见寸效。顷诊:每日白昼持续嗳气至少7～8个小时,患者在诊室外待诊时即可闻及其嗳气响亮接连不休,自觉有气在胃中激越奔腾、上冲夺咽门突围而出,无法抑制;即便集中精力专注于做某件事时亦不能减少嗳气,仅在夜间睡眠时嗳气亦休息。伴胃痞,纳呆,口臭,大便1日2～3次,便质松散不成型、量少而有不尽感。望其体格体质与常人无异,性格尚属开朗,未见其有明显情绪抑郁或心理障碍迹象。舌淡红,苔中根黄,脉细弦。胃镜示慢性胃炎。查阅其就诊病历,前医多以和胃降逆、健脾消食为治,未见疗效。

旋覆代赭汤、丁香柿蒂汤合木香槟榔丸加减:旋覆花10g,代赭石15g,柿蒂15g,刀豆子12g,橘皮12g,青皮12g,半夏15g,木香15g,槟榔15g,枳实15g,莱菔子15g,牵牛子15g,生大黄5g(后下),10剂。

二诊(3月30日):服第2剂,嗳气便戛然而止,大便每日1～2次、成条通畅;然而服至第3～4剂药后,嗳气又增加,但较之初诊,嗳气总体减少四成。

上方基础上再加白芍60g,甘草20g,柴胡12g,当归12g,7剂。

三诊(4月13日):嗳气减少九成,嗳气频度及程度均显著减少减轻,原每日白昼嗳气持续7～8个小时,现合计不超过半小时;同时,胃脘痞满、纳呆口臭等症均除,食欲增加,大便1日1～2次,量多成条畅快。患者说从未有过如此显著的疗效,精神特别愉快。

【按】 本案嗳气病情异常顽固,初诊旋覆代赭汤、丁香柿蒂汤、木香槟榔丸和胃降逆、通腑导滞虽有一定效果,但疗效欠稳定,自二诊加用大剂量芍药甘草汤后,疗效十分显著,不仅嗳气几除,而且胃脘痞满亦得除,食欲增加,大便畅快,所有临床表现均提示芍药甘草汤发挥出了类似"和胃降逆,镇嗳息噫,通腑导滞"的作用,至少助力增强发挥出了这一作用。

案4 **顽固呃逆伴嗳气** 孔男,74 岁,2013 年 8 月 20 日就诊。主诉:呃逆频频已 6 年有余,近 3 年经常呃逆发作更频繁并伴嗳气,每日呃逆达数百次之多,每次呃逆发作后,一般会持续 1～2 周,夏冬季节尤易发作;在呃逆同时,每日频发嗳气数十次,饥饿时嗳气尤甚,进餐后则稍减少,胃纳欠馨,无脘腹痞胀,大便可。曾在他处接受中药、针灸治疗,皆告罔效,特来求诊。舌淡红,苔薄黄,脉细弦。既往胃镜示慢性非萎缩性胃炎。

芍药甘草汤(参芪芍药甘草汤) 加味:党参 30g,白芍 60g,炙甘草 12g,7 剂。

二诊(8 月 27 日):上药仅服 1 剂,频繁呃逆即减大半;服药 3 剂,呃逆戛然而止,嗳气减半,胃纳增加。芍药甘草汤减量并合入香砂六君汤:党参 12g,白芍 30g,炙甘草 12g,炒白术 9g,茯苓 9g,半夏 9g,陈皮 9g,香附 12g,砂仁 3g,焦山楂 12g,煅瓦楞 30g,14 剂。

随访(2014 年 2 月):半年无音讯。今患者因左侧肢体疼痛乏力前来就诊,得知自服上药后,持续 6 年之久之顽固呃逆、持续 3 年之久之顽固嗳气均告痊愈,停药半年期间亦未再有过复发。

【按】 呃逆与嗳气呕恶病机有所不同,呃逆乃由膈肌痉挛而非胃气上逆所致,芍药甘草汤具有缓急作用,能解除膈肌痉挛而止呃逆;嗳气乃由胃气上逆所致,服芍药甘草汤 3 剂嗳气即见减半,则知芍药甘草汤还具有"和胃降逆"的作用,于案昭然。

案5 **食管裂孔疝胸骨后疼痛** 郑女,59 岁,2014 年 2 月 7 日就诊。主诉:胸骨后疼痛数年,西医诊断为"食管裂孔疝",未予治疗,今因痛甚求治中医。顷诊胸骨后疼痛较甚,伴有咽堵感,食后胃痞泛酸,胸闷心慌,乏力腰酸,大便 1 日 3～4 次、质稀不成形,便前腹痛。舌淡红,苔薄腻,脉细。素有左心房肥大、心肌缺血、冠状动脉管腔轻度狭窄病史。

证属痰瘀互阻;治拟活血祛痰,宽胸止痛,制酸和胃,由丹参饮、小陷胸汤、瓜蒌薤白半夏汤、左金丸、**芍药甘草汤**合方,处方中含白芍 30g,甘草 9g,7 剂。

二诊(2 月 14 日):胸骨后疼痛稍有减轻。首诊处方不变,唯**芍药甘草汤**增量为:白芍 40g,炙甘草 12g,14 剂。

三诊(2 月 28 日):胸骨后疼痛减三成。首诊处方不变,唯**芍药甘草汤进一**

步增量为:白芍 60g、炙甘草 12g,7 剂。

胸骨后疼痛减轻九成。

【按】 食管裂孔疝是由于食管裂孔周围组织和膈肌食管膜弹力组织萎缩,食管裂孔增宽,食管周围肌肉、韧带松弛,对食管下端及贲门的固定作用减弱,导致腹腔内脏器通过膈食管裂孔进入胸腔,从而产生胸骨后疼痛、上腹饱胀、嗳气泛酸等症状。本案始终以固定方药治疗,唯随着芍药甘草汤逐渐增量,胸骨后疼痛递减,两者存在量效关系。芍药甘草汤减轻胸骨后疼痛的机制,除了本身具有一定的止痛作用外,更与芍药甘草汤通过改善食管、胃、膈肌及其周围肌肉韧带的弹力,从而抑制了腹腔内脏器通过膈食管裂孔进入胸腔有关。

案 6 肠蠕动亢进肠鸣 赵男,66 岁,2014 年 5 月 13 日就诊。整日肠鸣甚,腹中叽叽咕咕声不断,肠鸣多出现于脐右侧,为时已将近 2 个月,大便 1 日 1～2 次,无腹痛等其他特殊不适。舌淡红,苔薄,脉缓。

芍药甘草汤合苓桂术甘汤、己椒苈黄丸加减:白芍 15g,甘草 3g,茯苓 12g,桂枝 12g,白术 12g,防己 12g,椒目 12g,葶苈子 12g,7 剂。

二诊(6 月 3 日):肠鸣无明显减轻,舌脉同上。

改以**芍药甘草汤**增量主之:白芍 40g,炙甘草 12g,7 剂。

三诊(6 月 10 日):肠鸣顿减八九成,觉十分舒坦,大便未见增多。患者因苦于肠鸣多时,今见芍药甘草汤价廉效著,要求继续服用原方,再予 7 剂。

四诊(6 月 17 日):肠鸣完止。再予**芍药甘草汤**主之:白芍 30g,炙甘草 12g,7 剂。

随访(12 月 16 日):云 6 月服毕 7 剂后,肠鸣即止至今,其间未有反复。近日因饮食不慎而肠鸣又起,但肠鸣程度、频度较初诊为轻。**芍药甘草汤**主之:白芍 30g,炙甘草 12g,7 剂。服毕 7 剂,告知肠鸣即止,此后再未来诊。

【按】 水走肠间,辘辘有声,为中医学狭义痰饮表现,当以温药和之,苓桂术甘汤和己椒苈黄丸都是治疗肠鸣痰饮的代表方,一般多可获效。根据著者经验,虽然初诊又合入了芍药甘草汤,但因考虑到患者大便已然 1 日 1～2 次,恐大剂量芍药甘草汤有引起腹泻之虞,故只是采用了常规剂量,结果治疗无效,肠鸣照旧。一方面,事实证明常规辨证论治无效;另一方面,著者深信芍药甘草汤可双向调节胃肠道蠕动,故二诊以后单以芍药甘草汤进行治疗,企图以此抑制肠蠕动亢进,肠鸣果然戛然而止,且屡投屡效。

案 7 胃食管反流病 岑女,75 岁,2014 年 5 月 20 日就诊。主诉:反流长达 15 年,症状表现为有胃内容物反流至咽喉部,但并不呕吐而出,每日间断性发作计 4 ～ 5 次,似与饮食物有关,如食红薯、米面类易发生反流;反流时多有胸骨后灼热不适,一般先出现胸骨后灼热感,伴烧心反酸,继之发生反流并嗳气。舌淡红,苔中黄,脉细弦。胃镜示胃食管反流病。曾服雷尼替丁、奥美拉唑等西药,症情转轻,但停药便又复作如旧。嘱患者停用质子泵抑制剂,单以中药治疗。

以自拟胃食管反流经验方合左金丸再加白芍药处方:忍冬藤 30g,金银花 12g,蒲公英 30g,黄芩 12g,石膏 20g,丹参 30g,降香 10g,黄连 12g,吴茱萸 2g,浙贝母 6g,茯苓 12g,山药 15g,半夏 15g,白芍 40g,7 剂。

二诊(5 月 27 日):上药服至 4 剂,胸骨后灼热感、烧心泛酸诸症均消,反流减少。顷诊口热而干,牙龈溃疡,续以上方加减治疗 4 周至四诊。

五诊(6 月 24 日):二诊之后,胸骨后灼热感、烧心、泛酸、嗳气等症均消,唯独反流减而未尽,胃内容物反流至咽喉部位,原来每天反流 4 ～ 5 次,现平均 1 周发作 5 ～ 6 次,舌脉同上。

改以**芍药甘草汤**主之:白芍 60g,炙甘草 12g,7 剂。

六诊(7 月 1 日):反流止。续以**芍药甘草汤减量**主之:白芍 30g,炙甘草 12g,7 剂。

药后再无反流,遂停药。

随访(2014 年 12 月):自六诊停药以来,将近半年期间内无反流,仅于饮食不当时偶有烧心泛酸而已,遇此自行去地段医院要求按六诊(7 月 1 日)所予芍药甘草汤原方配服,服 1 ～ 2 剂后,烧心泛酸即可消失。

【按】 本案四诊之前治疗方药(含白芍)对反流是有疗效的,由每日反流 4 ～ 5 次减少至 1 周反流 5 ～ 6 次,但疗效尚不令人满意,从五诊开始单以芍药甘草汤治疗,药单量大力宏,方始可以清楚地看出芍药甘草汤和胃降逆作用效如桴鼓,反流覆杯而愈。

案 8 反流嗳气 姚女,39 岁,2014 年 7 月 22 日初诊。主诉:餐后反流,每日发生 1 次,伴嗳气,胃脘嘈杂不适,大便 1 日 1 ～ 2 次。舌嫩红,苔黄,脉细弦。既往有浅表性胃炎史。

香砂六君子汤合**芍药甘草汤**加味:党参 12g,炒白术 9g,茯苓 9g,半夏 12g,陈皮 12g,香附 12g,砂仁 3g(后下),白芍 30g,甘草 12g,煅瓦楞 30g(先煎),火麻仁 15g,郁李仁 15g,莱菔子 15g,枳实 12g,14 剂。

二诊(8 月 12 日):反流大减,在服药 2 周期间内仅发生 3 ~ 4 次,嘈杂止,嗳气少。

改以**芍药甘草汤**加味:白芍 50g,炙甘草 12g,枳实 15g,莱菔子 15g,7 剂。药后反流止。

【按】 初诊以香砂六君子汤合芍药甘草汤治疗反流获效,二诊主以芍药甘草汤,适当配伍枳实、莱菔子下气通腑、和胃镇反作用明显。

案9 反流反酸 刘男,39 岁,2014 年 10 月 17 日就诊。主诉:反流、反酸、嗳气、胃痞 3 年有余,口苦。舌红,苔薄白腻,脉细弦。

以四君子汤、半夏厚朴汤、左金丸、清胃射干汤加减:半夏 12g,厚朴 12g,茯苓 12g,党参 12g,苍白术各 12g,甘草 9g,黄连 12g,吴茱萸 3g,煅瓦楞 60g(先煎),海螵蛸 30g(先煎),浙贝母 6g,金银花 15g,煅石膏 15g(先煎),升麻 12g,射干 10g,玄参 12g,麦冬 12g,干姜 9g,14 剂。

二诊(10 月 28 日):胃不痞,口苦减,反酸减半,但仍每日反流不减。

改以**芍药甘草汤**加味:白芍 60g,炙甘草 12g,煅瓦楞 30g(先煎),海螵蛸 30g(先煎),7 剂。

三诊(11 月 20 日):患者因事未能按时就诊。今来告知服上药 7 剂后,持续 3 年余之反流已减少七成,现仅有反酸。舌红,苔厚黄腻。后以三仁汤、藿朴夏苓汤、左金丸调理善后而痊。

【按】 二诊芍药甘草汤意在和胃降逆(煅瓦楞、海螵蛸用于制酸),果然反流立减而止。不难看出,案 9 与案 7、案 8 十分类似,都是反流反酸嗳气病症,都是在用最初治疗方案疗效尚未令人十分满意或无效的情况下,改投芍药甘草汤为主才取得非常显著疗效的。案 7 胃食管反流病先以自拟胃食管反流经验方合左金丸处方,五诊改以芍药甘草汤治疗后,再无反流;案 8 反流嗳气,先以香砂六君子汤合一般剂量的芍药甘草汤治疗后反流减少,二诊改以芍药甘草汤为主治疗药后,反流止;案 9 反流反酸先以四君子汤、半夏厚朴汤、左金丸、清胃射干汤加减治疗,他症均减,唯仍反流,二诊改以芍药甘草汤为主治疗后,反流减少七成。由此可见,单独以芍药甘草汤或主要用芍药甘草汤加味小方治疗后,其和胃降逆的作用显得更加效专力宏。案6虽非反流而为肠鸣,也有单方效专力宏的情况存在。

案10 嗳气伴反流 李男,64岁,2020年9月16日初诊。主诉:自上周饮用1瓶红酒后,即出现胃痞、嗳气、反酸、时有反流物至咽部,至今已有1周多。特别令人烦恼的是,除了睡觉以外,过去1周直至今日,每日从早到晚每时每刻每分钟都在不断地嗳气,平均间隔5~10秒钟就要发生不由自主的连续嗳气,一旦止后,间隔数秒钟又复嗳气发作,苦不堪言。舌淡红,苔薄,脉细弦。

芍药甘草汤加味:生白芍60g,炙甘草9g,煅瓦楞60g,14剂。

二诊(9月30日):服药5剂后,嗳气不再,无反流,反酸明显减轻减少。9月21日在上海某综合医院胃镜检查示:食管多发上皮增生;慢性胃炎伴胆汁反流;十二指肠球部溃疡(H₁);幽门螺杆菌(helicobacter pylori,Hp)(+)。后应患者要求转治前列腺肥大症。

【按】 患者为台湾省在沪人士,整日时时刻刻嗳气连连不止,痛苦莫名,服芍药甘草汤加煅瓦楞5剂即愈,又一次证实了芍药甘草汤和胃降逆止噫的作用。

(二)参芪芍药甘草汤治疗尿失禁

案1 茅女,57岁,2014年4月8日就诊。主诉:尿频遗溺2年余,小便频急难忍,不时自溺出而湿裤,平均每日发生2~3次,膝软乏力,畏寒。舌淡红,苔薄,脉细弦。尿常规未见异常。

参芪芍药甘草汤加味:党参30g,生黄芪30g,白芍40g,炙甘草12g,熟附片12g(先煎2小时),7剂。

随访(4月21日):服上药7剂后,遗尿明显减少,偶尔稍有少量溺漏;自行在外续方7剂,服后再无遗溺发生。

【按】 本案为轻中度尿失禁。《素问·灵兰秘典论》曰:"膀胱者,州都之官,津液藏焉,气化则能出矣。"《证治汇补》云:"阳气衰冷,传送失度,必具遗尿之患。"本案遗溺日久伴畏寒膝软,肾阳虚衰。故以参芪芍药甘草汤益气摄津束液;加附子散寒温阳以复气化。

案 2 李女,71 岁,2015 年 3 月 31 日就诊。主诉:遗尿已有 5 年之久,尿急窘迫难忍,白昼平均 1 周遗尿湿裤 2 ~ 3 次,咳嗽和劳累时遗尿加重;夜尿频繁 3 ~ 4 次,夜间亦时常遗溺于褥,严重时一夜溺褥可达 3 ~ 4 次,夜寐欠安。舌淡红,边有齿痕,苔薄白腻,脉细弦。素有糖尿病病史。

参芪芍药甘草汤合缩泉丸加味:生黄芪 30g,党参 30g,白芍 40g,炙甘草 12g,益智仁 15g,乌药 9g,覆盆子 12g,桑螵蛸 12g,枣仁 15g,7 剂。

二诊(4 月 7 日):遗尿并无明显改善,1 周遗尿湿裤仍有 2 ~ 3 次。

参芪芍药甘草汤重剂主之:生黄芪 50g,党参 30g,白芍 60g,炙甘草 12g,枣仁 15g,7 剂。

三诊(4 月 14 日):上周服药期间尿失禁仅发生过 1 次,初见成效。上方再增加党参分量:生黄芪 50g,党参 50g,白芍 60g,甘草 12g,枣仁 15g,夜交藤 30g,7 剂。

光阴荏苒,时隔 3 年后的 2018 年 10 月 29 日又来求诊:云自 2015 年服毕三诊方后,再无遗尿发生。今又旧病复发,尿频窘急难忍,每日遗尿 2 ~ 3 次,大便日行 2 ~ 3 次。舌淡红,苔薄白,齿痕,脉细弦。

参芪芍药甘草汤主之:生黄芪 30g,党参 30g,白芍 60g,炙甘草 12g,14 剂。

11 月 12 日:服上方第 1 周内遗尿仅有 2 次,第 2 周内则无遗尿发生,小便虽急但能忍耐。时有胃痛,舌脉同上。上方加甘松 12g,吴茱萸 10g,刺猬皮 10g,14 剂。

11 月 26 日:过去 2 周前 7 日无遗尿,但 11 月 19 日因感冒发热去医院静脉输液后,夜间又有遗尿发生,量大湿被,每夜 1 ~ 2 次,左上肢疼痛。舌淡红,苔薄,脉细。

参芪芍药甘草汤合黄芪桂枝五物汤主之:生晒参 6g,党参 30g,生黄芪 30g,白芍 60g,甘草 12g,桂枝 15g,红枣 3 枚,生姜 3 片,14 剂。

12 月 10 日:服药 2 周内仅发生过 1 次遗尿且涓滴少量,无小便频急,大便 2 日一行。

参芪芍药甘草汤加味:党参、生黄芪各 50g,白芍 60g,甘草 12g,肉桂 9g,

山药30g,14剂。

随访(12月31日):近3周内仅有3次少量点滴遗尿,无尿频尿急。

【按】 本案为中重度尿失禁。初诊疗效不显,加大参芪芍药甘草汤分量后,效果始现,再无遗尿,3年相安无事。3年后遗尿复犯,投参芪芍药甘草汤又效。水泉不藏,是无火也,故后期加桂枝或肉桂,温阳以助膀胱气化。

案3 王女,57岁,2016年3月8日就诊。主诉:遗尿半年余,日渐加重,顷诊平均每日均有2~3次遗尿湿裤,平素尿急难耐。舌淡红。苔薄,脉细弦。

参芪芍药甘草汤加味:党参30g,生黄芪30g,白芍45g,炙甘草12g,山药30g,升麻9g,7剂。

二诊(3月29日):尿虽急,但已能控制不遗于裤;药后便溏急迫,日行2次,便前脐周腹痛,舌脉同上。上方加葛根、茯苓、延胡索各30g,炮姜12g,14剂。

遗尿不再。此后转治其他不适,停用参芪芍药甘草汤2个月内亦无遗尿发生过。

【按】 年逾半百体虚气衰,气不摄津,尿急遗裤。参芪芍药甘草汤加味治疗1周即效,唯大剂量芍药甘草汤有致便溏副作用,故二诊加强健脾止泻。

案4 张女,80岁,2018年11月12日就诊。主诉:时有尿遗湿裤,咳时尤甚,每月发生3~4次,每日夜尿5~6次,寐差。舌质红,少苔,脉细弦。

参芪芍药甘草汤合生脉散及补肾安神之品:太子参15g,党参30g,生黄芪30g,白芍45g,甘草12g,麦冬12g,五味子12g,覆盆子12g,枸杞12g,桑螵蛸12g,酸枣仁30g,合欢皮30g,红枣10g,龙眼肉10g,14剂。

二诊(11月26日):尿失禁次数及遗尿量均有减少,夜尿仍有3~4次。

参芪芍药甘草汤重剂主之:太子参15g,党参40g,生黄芪各40g,白芍60g,甘草12g,升麻6g,桔梗12g,酸枣仁15g,14剂。

三诊(12月31日):服药2周内无遗尿发生,夜尿3~4次。上方再合入生脉散与缩泉丸:麦冬12g,五味子15g,益智仁30g,乌药9g,14剂。

随访(2019年3月18日):服上药后遗尿不再。但停药后近日动辄又有遗尿发生。舌淡红,苔薄,脉细弦。

参芪芍药甘草汤主之:人参粉4g(吞服),党参30g,生黄芪40g,白芍60g,炙甘草12g,14剂。

随访(4 月 5 日):服药期间及服药毕后无小便遗漏发生。

【按】 本案为轻度尿失禁。老年女性气虚体弱,所治均以参芪芍药甘草汤益气敛溺为底,或合缩泉丸、覆盆子、桑螵蛸益肾固摄,或合生脉散、合欢皮、酸枣仁益肺养心、安神助寐,或合张锡纯升陷汤益气举陷,最后单以大剂量参芪芍药甘草汤为治,尿失禁再无发生。

三、临床运用体会

(一)芍药甘草汤治疗胃肠道功能紊乱消化系统疾病

消化系统疾病多与胃肠道平滑肌张力异常和 / 或平滑肌蠕动节律过快或过慢异常有关,而现代药理研究结果显示,芍药甘草汤具有双向调节胃肠道平滑肌张力异常和 / 或平滑肌蠕动节律的作用,这是芍药甘草汤古方今用获取疗效的物质基础。

1. 呃逆

迄今教科书将呃逆分为胃中寒冷(丁香散)、胃火上逆(竹叶石膏汤)、气机郁滞(五磨饮子)、脾胃阳虚(理中丸)、胃阴不足(益胃汤),病机属于胃气上逆动膈,但著者以为也存在膈肌痉挛动胃而成的情况。芍药甘草汤的"缓急"作用既可缓解横纹肌痉挛(如腓肠肌痉挛疼痛),又可缓解平滑肌痉挛,后者除胃肠道绞痛、胆道痉挛、肾绞痛外,还包括膈肌痉挛所致呃逆。芍药甘草汤的这一缓急止痛作用与盐酸消旋山莨菪碱(654-2)及阿托品类药物相似,这些药物都具有外周抗胆碱作用,能对抗乙酰胆碱引起的平滑肌收缩,缓解平滑肌痉挛。案 4 频繁呃逆 6 年余,每日呃逆达数百次之多,对此采用芍药甘草汤加党参便得治愈,即是证明。

2. 嗳气

正常人进食和饮水时会吞入一定量的气体进入胃内,由于胃逆蠕动,贲门开放,胃内气体突然经口排出,导致嗳气。病理性嗳气主要涉及胃排空延迟、胃十二指肠运动协调失常、消化间期Ⅲ相胃肠运动异常等动力障碍,胃底对食物容受性舒张功能下降、内脏敏感性增高、神经 - 内分泌调节紊乱,等等。嗳气产生的动力模式与胃食管反流类似,可观察到逆行气流自胃向食管反流。嗳气症分为吞气症和非特异性过度嗳气症,后者由食管下括约肌(lower esophageal sphincter,LES)张力异常所致。

芍药甘草汤的药理作用显示能调整消化道平滑肌蠕动节律、缓解平滑肌痉挛、改变胃逆蠕动,从而对胃肠道动力障碍引起的嗳气具有类似"和胃降逆"的作用。案 1 用芍药甘草汤合白芷甘草汤后胃痛与嗳气止并,案 3、案 4、案 8 嗳气在合用大剂量芍药甘草汤后疗效更加显著,案 10 嗳气更能证明芍药甘草汤的这一作用。

嗳气是脾胃病常见伴随症状,以嗳气为主症的病例在临床并不少见,一些患者病情比较顽固,例如案 3 顽固嗳气四五年,每天嗳气频达七八个小时,全年无歇;案 4 顽固呃逆伴每日嗳气亦多达几十次;案 10 嗳气伴反流连续虽仅 1 周,但每日从早到晚每时每刻每分钟都在不停嗳气。

嗳气亦有七情不遂引起自主神经功能紊乱所致,此类患者可随心所欲自主嗳气,属于"郁证性脾胃病"中的"郁证性嗳气",需用疏肝理气和 / 或养心安神等从郁论治的方法进行治疗(参见《郁证发微六十论·十一郁证嗳气论》《郁证发微六十论·二十四郁证脾胃病论》)。

对于顽固性嗳气及郁证性嗳气,并非一概和胃降逆所能轻易平息,其证治需加以深入研究。

3. 反流

著者在临床上观察到胃食管反流病有"机制性反流"与"症状性反流"之分。机制性反流泛指胃内容物反流入食管,症见反酸、烧心、胸痛及咽喉不适等;症状性反流则是指在无恶心、无干呕、无腹部收缩用力的情况下,胃内容物经食管上溢至咽部或口腔,多于餐后 1 小时出现。症状性反流必定存在机制性反流,机制性反流却未必存在症状性反流。

胃食管反流病的机制包括:①抗反流屏障功能减弱。吞咽时食管下括约肌反射性松弛,压力下降,食管蠕动推动食物进入胃内,随后压力又恢复到正常水平,并出现一个反应性的压力增高以防止食物反流,当此功能减弱时,可致反流。②食管廓清能力降低。反流物进入食管可引起继发性蠕动收缩,从而将反流物重新排入胃内。当食管蠕动力因食管炎、贲门失弛缓症等原因减弱,不能将反流物及时清除时,可致反流。③胃排空功能障碍。当胃内压增高超过食管下括约肌屏障压时,可致反流。

案 7 ~ 案 10 均存在症状性反流,主要表现为有胃内容物反流至咽喉部,但并未呕吐而出。案 7 反流病史长达 15 年,每日反流 4 ~ 5 次,案 8 每日餐后反流 1 次,案 9 反流 3 年多,案 10 反流 1 周多,在并未联合运用降逆止呕药物情况下,均以大剂量芍药甘草汤治疗获效,证明该方具有改善抗反流屏障功能减弱、食管廓清能力降低及胃排空功能障碍等作用。

这与芍药甘草汤改善案 1、案 3、案 4 的嗳气,改善案 7、案 9、案 10 的反酸,其实是出于同一机制,即芍药甘草汤可促进食管、胃平滑肌的收缩及其蠕动节律,对于弥漫性食管痉挛、贲门失弛缓症或胃容受性舒张功能受损等原因引起的反流、嗳气及反酸,均可起到类似"和胃降逆"或"导滞通腑"的作用。

事实上,案 2 脐周腹痛服大剂量芍药甘草汤仅 1 剂,腹痛立止,但翌日即出现肠鸣亢进,大便增多至 2 ~ 3 次且质溏不成形,减量服药后,大便才恢复正常;案 3 胃痞者大便 1 日 2 ~ 3 次、量少而有不尽感,二诊加服大剂量芍药甘草汤后不仅胃脘痞满消除、大便反 1 日 1 ~ 2 次、量多成条畅快,相当于起到了"通因通用"的作用,以上提示大剂量芍药甘草汤具有促胃肠动力作用,案 3 顽固嗳气与案 4 顽固呃逆伴嗳气均伴纳呆,服芍药甘草汤后胃纳增加,也可作为旁证。

4. 便秘

芍药甘草汤类似"和胃降逆"与"导滞通腑"的作用存在内在相关性。利用大剂量芍药甘草汤有促胃肠动力的作用,可用来治疗便秘,使其"副作用"变为治疗作用。

有学者用芍药总苷治疗慢传输型便秘动物模型,发现其具有较好的通便作用。芍药甘草汤可通过促进津亏便秘小鼠的肠道运动、增加排便量、促进炭末推进、增加肠道含水量,从而有效治疗便秘。临床报道以芍药甘草汤治疗老年性便秘、慢性便秘效果显著。

临床上有些患者便次虽多，但排便欠畅、有后重不尽感，著者谓此为"滞泄"，其中部分患者治疗需要通因通用或通止兼用。芍药甘草汤也可用于这一治疗目的，如案3胃痞者大便次数多而量少、排便不畅，用大剂量芍药甘草汤后大便次数反减、量多而排出畅快，即是此理。

肠蠕动过强可引起泄泻，肠蠕动过弱则可引起便秘。芍药甘草汤对胃肠道平滑肌具有双向调节作用，既可用于治疗腹泻，又可用于治疗便秘。著者注意到，凡治疗痢疾、腹泻及便秘的代表性方剂都含有芍药或芍药甘草汤。例如，芍药汤(芍药、当归、黄连、槟榔、木香、炙甘草、大黄、黄芩、肉桂)治疗湿热痢疾初起或病盛期湿热邪恋，治疗用药不可闭门留寇，故芍药与通腑的大黄、槟榔、木香和润肠的当归同用，对"里急后重"可以起"通因通用"作用，以便祛除肠道热毒。痛泻要方所治痛泻相当于腹痛型/腹泻型肠易激综合征，肠道功能紊乱导致泄泻或便质松散或不尽感，芍药既可"缓急止痛"，或又可起到止泻的作用或通因通用治疗大便后重感。麻子仁丸(火麻仁、芍药、枳实、大黄、厚朴、杏仁)治疗脾约便秘，乃小承气汤加火麻仁、杏仁、芍药、蜂蜜而成，芍药柔肝理脾，还可协助小承气汤及火麻仁、杏仁、蜂蜜发挥通腑润肠排便作用。

但芍药甘草汤对胃肠道平滑肌的双向调节作用十分微妙，或取决于芍药甘草汤的剂量，或与其他药物配伍有关，或还与个体差异有关，这是临床难点所在，需要今后深入研究。

5. 肠鸣

如果说嗳气、反流、反酸、呕恶因胃(食管)逆蠕动所致，便秘为胃肠蠕动动力不足所致，那么肠鸣则为肠蠕动亢进所致；如果说芍药甘草汤治疗嗳气、反流、反酸、呕恶以及便秘是因为其促进了胃肠动力学，那么芍药甘草汤治疗肠鸣则是因为其抑制了胃肠道平滑肌蠕动节律。案6肠蠕动亢进肠鸣以芍药甘草汤取效，说明芍药甘草汤能抑制肠道平滑肌蠕动。以上现象均表明芍药甘草汤对胃肠道平滑肌蠕动存在双向调节作用。

顺便一提，肠鸣不仅可由痰饮所致，凡消化不良、胃肠积滞、肠道菌群失调等原因都多可引起肠功能紊乱或肠蠕动亢进而导致肠鸣。因此，中医治疗肠鸣有多种方法。

6. 食管裂孔疝

案 5 食管裂孔疝胸骨后疼痛减轻与芍药甘草汤存在量效关系,随着芍药甘草汤的剂量逐渐增加,胸骨后疼痛的程度逐渐减轻。这个现象容易被理解为是芍药甘草汤的止痛作用,但正如案 5 按语所述,芍药甘草汤之所以止痛,除了其止痛作用以外,还可能因其能改善食管胃平滑肌、膈肌及其周围肌肉韧带的弹力,从而在某种程度上抑制了腹腔内脏器通过膈食管裂孔进入胸腔的机制有关。这一点,从以芍药甘草汤为主治疗贲门失弛缓症及胃黏膜脱垂症,可以更清楚地看出。

7. 贲门失弛缓症

贲门失弛缓症是以食管下括约肌松弛功能受损,食物滞留于食管,逐渐导致食管张力减退、食管蠕动波减少或消失为主要病理,属于原发性食管动力障碍性疾病,临床表现为吞咽困难、胸骨后疼痛、食物反流等。芍药甘草汤可提高贲门功能而缓解贲门失弛缓症。

2009 年 8 月治疗一例 26 岁的颜女,刚从德国回到上海 1 周,在德国被诊为"贲门失弛缓症",告知无药可用。但患者感觉很不舒服,主要表现为胃脘痞胀,嗳气,不知饥;舌偏红,苔薄黄,脉濡。初以四君子汤、旋覆代赭汤及木香槟榔丸加减治疗 2 周无效,改予大剂量芍药甘草汤(白芍 50g,炙甘草 12g)加四君子汤治疗 1 周后,嗳气立止,脘痞明显减轻。患者反映自服以上中药后,从未有过如此轻松的感觉。推测可能与芍药甘草汤加四君子汤(相当于参芪芍药甘草汤)有助于改善食管张力减退并促进食管蠕动、增加食管动力有关。

8. 胃黏膜脱垂症

2007 年 8 月治疗一例 26 岁的陆男,诉胃痛频发月余,胃痛频仍,尤以夜间为甚,饮食时亦易作胃痛,伴嗳气;舌质偏红,苔薄,脉细弦。在上海市某三甲医院被诊断为"胃黏膜脱垂症",但西医治疗无效,转而前来求治中医。以芍药甘草汤、白芷甘草汤合四君子汤加减,处方如下:白芍 30g,甘草 12g,白芷 50g,党参 30g,白术 15g,茯苓 15g,大枣 10 枚,柴胡 10g,蒲公英 15g;服药 4 ~ 5 剂胃痛即止,计服 24 剂后,诸症全消而愈。

胃黏膜脱垂症是由于异常松弛的胃黏膜经幽门管脱入十二指肠球部所致,临床表现为上腹部饱胀、反酸、嗳气、上腹痛等。芍药甘草汤可调节胃平滑肌蠕动节律,针对胃蠕动过强时胃黏膜移动度加大造成脱垂的病理机制,或有助于减轻胃黏膜层与肌层的分离程度。

以上消化系统疾病虽疾病病证(症)不一,但均存在胃(食管)肠道平滑肌蠕动功能失调这一共性病理机制,所以均可用芍药甘草汤为主进行治疗而获得一定的疗效。从中可以清晰地看出"异病同治"之原委所在。

(二)芍药甘草汤/参芪芍药甘草汤治疗尿失禁等妇科疾病

芍药甘草汤不仅可调节消化道平滑肌功能,对由平滑肌参与组成的妇女泌尿生殖系统组织器官同样具有一定的调节作用,可用以治疗尿失禁等妇科疾病。

1. 尿失禁

尿失禁在中医学称遗溺、遗尿、小便不禁,是指尿控失常,尿液从尿道口不自主流出的一种状况,多见于中老年妇女,严重影响患者生活质量。压力性尿失禁有轻中重之分,轻度偶尔发生在咳嗽或打喷嚏时,每周发生2次或以上;中度发生在负重或走路等日常活动时;重度则发生在起立站立或卧位体位变化时。

《素问·脉要精微论》曰"水泉不止者,是膀胱不藏也",指出遗尿与膀胱功能有关。《灵枢·口问》谓"中气不足,溲便为之变",指出遗尿与脾虚气陷有关。《杂病源流犀烛》云"肺虚则不能为气化之主,故溺不禁也",认为遗尿与肺气虚不能通调水道有关。《诸病源候论·小便不禁候》曰"小便不禁者,肾气虚,下焦受冷也",认为遗尿与肾虚不能气化膀胱有关。《黄帝内经灵枢集注》言"肝主疏泄,肝气盛而热,故遗溺也",指出遗尿与精神因素亦有关。综上,尿失禁为膀胱不藏,病机主要涉及脾肺气虚、中气下陷、肾气肾阳虚衰及肝郁肝热等;治疗原则相应有补益脾肺之气以摄津液,补中益气升提举陷,益肾缩泉,疏肝解郁或清利下焦湿热。也可采取针灸治疗。

西医学将尿失禁分为压力性、急迫性、混合性和充溢性四类,以压力性尿失禁为多见。压力性尿失禁常见原因包括尿道支持缺陷或尿道括约肌缺陷,如尿道括约肌功能障碍、盆底肌肉或筋膜和韧带松弛;逼尿肌过度活动或顺应性差,膀胱高反应性;中枢神经或膀胱神经受损;多种原因使膀胱挛缩致逼尿肌弹性下降、收缩乏力,对充盈敏感降低及排尿障碍,等等。概之而言,主要涉及膀胱与尿道括约肌、逼尿肌(平滑肌)功能和盆底肌肉、筋膜、韧带(横纹肌参与)等支持系统功能异常。

治疗尿失禁的关键在于调节泌尿道平滑肌及改善盆底支持系统横纹肌功能状况,芍药甘草汤恰有此作用。另外,由于压力性尿失禁还存在气虚不摄津液的中医病机,故在芍药甘草汤基础上再加大剂量人参、黄芪等益气之品,名为参芪芍药甘草汤,有助于进一步提高疗效。经著者初步临床探索,基于这一中西合璧的临证思维治疗轻中度的压力性尿失禁,初见成效(尿失禁案1~案4)。

2. 子宫脱垂

如同在第五章第六节"升陷汤治疗阴挺"中已述,子宫脱垂与雌激素分泌减少导致女性盆底支持系统松弛有关,随着年龄增长尤其绝经后,盆底肌支持结构萎缩、松弛和筋膜以及子宫韧带张力减低,使子宫从正常位置沿阴道下降脱垂至宫颈外口甚至阴道口外。中医学认为主要属于气虚下陷的病机,除可用升陷汤及补中益气汤治疗以外,部分患者配合运用参芪芍药甘草汤,有助于进一步提高疗效。

例如,第五章第六节"升陷汤治疗阴挺"之验案举隅中的案6(黄女,53岁),当二诊用升陷汤加载(参芪)芍药甘草汤后,子宫脱垂程度进一步减轻;但当四诊单独试以芍药甘草汤治疗后,疗效减弱;五诊恢复升陷汤联合参芪芍药甘草汤治疗后,子宫脱垂再无发生。案7(唐女,53岁)显示出相同倾向,首诊以升陷汤合大剂量参芪芍药甘草汤为主治疗,服药仅1周,长达9个多月的Ⅱ度子宫脱垂即纳入得愈。在这些案例中可以看出参芪芍药甘草汤的作用,推测其参与改善了尿失禁的上述发病机制。

盆腔器官脱垂如子宫脱垂、脱肛等与尿失禁存在密切相关的发病机制,故均可以参芪芍药甘草汤进行治疗。

3. 阴吹正喧

阴吹病名首见于张仲景《金匮要略·妇人杂病脉证并治》:"胃气下泄,阴吹而正喧,此谷气之实也,膏发煎导之。"但明代孙一奎《赤水玄珠》提出阴吹病机可缘于中气不足:"但觉浊气下坠,屁从子户冲出,以补中益气汤加酒炒黄连调养而平",此论颇值重视。

现代医学认为阴吹有阴道损伤(会阴Ⅰ°、Ⅱ°裂伤)、直肠阴道瘘(类似猪膏发煎证治)、阴道感染、先天性畸形及神经官能症等病因,最为常见的发病机制主要是阴道壁松弛,皱襞消失,盆底肌肉组织与筋膜断裂或过度伸张而失去弹力。阴道肌层由两层平滑肌构成,阴吹多由阴道壁和盆底组织松弛造成。阴道及盆底肌肉越松弛,阴唇不能遮盖阴道口,阴道前后壁亦不能紧密相接,尤其阴道的两侧沟处,当仰卧、吸气等原因造成阴道负压时,空气即易进入阴道穹隆部,当动作或增加腹压时空气即从阴道排出,并带有声响。身体瘦弱者,由于外阴、阴道组织变薄,外阴及阴道不能完全闭合,易形成阴吹。参芪芍药甘草汤适用于治疗此种发病机制所引起的阴吹。

例如,2014年1月10日接诊64岁的倪女,阴道内有气体排出3年余,加重半年。自2011年开始出现阴道内有气体排出,妇科检查无异常发现。开始平均每个月发作2~3次而已,半年前因搬家劳累过度后,阴吹加重状如矢气,平均每天发作2~3次,可闻及声响,难以控制。因患者还有比较严重的夜间小腿抽筋(腓肠肌痉挛),初诊处方以芍药甘草汤为主:白芍50g,炙甘草12g,薏苡仁30g,川牛膝12g,木瓜9g,夜交藤30g,合欢皮15g,酸枣仁12g,神曲12g,枳实12g,7剂。服上药后,不意阴吹改善最为明显,原每天发作阴吹2~3次已有半年,在服上药1周内阴吹仅计有4次。后继续服用芍药甘草汤为主服用1周,阴吹进一步减少至消失。三诊(2月7日)时得知因春节期间曾停药1周,停药期间阴吹亦不再发生,再以芍药甘草汤为主治疗1周后,阴吹及小腿抽筋几止,后随访亦安。

原本以大剂量芍药甘草汤是为了针对患者的腓肠肌痉挛,阴吹同时得到显著改善乃至消失,属于"歪打正着",效出意表。后查阅中医治疗阴吹的相关资料时发现,一些经验方中也有意无意地含有芍药甘草汤。

（三）芍药甘草汤治疗其他疾病

由于平滑肌、横纹肌广泛存在于全身许多组织器官,故芍药甘草汤还可用以治疗及阳痿、哮喘等与平滑肌、横纹肌张力异常有关的其他许多疾病。

1. 阳痿

在第三章第三节"亢痿灵治阳痿"中介绍了亢痿灵治疗阳痿,亢痿灵其实由大剂量芍药甘草汤加蜈蚣、当归组成。西医学认为,阴茎勃起障碍主要与阴茎血管及海绵体平滑肌舒张障碍有关。而一氧化氮(NO)作为介导阴茎海绵体平滑肌舒张功能的主要神经递质,可通过活化细胞质内的可溶性鸟苷酸环化酶导致环磷酸鸟苷(cyclic guanosine monophosphate,cGMP)水平提高,使海绵体内平滑肌舒张,血液流入使阴茎勃起;故 NO 的释放不足或生成减少则可引起阴茎血管及海绵体平滑肌舒缩障碍。动物实验表明,亢痿灵中主要成分芍药、甘草及蜈蚣对动物血清 NO 的含量均具有显著升高作用,可使阴茎海绵体平滑肌得以舒张。当归具有扩血管、解痉作用,其主要活性成分当归挥发油可通过干扰细胞内钙离子的代谢达到缓解血管平滑肌痉挛的作用。芍药甘草配伍对平滑肌亦具有解痉之功,有助于使血管平滑肌舒张,血液流入并充满阴茎,自可痿而举、举而坚。当归尚能改善微循环、降低血黏度和抑制血小板聚集和增加器官血流量,从而促进睾丸血液灌注,使睾丸间质细胞正常分泌雄激素。

2. 帕金森病流涎

流涎的病理机制由神经肌肉功能障碍(如帕金森病、中风、幼儿脑性瘫痪、重症肌无力)、唾液分泌增多(如帕金森病、胃食管疾病)、感觉障碍以及解剖结构异常等引起。帕金森病患者吞咽困难不仅与中枢神经病变引起的中枢性口-咽相的吞咽障碍有关,还与食管运动功能紊乱有关,如食管上括约肌及食管壁的反复收缩导致肌张力的增强。食管平滑肌的收缩依赖乙酰胆碱的介导。另外,唾液腺是由副交感神经纤维介导的,副交感神经兴奋时神经末梢释放乙酰胆碱,当乙酰胆碱过量时可引起流涎。抑制乙酰胆碱的作用可能使帕金森病相关性流涎得到改善。西医可应用 A 型或 B 型肉毒毒素阻断神经肌肉接头处乙酰胆碱的释放,可应用阿托品、东莨菪碱竞争性拮抗乙酰胆碱对 M- 胆碱受体的激动作用,抑制唾液腺分泌,从而可治疗此类流涎。

2013 年 12 月 17 日接治一例 75 岁的陈男,患帕金森病 4 年余,日间流涎 1 年余,逐渐加重,流涎甚多,小半天时间,在家所坐之处地上可见较大一滩涎水,以四君子汤、芍药甘草汤、缩泉丸、水陆二仙丹加味处方:党参 30g,炒白术 12g,茯苓 12g,白芍 40g,炙甘草 12g,益智仁 15g,乌药 9g,金樱子 12g,芡实 30g,艾叶 10g,菖蒲 12g,射干 12g,7 剂,流涎减半。后以四君子汤合大剂量参芪芍药甘草汤为主治疗(原始处方:生黄芪 30g,党参 30g,炒白术 9g,茯苓 9g,白芍 30g,甘草 12g,艾叶 10g)后,流涎进一步减少至三分之一以下。

2014 年 6 月 17 日接治一例 72 岁的俞女,素有帕金森病史 12 年,正在服用多巴丝肼、盐酸普拉克索(森福罗)期间。先因自汗盗汗、便秘求诊,经调治后诸症悉平。因主动问患者有无流涎之症,不料患者说确有夜间流涎,每晚流涎量多湿枕、直径达 6 ~ 8cm,睡眠欠佳,此疾已长达半年,但日间无流涎。舌淡红,苔薄黄,脉细弦。但以四君子汤合芍药甘草汤为主处方:党参 30g,炒白术 12g,茯苓 12g,白芍 50g,炙甘草 12g,五味子 9g,酸枣仁 12g,7 剂。上药仅服 2 剂,持续半年之久的夜间流涎之症居然戛然而止。

芍药甘草汤对乙酰胆碱所致肠管痉挛性收缩有明显拮抗作用;芍药甘草汤全方及单味芍药、甘草均能抑制副交感神经末梢乙酰胆碱的游离。芍药抑制副交感神经末梢乙酰胆碱的游离,为突触前抑制;甘草能对抗乙酰胆碱,为突触后抑制,芍药甘草汤全方可通过突触前后 2 个途径来发挥其解痉作用。此外,四君子汤水煎剂能够抑制家兔离体小肠的自发活动,有明显的抗乙酰胆碱作用。以上现代药理研究提示:芍药甘草汤及四君子汤(即相当于参芪芍药甘草汤)可能通过抑制乙酰胆碱作用,调节唾液分泌腺体的平滑肌收缩,从而改善了帕金森患者的流涎症状。

3. 哮喘(包括痉挛性咳嗽)

芍药甘草汤具有缓解气管平滑肌痉挛作用。

支气管哮喘是由多种细胞和细胞组分参与的气道慢性炎症性疾病,与气道高反应性相关,可引起支气管平滑肌痉挛,从而出现广泛多变的可逆性气流受限。芍药甘草汤具有缓解支气管平滑肌痉挛的作用,其能延长由组胺喷雾和卵蛋白引起的豚鼠哮喘的引喘潜伏期,可增加豚鼠离体气管平滑肌的解痉百分率,机制可能与方中的芍药苷和甘草苷对气管平滑肌收缩具有显著的舒张作用有关。临床报道有用芍药甘草汤治疗哮喘急性发作,亦是取其解痉平喘缓解支气管平滑肌痉挛之意。

4. 眼调节痉挛

眼调节痉挛的实质是非自主性的眼睫状肌强直,即近视时睫状肌收缩使视轴焦点往前推移而使我们看清近处物体,然而长期近距离用眼致使睫状肌持续收缩而致痉挛状态。睫状肌是眼内的平滑肌,与其他躯体内脏平滑肌一样受副交感神经兴奋作用与交感神经松弛作用的双重支配,同样其肌丝的收缩主要受细胞内 Ca^{2+} 浓度的影响。芍药甘草汤具有抑制副交感神经的兴奋性,同时还可通过抑制受体 -G 蛋白 - 磷酸酯酶 C- 三磷酸肌醇 $-Ca^{2+}$ 及 Ca^{2+} 引发的钙内释放通路的活化,从而下调睫状肌组织内 Ca^{2+} 的表达,达到解痉的作用。

5. 奥迪括约肌功能障碍

奥迪括约肌(Oddi sphincter)是由肝胰壶腹括约肌、胆总管末端括约肌组织、胰管末端括约肌、胆胰管壁间纵肌束四部分构成,同属消化道平滑肌,通过协调有序的舒缩运动共同完成胆胰液的排出调控。奥迪括约肌功能障碍是由于其舒缩功能失衡使胆胰管压力升高,胆胰液排出受阻或十二指肠内容物倒流引起腹痛、黄疸、胆管扩张等一系列症状。芍药甘草汤可对奥迪括约肌在病理状态下的异常痉挛起到缓解作用,可降低胆汁排出阻力,促使胆汁顺利排出,从而缓解腹痛、黄疸等相关症状。药理研究发现芍药甘草汤通过降低细胞内 Ca^{2+} 浓度起到对奥迪括约肌功能紊乱的治疗作用。芍药中的主要成分芍药苷可降低奥迪括约肌基础压,还可舒张奥迪括约肌肌环。同时,芍药苷还可通过电压依赖性钾通道和大电导钙激活钾通道的调控,实现对奥迪括约肌细胞的舒张反应。

(四)芍药甘草汤"古方今用"临床注意要点

1. 芍药甘草汤传统功能与现代功能

芍药甘草汤的传统功能是酸甘化阴、缓急止痛、养阴柔肝。

由于芍药甘草汤具有缓解横纹肌、平滑肌痉挛而发挥解痉止痛作用,能调节食管、胃、肠、子宫、阴道、膀胱、肛肠以及血管、气管等诸多由平滑肌细胞参与组成的组织器官的功能,研究初步显示有时可呈双向调节。故芍药甘草汤不仅可主治脚挛急及各种痛证,也可广泛用于治疗与平滑肌蠕动节律或张力异常有关的其他许多疾病,包括呃逆、嗳气、呕恶、胃食管反流、食管裂孔疝、贲门失弛缓症、胃黏膜脱垂症、肠蠕动亢进肠鸣、肠蠕动力低下所致便秘等消化系统疾病,尿失禁、阴吹、子宫脱垂等妇科疾病,阳痿等泌尿生殖系统疾病,哮喘喘咳等呼吸系统疾病,流涎等外分泌腺组织器官相关疾病等,使芍药甘草汤具有了类似"和胃降逆""通腑导滞""缩泉摄液""亢痿举坚"以及"平喘止咳""平肝潜阳"等新的功能。

2. 芍药甘草汤与参芪芍药甘草汤功能异同

传统认为芍药甘草汤适用于阴虚伤津证而不适用于阳虚证,如《本草经疏》云:"凡中寒腹痛,中寒作泄,腹中冷痛,肠胃中觉冷等证忌之。"但著者赞成《幼幼集成》谓芍药甘草汤"无论寒热虚实,一切腹痛,服之神效"的观点。既然芍药甘草汤对寒热虚实腹痛皆效,则必对所有其他适应证亦可有效。

参芪芍药甘草汤主治气虚(陷)病机的芍药甘草汤证。芍药甘草汤为小方,大多需通过配伍辨证运用。其中,对于气虚气陷者可加参芪补气,名曰参芪芍药甘草汤,为著者所制奕安私方,使芍药甘草汤增加益气补虚或补气升陷的功能,主治具有气虚气陷病机的芍药甘草汤证。

参芪芍药甘草汤宜灵活理解与运用。如气虚程度一般,可用常规剂量参芪,或仅选用其中1味[如在前文"(一)芍药甘草汤治疗消化系统疾病"之案4"顽固呃逆伴嗳气"中仅用党参];气虚程度明显甚至气虚下陷,宜大剂量参芪同用。人参可根据病性选用生晒参、红参、西洋参、太子参、党参,甚至山药、红景天等;参芪芍药甘草汤也可体现为芍药甘草汤合补中益气汤、升陷汤、四君子汤、参苓白术散、大小建中汤、(附子)理中丸等益气方剂 [如在前文"(一)芍药甘草汤治疗消化系统疾病"之案 8 "反流嗳气"中即合用香砂六君子汤]。

3. 芍药甘草汤的配比与量效关系

芍药甘草汤的临床疗效在很大程度上取决于剂量,白芍剂量宜大,一般用 30 ~ 60g,甘草一般用 9 ~ 15g。单味芍药也有作用 [如在前文"(一)芍药甘草汤治疗消化系统疾病"之案 7 中即单用白芍],配伍甘草同用更佳。就其止痛作用而言,药理研究提示芍药∶甘草剂量以 3∶1 为佳。但当芍药在 30g 以上时,不必拘泥这一配伍比例,否则甘草剂量过大、使用时间过长会引起低钾血症、假性醛固酮增多症等副作用。

芍药甘草汤存在明显的量效关系,这从前文"(一)芍药甘草汤治疗消化系统疾病"之案 5 "食管裂孔疝胸骨后疼痛"、案 6 "肠蠕动亢进肠鸣"、案 7 "胃食管反流病"、案 8 "反流嗳气"、案 9 "反流反酸","(二)参芪芍药甘草汤治疗尿失禁"之案 2、案 4 的诊疗过程都可以看出。

本节中"(二)参芪芍药甘草汤治疗尿失禁"之案 2 和案 4 的治疗过程提示,参芪芍药甘草汤中的参芪或也不能排除存在一定的量效关系,但由于参芪与芍药甘草汤同时增量,难以清晰厘定。

4. 芍药甘草汤 / 参芪芍药甘草汤加味运用

芍药甘草汤通过加味、配伍,可达病证(症)兼顾、标本兼顾,有助于进一步提高疗效。如前文"(一)芍药甘草汤治疗消化系统疾病"之案 1 "胃痛嗳气"中加肉桂、白芷;案 10 "嗳气反流因伴反酸"中加煅瓦楞;"(二)参芪芍药甘草汤治疗尿失禁"之案 1 中加附子温阳以助气化;案 2 中加酸枣仁、夜交藤助眠,合黄芪桂枝五物汤和血通痹兼顾肢痛;案 3 中加山药、升麻益气升提;案 4 中合生脉散及补肾安神,等等。

但加味用药不可过杂,以免影响芍药甘草汤 / 参芪芍药甘草汤的疗效发挥。如从"(一)芍药甘草汤治疗消化系统疾病"之案 6 "肠蠕动亢进肠鸣"、案 7 "胃食管反流病"、案 8 "反流嗳气"及案 9 "反流反酸"等病例的治疗过程可以看出,当由繁杂的处方精简为芍药甘草汤单方或以芍药甘草汤为主时,更显效专力宏。

5. 芍药甘草汤副作用

把握好芍药甘草汤组成药物的剂量及其配比,掌握好芍药甘草汤在不同疾病乃至不同个体的量效关系,是获取疗效并避免副作用发生的关键所在。

由于个体差异,大剂量芍药甘草汤也可造成腹泻副作用,如前文"(一)芍药甘草汤治疗消化系统疾病"之案1"脐周腹痛","(二)参芪芍药甘草汤治疗尿失禁"之案3。因此,对于已有便溏或有腹泻倾向者,芍药甘草汤宜从一般常规剂量开始,逐步增量,以观动静;也可采取配伍健脾止泻药物预防腹泻副作用。

有同道利用大剂量芍药甘草汤致腹泻之副作用,以之治疗便秘。事实上,例如前文"(一)芍药甘草汤治疗消化系统疾病"之案3"顽固嗳气"中的薛某,虽大便1日已有2～3次、但量少而有不尽感,嗳气伴胃痞纳呆,曾服吗丁啉无效,自加载大剂量芍药甘草汤后,大便反而减少为1日1～2次、量多畅快,嗳气、脘痞除,食欲增加。这便是主动利用大剂量芍药甘草汤的类通腑作用以通因通用。

因此,只要运用得当,可变芍药甘草汤的副作用为治疗作用。

6. 芍药甘草汤辨病论治与辨证论治

麻黄平喘,青蒿截疟,茵陈退黄,麻仁润肠,枣仁安神……中医与生俱来就有专方专药辨病治疗的特色,这是对辨证论治的一种补充。从某种意义上来讲,芍药甘草汤古方今用也带有专方辨病(理)治疗的特性,可与辨证论治结合运用。还有,如果说利用芍药甘草汤的现代药理作用治病具有辨病论治特点,那么运用参芪芍药甘草汤治病亦具有辨病论治与辨证论治相结合的特点。

换一个角度来看,运用芍药甘草汤辨病论治也可视作是中医学"审症求因"的延伸,在这里,"因"即是指平滑肌、横纹肌功能失常的发病机制,"症"即是指平滑肌、横纹肌功能失常的临床表现。审因论治恰恰是辨证论治的形式之一。

如果说芍药甘草汤的传统功效主治是该方临床价值的一个"翅膀",那么根据芍药甘草汤现代药理作用的功效主治则是该方临床价值的另一个"翅膀","双翅比翼"可大大拓展芍药甘草汤方的功能。

"古方今用"或许是一个容易引起争鸣的敏感话题。但是,运用中药现代药理作用治病是为了进一步追求临床疗效,与"废医存药论"毫无关系。否则,大量中药现代药理研究便不知之所以。衷中参西,古方今用,是历史的必然。

7. 芍药甘草汤"古方今用"存在问题与意义

芍药甘草汤的现代药理作用毕竟都是通过体内/体外试验得出的,研究尚不够深入,结论难免粗浅,更难以完全照搬到人体。何况人体平滑肌遍布全身许多组织器官,相同部位组织器官的不同疾病、不同部位组织器官的疾病,乃至不同体质个体差异,都会对相同的药物发生不同的反应。许多未知都是临床运用芍药甘草汤的难点,尚需今后持续深入的药理研究与临床研究,中医药现代化任重而道远。

但是无论如何,实践是检验真理的唯一标准,临床疗效是检验中医药运用思路是否合理的唯一标准。与过敏煎"中方西用"一样,芍药甘草汤"古方今用"都值得我们进一步继续探索研究下去。惟其如此,中医药学术才有可能得到创新、突破、进步。

◆ **参考文献** ◆

[1] 洪建华,张本全,梁建萍.芍药甘草汤镇痛作用的实验研究[J].实用中西医结合临床,2008,8(5):84-85.

[2] 郑王巧,宋丽华,李海菊,等.PGE₂/cAMP信号通路对芍药甘草汤镇痛作用影响[J].中药药理与临床,2008,24(1):1-2.

[3] 丘振文,唐洪梅,罗丹冬,等.芍药甘草汤干预COX₂-PGE₂-cAMP通路的止痛分子机理研究[J].新中医,2012,44(5):136-137.

[4] 鄢顺琴,吴愫清,凤良元,等.芍药甘草汤的镇痛作用机制[J].安徽中医学院学报,2001,20(6):42-44.

[5] 田丰玮,杨金蓉,邓亚维,等.芍药甘草汤对大鼠偏瘫痉挛模型神经递质的影响[J].中国中医急症,2009,18(2):251-252,270.

[6] 杨旭,王景霞,张建军,等.芍药甘草汤对中枢性肌张力增高大鼠解痉止痛最佳配

比的筛选研究 [J]. 北京中医药大学学报,2015,38(1):33-36.

[7] 陈雅琴. 芍药甘草汤加味治疗痉挛性疾病 [J]. 江苏中医,1993,(4):27-28.

[8] 刘昭坤,刘传太. 芍药甘草汤治疗顽固性膈肌痉挛 2 例 [J]. 甘肃中医,1993,(2):25.

[9] 李春红. 加味芍药甘草汤治疗腓肠肌痉挛 60 例 [J]. 中医临床研究,2014,6(13):99.

[10] 韩坚,钟志勇,景丽,等. 芍药甘草汤对肠道运动的作用观察 [J]. 广州中医药大学学报,2007,24(1):55-58.

[11] 王均宁. 芍药甘草汤及其制剂止痛作用的药理与临床研究 [J]. 中成药,1999,21(9):483- 485.

[12] 张毅. 从 94 张门诊处方看芍药甘草汤的应用 [J]. 河南中医,2013,33(5):659-660.

[13] 赵宝林. 加味芍药甘草汤治疗痔疮术后疼痛临床研究 [J]. 中医学报,2010,25(6):1196-1197.

[14] 邓森田,朱国平,宋继刚. 芍药甘草汤治疗肛裂疼痛的临床研究 [J]. 现代中医药,2004,(4):38-39.

[15] 丁克肖,吴秀钟. 芍药甘草汤治疗痛症的临床举隅 [J]. 中国中西医肿瘤杂志,2011,1(1):95-96.

[16] 胡邵林. 自拟缓急止痛汤治疗血管性头痛 34 例 [J]. 江西中医药,2003,(5):16.

[17] 宋永刚. 枳实芍药药对的源流及功用初探 [J]. 时珍国医国药,2009,20(7):1713-1715.

[18] 韩坚,钟志勇,景丽,等. 芍药甘草汤对肠道运动的作用观察 [J]. 广州中医药大学学报,2007,24(1):55-58.

[19] 乐永红,杨惠琴. 用血清药理学方法观察芍药甘草汤对离体兔肠平滑肌的影响 [J]. 云南中医中药杂志,2010,31(10):56-58.

[20] 细野史郎,萧友山,等."芍药甘草汤"的临床药理 [J]. 上海中医药杂志,1957,(10):17-21.

[21] 朱蕾蕾,郑鑫,蒋健. 蒋健对芍药甘草汤通腑作用的研究与临床应用 [J]. 江苏中医药 2013,45(2):60-62.

[22] 何伟波. 芍药甘草汤缓急止痛作用机制研究的探讨 [J]. 北方药学,2013,10(6):101.

[23] 任建民. 功能性消化不良发病机制及临床治疗的研究进展 [J]. 中国伤残医学,2012,20(9):117-118.

[24] 王捷鹏,姚艳梅,张寿山. 食管多通道腔内阻抗技术联合 pH 检测对嗳气症发病机

制及治疗的研究 [J]. 海南医学,2012,23(14):13-15.

[25] 姜泊. 胃肠病学 [M]. 北京:人民卫生出版社,2015:148-150.

[26] ZHU F, XU S, ZHANG Y, et al. Total glucosides of Paeony promote intestinal motility in slow transit constipation rats through amelioration of interstitial cells of Cajal [J]. PloS one, 2016, 11(8): e0160398.

[27] 孙冬阳,何威,王春毅. 芍药甘草汤治疗津亏便秘的实验研究 [J]. 四川中医, 2014,32(4):66-68.

[28] 陈亚萍. 加味芍药甘草汤治疗老年性便秘 48 例 [J]. 浙江中医杂志,2014,49(2):108.

[29] 赵和,冯晓纯. 慢性便秘应用芍药甘草汤分析 [J]. 长春中医药大学学报,2010,26 (2):230.

[30] 蒋健. "滞泄" 病脉证治 [J]. 新中医,2014,46(5):240-243.

[31] 杨广印,胡翔龙,陈凌,等. 肠鸣音与胃肠运动相关性的初步观察 [J]. 福建中医学 院学报,2009,19(3):41-43.

[32] 陈双,周太成,马宁. 食管裂孔疝的病理生理 [J]. 中华胃食管反流病电子杂志, 2019,6(2):49-54.

[33] 崔晨,耿琦,蒋健. 蒋健以芍药甘草汤为主古方用治疗脾胃病 [J]. 世界中医药, 2017,12(11):2727-2730.

[34] 张莉莉,王彬,晋弘,等. 贲门失弛缓症的病因和治疗进展 [J]. 胃肠病学,2019,24 (12):745-749.

[35] 崔晨,耿琦,蒋健,等. 蒋健以芍药甘草汤为主治疗嗳气经验探析 [J]. 上海中医药 杂志,2015,49(4):23-25.

[36] 陈灏珠. 实用内科学 [M]. 北京:人民卫生出版社,2009:1995.

[37] 杨欣,王建六,孙秀丽,等. 北京大学女性压力性尿失禁诊疗指南(草案)[J]. 中国 妇产科临床杂志,2012,13(2):158-160.

[38] HAYLEN B T, RIDDER D D, FREEMAN R M,et al. An International Urogynecological Association(IUGA)/International Continence Society(ICS) joint report on the terminology for female pelvic floor dysfunction [J]. International Urogynecology Journal, 2010, 21: 5-26.

[39] ROBINSON D, STASKIN D, LATERZA R M, et al. Defining female voiding

dysfunction: ICI-RS 2011 [J]. Neuroruol Urodyn, 2012, 31(3): 313-316.

[40] 夏志军,宋悦.女性泌尿盆底疾病临床诊治 [M].北京:人民卫生出版社,2016:80-108.

[41] 谢臻蔚,金杭美.女性尿失禁的分类和发病机制 [J].实用妇产科杂志,2009,25(11):642-643.

[42] AOKI Y, BROWN HW, BRUBAKER L, et al. Urinary incontinence in women [J]. Nature Reviews Disease Primers, 2017, (3): 17042

[43] 李晓伟,王建六.尿失禁的病因和发病机制 [J].实用妇产科杂志,2018,34(3):162-164.

[44] 颜雅萍,郭敬榕,王莹,等.蒋健运用参芪芍药甘草汤治疗尿失禁医案4则 [J].新中医,2020,52(9):200-202.

[45] 王建六.盆腔器官脱垂治疗现状 [J].中国妇产科临床杂志,2006,1(7):3-4.

[46] 李欣,崔晨,蒋健,等.蒋健教授运用升陷汤治疗阴挺的经验 [J].中医药导报,2015,21(24):80-83.

[47] 陶兆敏.阴吹的常见病因及治疗 [J].光明中医,2010,25(8):1496-1497.

[48] 李广文.阴吹病机及证治探讨 [J].新中医,1983,3:15-16.

[49] 耿琦,崔晨,王魏峰,等.以芍药甘草汤为主治疗阴吹探析——附蒋健验案1则 [J].上海中医药杂志,2015,49(1):25-27.

[50] 陆清洁.万病自疗医药顾问大全·妇人科 [M].上海:世界书局,1946.

[51] 钱伯煊.女科证治 [M].北京:人民卫生出版社,2006:83.

[52] 张荣.试析"阴吹"病机 [J].中华中医药杂志,2007,(增刊):184-185.

[53] 王鑫国,张艳慧,司秋菊.蜈蚣抗家兔动脉粥样硬化的实验研究 [J].中药药理与临床,2005,21(1):26-27.

[54] 徐晓娟,金沈锐.不同配伍比例芍药甘草汤对痛经大鼠子宫组织内皮素和一氧化氮的影响 [J].中国中医药信息杂志,2004,11(11):973-974.

[55] 中国医学科学院药物研究所.中草药现代研究 [M].北京:北京医科大学中国协和医科大学联合出版社,1996:11,26,45.

[56] 杨艳,李东华,王洋,等.大剂量使用芍药与甘草配伍解痉作用的研究 [J].时珍国医国药,2013,24(2):347-349.

[57] 刘艳凯,魏会平,刘圣君,等.当归注射液对大鼠实验性弥散性血管内凝血血液动

力学的影响 [J]. 时珍国医国药,2008,19(7):1606-1607.

[58] KARAKOC M, YON M I, CAKMAKLI G Y, et al. Pathophysiology underlying drooling in Parkinson's disease: oropharyngeal bradykinesia [J]. Neurol Sci, 2016, 37(12): 198-1991.

[59] UMEMOTO G, TSUBOI Y, KITASHIMA A, et al. Impaired food transportation in Parkinson's disease related to lingual bradykinesia [J]. Dysphagia, 2011, 26(3): 250-255.

[60] 谢朝艳,丁雪萍,高吉祥,等. 帕金森病患者流涎与吞咽困难的关系研究 [J]. 中华神经科杂志,2016,49(11):856-863.

[61] BASSOTTI G, GERMANI U, PAGLIARICCI S, et al. Esophageal manometric abnormalities in Parkinson's disease [J]. Dysphagia, 1998, 13(1): 28-31.

[62] OLANOW C W, STERN M B, SETHI K. The scientific and clinical basis for the treatment of Parkinson's disease [J]. Neurology, 2009, 72 (21 Suppl 4): S1-S136.

[63] THOMSEN T R, WENDY R G, ASANTE A, et al. Ipratropium bromide spray as a treatment for sialorrhea in Parkinson's disease [J]. Movement Disorders: official journal of the Movement Disorder Society, 2007, 22(15): 2268-2273.

[64] EGEVAD G, PETKOVA V Y, VILHOLM Q J. Sialorrhea in patients with Parkinson's disease: safety and administration of botulinum neurotoxin [J]. J Parkinson's Dis, 2014, 4(3): 321-326.

[65] 王均宁. 芍药甘草汤及其制剂止痛作用的药理与临床研究 [J]. 中成药,1999,21(9):483-485.

[66] 阮耀,岳兴如,郝洪. 芍药甘草汤对有机磷中毒小鼠的解救作用 [J]. 郑州大学学报(医学版),2005,40(2):348-350.

[67] 蔡宛如. 芍药甘草汤治疗呼吸系统疾病的临床及药理研究进展 [J]. 中医药信息,1998,(6):5261.

[68] 叶富强,陈蔚文. 四君子汤对胃肠道作用的药理研究 [J]. 时珍国医国药,2005,16(1):73-74.

[69] 蔡宛如,钱华,朱渊红,等. 芍药甘草汤平喘和抗过敏作用的实验研究 [J]. 中国中西医结合急救杂志,2000,7(6):341-342.

[70] 刘平. 芍药甘草汤止咳平喘和抗炎作用的实验研究 [J]. 海南医学,2008,19(1):

111-112.

[71] 高海洋.基于β2-AR色谱的芍药甘草汤抗急性哮喘物质基础研究[D].西安:西北大学,2017.

[72] 张思杰,史锁芳.史锁芳教授运用芍药甘草汤治疗哮喘急性发作的经验[J].吉林中医药,2011,31(3):206-207.

[73] 刘洋,刘晓鹰,陈爱明.倪珠英教授运用芍药甘草汤治疗儿科疾病经验[J].世界中医药,2020,15(1):99-103.

[74] 李菲菲,缪晚虹,陶津华.基于平滑肌收缩机制探索芍药甘草汤治疗眼调节痉挛的可行性综述[J].山东中医杂志,2019,38(12):1198-1201.

[75] 李菲菲.芍药甘草汤治疗眼调节痉挛的临床研究及其作用机制研究[D].上海:上海中医药大学,2019.

[76] 陈萌,李甫,蔡淦,等.芍药甘草汤治疗Ⅱ型胆管Oddi括约肌功能障碍的临床研究[J].广州中医药大学学报,2021,38(4):681-686.

[77] 宋睿,王长淼,薛文博,等.芍药甘草汤含药血清的制备及对高胆固醇血症兔Oddi括约肌细胞内Ca^{2+}浓度的影响[J].中华中医药学刊,2014,32(11):2612-2615.

[78] 朱广伟,张贵君,汪萌,等.中药芍药甘草汤基原及药效组分和药理作用研究概况[J].中华中医药杂志,2015,30(8):2865-2869.

[79] 魏晓,朱德增.芍药苷治疗重症急性胰腺炎的实验研究[J].中国临床研究,2012,25(5):434-436.

[80] WANG F, WANG C M, LIU J D, et al. Influence of paeoniflorin on intracellular calcium ion concentration in the sphincter of Oddi of hypercholesterolemic rabbits [J]. Genet Mol Res, 2014, 13(3): 5001-5010.

[81] 雒建瑞,王芳,冯骅,等.Kv和BK_{Ca}通道阻断剂对家兔离体Oddi括约肌肌环张力的作用及芍药甙的调控作用[J].现代中西医结合杂志,2014,23(22):2395-2398,2401.

[82] 崔晨,耿琦,李敬伟,等.蒋健以芍药甘草汤治疗痛证验案举隅[J].河南中医,2016,36(5):783-785.

[83] 王莹,杨蒋伟,赵婧玮,等.蒋健运用芍药甘草汤量效探索临床经验[J].上海中医药杂志,2019,53(1):26-28.

第八章

奕安私方

著者字奕安,号石羽全人,故本人自拟方概称"奕安私方"。

自拟方是指医生自己拟定的治疗某种疾病或病证的经验方,通常是根据本人长期的临床实践经验和学识学养提炼而成。名医自拟方便可得"名医名方"之美誉。无论名医名方也罢,非名医名方也罢,如果别人能在其规定条件下得出可重复性的疗效,便是良方。

有理由相信,经方古方一开始都是肇始于某人的"自拟方",经过不同时代的同行反复运用、重复验证得出佳效,便得以保存下来,流芳千古。一首好的自拟方应能弥补现有方剂之所不殆者,或填补空缺,或疗效更好,或疗程更短,或更加经济实惠。

从广义来说,由于临床医师很少用到现成方剂的原方,大多是在某方的基础上进行加减化裁,因此日常所开处方其实概属自拟方类。一首好的自拟方,一般综合了某些现成方剂的主要而关键的药物,再参照同道经验并结合本人经验而成。当代研发的中药新药概肇始于"自拟方"。

大学时代一位老师说过的一句话令著者印象特别深刻:做中医一辈子,如果能够做到将一两首古方用到效如桴鼓而妙手回春,就不容易了,人称"一贴灵";退而求其次,哪怕只是能够对一两味药用到得心应手而出神入化,也就不容易,可获誉诸如"马大黄""张石膏""李附子"等;如若能够创制出一首得到公认并流传于世的方剂,便是医中真豪杰矣。历史将是最好的评判师。

本章介绍奕安私方有来去自如汤治疗腰腿疼、前列腺方治疗慢性前列腺炎、三七方治疗失眠、灵通胶囊治疗头痛与痛经、尿感方治疗尿路感染,有的只有临床观察(包括个案与临床研究),有的还进行了药效学及其机理学研究,处于不同的研究过程之中。

第一节　来去自如汤治疗腰腿痛

一、来去自如汤产生的背景

随着进入老年社会,求中医治疗腰腿痛的患者愈来愈多。腰腿痛是以腰部和/或腿部疼痛为主要症状的一组症候群,包括腰、背、腿、臀等1个或多个部位的酸软、麻木或疼痛,病程周期较长,易反复发作,多与老年骨质疏松及退行性变有关。著者根据临床经验自拟了治疗腰腿痛的经验方,名曰"来去自如汤",形容腰腿痛患者服用该方后,可以明显减轻症状,恢复来去自如的行走常态。

1. 腰腿痛的西医学疾病范畴

许多疾病可以引起腰腿疼痛,其中以退行性病变为最多,如椎间关节、椎间盘退变致骨质增生,腰椎变形,椎间盘突出,椎管狭窄等,其周围软组织亦发生相应的病理改变。

腰部肌肉、筋膜、韧带慢性损伤,肌肉纤维痉挛、变性,韧带撕裂及机化粘连。继发性坐骨神经痛,根性坐骨神经痛及神经根受机械压迫、化学炎性刺激,突出间盘诱发炎性反应。

干性坐骨神经痛病变主要见于椎管外沿坐骨神经走行的部位,多因坐骨神经梨状肌出口炎症或受压,或神经本身病变引起。

内脏疾病诸如肾输尿管结石、泌尿系炎症、盆腔及子宫附件炎症等,均可引起放射性腰痛。

他如外伤或手术后遗症、脊柱结核、化脓性骨髓炎及强直性脊柱炎、肿瘤、先天性脊椎脊柱发育异常等,也能引起腰腿痛。

2. 腰腿痛的常见病因病机

《素问·脉要精微论》曰:"腰者肾之府,转摇不能,肾将惫矣。"巢元方《诸病源候论·腰背病诸候》论述腰痛病因病机有五:一曰少阴肾阳气伤,二曰风寒着腰,三曰劳役伤肾,四曰腰坠伤肾,五曰湿伤肾。王焘《外台秘要·腰脚疼痛方》指出有内外合因者:"肾气不足,复感风寒湿三邪,或久感外邪,致风寒湿三气痹阻筋脉,发为本病。"

严用和《济生方·腰痛》补充了气滞血瘀腰痛:"又有坠下闪肭气凝血滞,亦致腰痛。"尤怡《金匮翼·腰痛》亦主血瘀腰痛:"盖腰者一身之要,屈伸俯仰,无不由之,若一有损伤,则血脉凝滞,经络壅滞。"

清代沈金鳌和林珮琴论腰痛病因病机最为全面。《杂病源流犀烛·腰痛病源流》指出:"腰痛……肾虚其本也,风寒湿热痰饮,气滞血瘀闪挫其标也。"《类证治裁·腰脊腿足痛论治》指出:"凡腰脊酸痿,绵绵作痛,并腿足酸软者,肾虚也";"腿足为足六经所至,痛有阴虚、阳虚、血虚、血寒、肾虚、风袭、寒湿、风湿、湿热之症"。林珮琴的难能可贵还在于将腰痛与腿足酸软疼痛联系在一起,认为腰痛常牵连影响腿足。

综上所述,腰腿痛病因病机大抵有肾虚、风寒湿伤肾、劳役或跌坠损伤、瘀血阻痹或痰瘀互阻。在今日看来,除内脏疾病引起的腰腿痛外,以肝肾不足、寒湿痹着腰腿、瘀痰阻滞筋络的病机为多见。

3. 腰腿痛的治疗原则

张璐《张氏医通·腿痛》对各种腰腿痛提出了具体治则方药:血虚者六味丸加巴戟、续断、杜仲、鹿茸;血寒者舒筋三圣散;湿重者除风湿羌活汤,脉沉者白术附子汤,肥人者导痰汤加减;湿热者当归拈痛汤;流注者二陈汤加羌活、白术;阴虚者虎潜丸去橘皮加肉桂;阳虚者先用补中益气加桂、附,后用八味丸;肾虚风袭者安肾丸;大股痛属湿气痹着者四斤丸;败血者川芎肉桂汤或舒筋三圣散酒调服。此外,还提出了妇人产后腿痛的治则方药。

朱时进《一见能医·腿痛膝痛(附)》则提出:腿痛属寒湿者,初宜微表,后兼分利;湿热者宜渗湿清热,当归拈痛汤;痰流注者宜豁痰行气,羌独、二术、二陈、加减豁痰汤;阴虚者宜滋阴降火,四物加知柏、牛膝、杜仲;阳虚者两足浮肿属命门火衰,补中益气加桂附,或金匮肾气丸。此外,还提出了腿痛在前廉、后廉、外廉、内廉、内前廉的引经药。

当代治疗腰腿痛的报道更是数不胜数,如治疗坐骨神经痛的三乌坐痛饮

（川牛膝、威灵仙、全蝎、蜈蚣、川乌、草乌、乌梢蛇、乳香等）及自拟全蝎蜈蚣汤（杜仲、川断、牛膝、威灵仙、全蝎、蜈蚣、独活、秦艽、香附、田七、炒麦芽、千斤拔），等等。

综上所述，腰腿痛的治疗原则主要为补肾强筋骨，散寒除湿，搜风剔络，理气活血祛瘀化痰。

4. 来去自如汤的药物组成及功能

来去自如汤由杜仲、川断、川（怀）牛膝、当归、红花、胆南星、苍术、威灵仙、全蝎、蜈蚣组成，体现了补肝肾强筋骨、活血化瘀、祛湿化痰、祛风通络止痛四大原则，主治具有肝肾不足、痰瘀互阻兼风寒湿滞筋络病机所致的腰腿痛。

二、验案举隅

案1 周男，77岁，2014年7月1日就诊。诉：两侧髋关节处疼痛已有半年，行走甚至站立均感不便，双足踝肿，夜间舌干。舌淡红，苔薄黄，舌下静脉迂曲，脉细弦。

来去自如汤加减：杜仲15g，怀牛膝15g，川牛膝15g，当归15g，红花15g，胆南星15g，苍术15g，威灵仙12g，泽泻30g，车前子15g，茯苓皮30g，7剂。

二诊（7月8日）：两髋疼痛减半，站立时不痛，可以自如行走，足肿减轻。再予上方14剂。

三诊（7月22日）：足肿续减，但右侧髋关节疼痛减而未尽。

来去自如汤重剂加减：杜仲30g，川断30g，川牛膝30g，当归40g，红花20g，胆南星30g，苍术30g，茯苓皮30g，7剂。

随访（2014年12月23日）：过5个月随访得知，服上药后髋部疼痛即止，自此再无髋部疼痛复作。

案2 周男，65岁，2015年4月28日就诊。诉：因腰椎管狭窄致左下肢至足底呈放射样疼痛并伴麻木感，右膝疼痛。舌淡红，苔中黄腻，脉细弦。西医建议手术治疗，患者有所顾忌，故来求中医治疗。

来去自如汤加减：杜仲30g，川断20g，川牛膝30g，怀牛膝30g，当归30g，红花30g，胆南星30g，苍术30g，补骨脂30g，骨碎补30g，7剂。

二诊(5月5日):服上药后,左下肢至足底放射样疼痛及麻木感已止,唯右膝仍痛。上方加桑寄生30g,狗脊12g,再予7剂收功。

案3 张男,74岁,2015年8月14日就诊。诉:腰痛,左侧臀部连及下肢至足均疼痛,难以站立,遑论行走,已有3个多月。舌淡红,苔薄黄腻,脉细弦。

来去自如汤加减:杜仲30g,川断25g,川牛膝30g,当归30g,红花30g,胆南星30g,苍术30g,丹皮30g,7剂。

二诊(8月21日):左侧臀部及其下肢疼痛减半,左足已不痛而可站立。诉晨起两手难以握紧,大便艰。上方去丹皮,加车前子30g,土茯苓30g,泽泻15g,瓜蒌皮30g,晚蚕沙12g,14剂。

三诊(9月11日):左侧臀部及其下肢疼痛减去四分之三,行走自如,再予上方10剂收功。

随访:臀腿疼痛止。

案4 李女,78岁,2017年1月13日就诊。诉:持续腰痛,动辄感右下肢有"筋吊住感"而难以伸直下肢行走。舌淡红,苔薄黄,脉细弦。

来去自如汤合芍药甘草汤加减:杜仲30g,川断30g,川牛膝30g,当归50g,红花25g,胆南星30g,苍术12g,全蝎粉2g(吞服),蜈蚣粉2g(吞服),川芎30g,白芍35g,甘草12g,3剂。

二诊(1月20日):上药仅服1剂,右下肢"筋吊住感"即止且自此以后再未发生过,腰痛减轻八九成,已无大碍。

案5 周男,63岁,2019年5月16日就诊。主诉:反复腰酸痛10余年,加重月余。10余年前因长期搬运重物而出现腰酸痛,伴双下肢放射样疼痛、麻木、软弱乏力;右下肢外侧感觉减退,行走约半小时下肢即感乏力加重,难再行走。曾在外院就诊,腰椎磁共振示腰椎间盘突出,建议手术治疗,患者拒绝。1个多月前,患者在家中搬重物后,腰酸痛陡然加重。本院腰椎磁共振示:"腰3~4、腰4~5、腰5~骶1椎间盘膨出,腰5~骶1椎间盘变性;腰椎退行性改变。"3天前收入本院传统中医病房,予针灸理疗,未见寸效。今病区邀查房,诊见腰痛伴右下肢放射痛、麻木、乏力,皮肤感觉减退,行走500米左右即下肢因乏力而难续,需休息片刻方有所缓解。舌暗红,苔腻微黄,脉细弦滑。

来去自如汤减味:杜仲30g,续断30g,川牛膝30g,当归50g,红花30g,苍术 30g,胆南星 30g,全蝎粉 3g(吞服),蜈蚣粉 3g(吞服),3 剂。

患者 3 天后即出院,转至学生处门诊治疗,据学生告知:服上药 3 天后,腰痛症状即见减轻;带原方 7 剂出院,门诊随访腰痛明显缓解,已无腰痛而能自由行走。学生将上方苍术减量至 15g,再服 7 剂。之后腰痛、麻木、下肢乏力完全缓解,日常活动不受限。3 个月后再电话随访得知,腰痛自此未再有过复发,安好至今。

案6 丁女,70 岁,2019 年 7 月 8 日就诊。诉:腰酸腰痛,伴自汗。舌淡红,苔白腻,脉细弦。X 线检查示腰椎间盘突出。

来去自如汤加味:杜仲 30g,川断 30g,川牛膝 30g,当归 50g,红花 30g,胆南星 30g,苍术 30g,威灵仙 15g,全蝎粉 2g(吞服),蜈蚣粉 2g(吞服),川芎 30g,7 剂。

二诊(7 月 15 日):服上药后腰痛缓解八九成,后调治他症。

案7 张男,60 岁,2019 年 10 月 24 日初诊。因患者长年坐轮椅无法站立与行走,今由家属前来代诊代诉。双下肢肌肉酸痛,自觉冰冷,膝痛,小腿至足面麻木刺痛,午后至傍晚加重,每日需服止痛药 2 次(药名不详),右下肢变形无力,双足背浮肿,排尿不畅并伴刺痛。患者 9 年前因"左下肢疼痛伴肌肉萎缩乏力"于海军医院附属长征医院行"椎管内表皮样囊肿切除术",当时术后恢复尚可。但 3 年前又出现左侧下肢肿痛乏力,当时未予重视,渐至 1 年前发展至右下肢出现疼痛无力,时觉右下肢寒冷,无肢体感觉减退,此后病情呈进行性加重。长征医院考虑为术后复发,遂于 2018 年 11 月 29 日再次行全麻下"椎管内肿瘤切除术"。术后病理仍示"椎管内硬膜下表皮样囊肿"。2019年 6 月 24 日胸腰椎磁共振提示:胸 11、胸 12 平面脊髓变性,胸 12 ~ 腰 3 水平椎管内囊性灶,腰 4/5 平面椎管内多发小囊性灶,考虑术后复发,建议增强磁共振;腰椎退变;腰 4、腰 5 平面椎骨后方局部肌肉肿胀。

来去自如汤加味:杜仲 30g,川牛膝 30g,当归 30g,红花 30g,胆南星 30g,苍术 30g,威灵仙 12g,全蝎粉 3g(吞服),蜈蚣粉 3g(吞服),鸡血藤 15g,五灵脂 15g,炙乳没各 12g,丹参 30g,丹皮 12g,瞿麦 12g,蒲公英 30g,淡豆豉 15g,车前子 15g,泽泻 30g,茯苓皮 30g,猪苓 30g,14 剂。

二诊(11 月 28 日):仍由家属代诊,说右下肢乏力有所改善,足背浮肿减轻,排尿较前通畅,但仍腰酸痛、膝痛、下肢麻木刺痛、尿痛。

上方川牛膝增至 90g、当归增加至 50g,去五灵脂、炙乳没、丹参、丹皮、瞿麦、蒲公英、淡豆豉、车前子、泽泻、茯苓皮、猪苓,加僵蚕粉 2g(吞服),羌独活各 15g,木瓜 30g,熟附片 9g(先煎 2 小时),细辛 6g,14 剂。

三诊(12 月 12 日):患者首次可坐轮椅前来就诊,云服药 4 周后,右腿肌力较前明显增强,可自主抬起右下肢(原需手扶搬动);腰痛已除,下肢麻木刺痛明显减轻,已不再需服用止痛药。诉膝关节以下酸冷胀痛,口干苦,舌淡红,苔黄腻,脉细弦。

来去自如汤合龙胆泻肝汤加减:当归 50g,红花 30g,胆南星 30g,苍术 30g,威灵仙 15g,全蝎 12g,蜈蚣粉 3g(吞服),僵蚕粉 2g(吞服),水蛭粉 2g(吞服),五灵脂 15g,炙乳没各 12g,羌独活各 12g,龙胆草 12g,黄芩 12g,山栀 12g,柴胡 12g,生地 12g,泽泻 10g,车前子 15g,14 剂。嘱每剂药煎 2 次,合得 600ml 左右,每日分 3 次服用;第 3 次煎煮药液用于泡足 20 分钟。

四诊(12 月 26 日):家属代诊。上述诸症均进一步减轻;胃中隐痛不适伴火辣感,足背浮肿。

来去自如汤加减:杜仲 30g,川牛膝 60g,当归 50g,红花 30g,胆南星 30g,苍术 30g,五灵脂 12g,羌独活各 12g,茯苓皮 30g,甘松 10g,14 剂。

随访(2020 年 1 月 9 日):药后胃中隐痛火辣好转。自服用中药以来,腰酸痛、膝痛、下肢麻木刺痛、尿痛均明显减轻,未再服用过止痛西药;右腿可自主抬起,下肢麻木冰冷感减轻。

案 8 陈女,69 岁,2020 年 4 月 27 日就诊。主诉:左侧臀腿疼痛,右侧膝关节疼痛,双手指关节处疼痛。舌暗红裂纹,苔黄腻,脉细弦。

来去自如汤:杜仲 30g,川断 30g,川牛膝 30g,当归 50g,红花 30g,胆南星 30g,苍术 30g,威灵仙 15g,全蝎 6g,蜈蚣 2 条,14 剂。

二诊(5 月 11 日):臀腿部、膝关节疼痛稍有减轻。上方川牛膝增至 90g,再加熟附片 12g(先煎 2 小时),细辛 6g,7 剂。

三诊(5 月 18 日):臀腿部、膝关节、手指关节疼痛均减大半。上方去止痉散,予 14 剂以资巩固。

三、临床运用体会

1. 来去自如汤组成药物的功能

(1)杜仲、川断:补肝肾强筋骨。宋代杨士瀛《仁斋直指方》极其推崇杜仲治疗腰腿痛的功效:"凡下焦之虚,非杜仲不补;下焦之湿,非杜仲不利;足胫之酸,非杜仲不去;腰膝之疼,非杜仲不除……诚为要剂。"清代叶天士《本草经解》亦谓:"腰者肾之府,膝者肾所主也。杜仲辛平益肺,肺金生肾水,所以腰膝痛自止。"明代倪朱谟《本草汇言》谓:"续断,补续血脉之药也。大抵所断之血脉非此不续,所伤之筋骨非此不养……久服常服,能益气力。有补伤生血之效,补而不滞,行而不泄。"杜仲具有抗骨质疏松、抗炎作用。续断可促成骨细胞增殖、分化,平衡骨吸收,保护神经。

(2)牛膝:善入肝肾,走而能补,既能活血祛瘀、通利关节,又能补益肝肾、强筋健骨。宋代《太平圣惠方·治久腰痛诸方》记载:"治久腰痛,及脚膝疼方,牛膝(三两去苗),何首乌(三两)。"换算下来相当于牛膝125g,可见重用牛膝在腰腿痛治疗中的重要性。张锡纯《医学衷中参西录》云:"牛膝原为补益之品,而善行气血下注,故善治肾虚腰疼腿疼,或膝疼不能屈伸。"牛膝逐瘀通经,利尿通淋,川牛膝与怀牛膝的功效主治同中有异,怀牛膝侧重于补肝肾强筋骨,补血滋阴,填髓益精,散血消肿;川牛膝侧重于祛风利湿,通利关节,必要时可联合运用。牛膝与杜仲、川断合用,可增强补肝肾强筋骨作用而发挥治疗肾虚腰腿的作用。

(3)当归、红花:血中圣药,补血养血,活血祛瘀,其特长是善治血虚兼有瘀滞、血滞兼有寒凝或风湿痹阻及跌打损伤性质之疼痛,并能活血消肿止痛。张锡纯云当归"为生血活血之主药,能宣通气分,使气血各有所归"。李时珍《本草纲目》云可"润胃肠筋骨皮肤"。红花辛散温通,专入血分,活血通脉,祛瘀止痛。当归与红花配伍更能发挥相辅相成的作用,再合牛膝通滞化瘀畅行血脉,三药合用则活血化瘀之力更强。当归可降低血浆黏度,从而防止血瘀形成。红花具有调节血流动力学,促进微循环,抗炎镇痛及保护神经的作用。

(4)胆南星、苍术:善祛风化痰,治痰滞经络、半身不遂、手足顽麻、挛急疼痛等痹证。上海石氏伤科石仰山教授提出"痰湿夹瘀血碍气而病"是腰腿痛的重要病机，"腰痛有痰积，腰胯肿痛为积痰乘经络流注，搏于血亦然，麻木亦有痰在血分"，采用逐痰利水佐以活血以疏通经络为治，则血滞痰阻无不立豁。津门著名老中医王士福善用大剂量制南星治疗湿痰流注关节之痹证，其云："观诸伤科书治骨折诸方，多有重用南星者，深思其理，始悟古人以南星专止骨之痛。"有报道借鉴王老经验重用制南星60g治疗腰背筋膜炎、腰椎间盘突出症、骨性关节炎，收效迅捷。胆南星具有镇痛作用，能提高小鼠疼痛阈值，显著减少小鼠扭体反应的次数。苍术善燥湿健脾、祛风散寒，可治湿痰留饮所致的腰腿痛。与胆南星合用可增强燥湿祛痰之功。

(5)威灵仙：善祛风除湿、通络止痛。《本草经疏》论威灵仙时云："腰膝冷疼，亦缘湿流下部侵筋致之，祛风除湿，病随去矣。"《本草正义》云："威灵仙，以走窜消克为能事，积湿痰停，血凝气滞，诸实宜之。"临床报道有以威灵仙单药（威灵仙末，蜜丸梧子大，温酒服八十丸）治疗腰腿痛者，有用中药离子导入法治疗腰腿痛而其中威灵仙用至60g者，有以威灵仙药袋热敷治疗腰腿痛者，疗效均称满意。

(6)全蝎、蜈蚣：为止痉散组成药物，具有祛风止痉、通络止痛的作用。以蕲蛇30g、全蝎30g、蜈蚣20条置于瓦上烘烤后研粉，分30次于晚餐后1小时温水冲服，为治疗坐骨神经痛的民间验方。用止痉散为主治疗颈肩腰腿痛疗效显著。蛇蝎散（乌梢蛇、全蝎、蜈蚣）口服治疗神经根痛（包括坐骨神经根痛和颈神经根痛）有较好止痛作用。用蜈蚣治疗臂丛神经拉伤、颈椎病等因神经牵拉受压而引起的麻木疼痛具有较好的治疗效果。从蝎毒分离出的镇痛肽镇痛作用优于同浓度、同剂量的吗啡，且无成瘾性和依赖性。动物实验显示蜈蚣对热板法刺激引起的疼痛具有较强的镇痛作用。蜈蚣多肽具有良好的镇痛活性。

来去自如汤以杜仲、川断、牛膝补肝肾强筋骨治本，以红花、当归活血化瘀，以胆南星、苍术祛湿化痰，以威灵仙、全蝎、蜈蚣祛风通络止痛，全方合奏补肝肾强筋骨、活血化瘀、祛湿化痰、祛风通络止痛之功能，主治肾亏兼风湿痰瘀互阻所致的腰腿痛。

2. 来去自如汤临床运用注意点

(1)适应病种：以上所举8个案例都为老年人，年龄60～78岁，平均年龄

69.5 岁,60 岁以上 4 人,70 岁以上 4 人。腰腿痛多为退行性病变所致,包括腰椎间盘突出、脊髓变性、椎管内硬膜下表皮样囊肿等,多具有坐骨神经痛的临床表现,大多病情较重,包括需要手术者 2 例(案 2、案 5)及术后复发者 1 例(案 7);8 例中有 5 例患者无法行走甚至难以站立(案 1、案 3 ~ 案 5、案 7)。

(2)疗程疗效:经过来去自如汤治疗后效果显著,最短服药 1 剂即见效者 1 例(案 4),服用 3 剂见效者 1 例(案 5),服药 1 周见效者 4 例(案 1 ~ 案 3、案 6),服药 4 周见效者 2 例(案 7、案 8)。

(3)药物剂量:来去自如汤主要药物的剂量是取得疗效的关键因素。杜仲、川断、牛膝、当归、红花、胆南星、苍术等药需大剂量运用,一般 30g 起用,其中当归宜用至 50g,牛膝必要时可重用至 60 ~ 90g(包括川牛膝与怀牛膝联合运用)。以上药物用量大则临床效果更加明显,否则将会影响疗效。

方中止痉散宜取散剂时,各吞服 2g 即可;入煎剂时宜增加用量。

(4)药物减味:来去自如汤由杜仲、川断、川(怀)牛膝、当归、红花、胆南星、苍术、威灵仙、全蝎、蜈蚣 10 味药物组成,根据病情轻重,未必需要全部用上。以上 8 例中,除案 6 用了全方,其余案例用了来去自如方的 7 ~ 9 味药,减味相对较多的有威灵仙与止痉散。原则上,方中需大剂量运用的药物不宜轻易减味。

(5)药物加味:有两种情况:一种药物加味情况是,选择与来去自如汤组成药物功能类似的药物,以进一步增强该方的功能作用。例如,加用川芎、丹皮、鸡血藤、丹参、水蛭以增加当归、红花、川牛膝的活血祛瘀作用;加用五灵脂、乳香、没药及芍药甘草汤以增加活血止痛作用;加用羌活、僵蚕、蚕沙、木瓜、瓜蒌皮以增加胆南星、苍术的化湿祛痰作用;加用独活、补骨脂、骨碎补以增加杜仲、怀牛膝、续断的补肝肾作用;加用附子、细辛、甘松以增加散寒止痛作用,等等。

另一种药物加味情况是,用与来去自如汤组成药物功能无关的药物,以兼顾治疗兼症或次症。例如,坐骨神经痛者多伴有下肢浮肿,可加用泽泻、车前子、茯苓皮等利水消肿;若为湿热者,可配合运用二妙、三妙、四妙及龙胆泻肝汤类;前列前增生小便不利者,可加用瞿麦、蒲公英等利尿通淋;夜寐欠安者,可加用酸枣仁、夜交藤安神助眠,诸如此类。

◆ 参考文献 ◆

[1] 柳哲.三乌坐痛饮治疗坐骨神经痛80例[J].陕西中医,2008,29(9):1190-1191.

[2] 张朗仪,黄志华,甘瑞发,等.自拟全蝎蜈蚣汤加减治疗腰椎间盘突出症的疗效观察[J].内蒙古中医药,2019,38(6):42-43.

第二节　前列腺方治疗慢性前列腺炎

一、一般情况

前列腺方药物组成:蒲公英30～50g,败酱草20g,丹参30g,丹皮10g,瞿麦10g,川牛膝20g。药物加入约500ml冷水浸泡30分钟,文火煎沸30分钟后取汁,再加入冷水约300ml,文火煎沸后取汁,两汁混合,每次服用150ml,每日2次。

方解:蒲公英清热解毒、消肿散结、利湿通淋,可使湿热之邪从下而泄;丹参活血祛瘀止痛,凉血消痈、除烦安神,祛瘀生新而不伤正;败酱草清热解毒、祛瘀止痛;丹皮凉血活血,助蒲公英、丹参以加强清热解毒、祛瘀之功,使下焦湿热得清,精室瘀热得除;瞿麦、牛膝利尿通淋、活血通经;两药协同通利溺窍;此四药共为佐药。诸药并行共达清热利湿、活血化瘀、利尿通淋之效,使败精得除,精道通利。

功能主治:清热利湿,活血化瘀,利尿通淋。主治湿热蕴结所导致的慢性前列腺炎。

专利:一种治疗慢性前列腺炎的中药复方及其制备方法(专利号:ZL200810040871.0)。

二、前列腺方治疗慢性前列腺炎（湿热蕴结型）的临床观察

1. 目的

观察前列腺方治疗慢性前列腺炎（湿热蕴结型）的临床疗效。

2. 方法

研究纳入 2006 年 8 月～ 2007 年 4 月在上海中医药大学附属曙光医院泌尿科门诊就诊的慢性前列腺炎患者 89 例，符合美国国立卫生研究院（National Institutes of Health，NIH）前列腺炎分类中 II 型或 III 型的诊断标准，且符合《中医病症诊断疗效标准》慢性前列腺炎湿热蕴结型的中医诊断，美国国立卫生研究院慢性前列腺炎症状评分（NIH-CPSI）≥ 4 分。89 例患者随机分为两组，治疗组（47 例）服用前列腺方，对照组（42 例）服用翁沥通，2 周 1 个疗程，共治疗 2 个疗程。每 2 周进行 NIH-CPSI 和中医证候积分评分，NIH-CPSI 评分减少 ≥ 30% 为有效，随访 3 个月观察复发情况。

3. 结果

（1）治疗组年龄为（32.64 ± 6.65）岁，病程为（19.48 ± 21.33）个月，治疗前 NIH-CPSI 评分为（21.32 ± 5.07）分，中医证候积分（12.83 ± 5.07）分；对照组年龄为（32.95 ± 7.68）岁，病程为（17.11 ± 21.16）个月，治疗前 NIH-CPSI 总分为（19.24 ± 6.20）分，中医证候积分（12.14 ± 4.90）分；两组患者年龄、病程、治疗前 NIH-CPSI 总分和中医证候积分均无显著性差异，组间具有可比性。

（2）两组治疗后 NIH-CPSI 评分较治疗前均有显著改善（$P < 0.01$），且治疗组生活质量评分较对照组有显著改善（表 8-1）。

（3）治疗后 2 周，治疗组的总有效率为 82.98%，优于对照组的 59.52%（$P < 0.05$），详见表 8-2。

（4）中医症状疗效比较，治疗组对尿后滴白的改善在治疗后 2 周、4 周的有效率分别为 91.67%（12 例中 11 例有效）和 100.00%（7 例均有效），均优于对照组的 28.57%（7 例中 2 例有效）和 40.00%（5 例中 2 例有效）（$P < 0.05$）；治疗组对小便频急、尿后余沥及尿道灼热等症状的改善均有优于对照组的趋势。

（5）治疗组随访 14 例患者有 3 例复发,对照组随访 11 例患者有 3 例复发,复发率分别为 21.43% 和 27.27%,治疗组复发率低于对照组,但两者无显著差异。

（6）两组患者服药后均无明显不良反应。

表 8-1　两组治疗前后 NIH-CPSI 评分比较（$\bar{x} \pm s$）

组别	疗程	疼痛或不适	排尿症状	生活质量	总评分
治疗组	治疗前	8.96 ± 3.90	5.62 ± 2.66	6.91 ± 2.53	21.32 ± 5.07
	治疗 2 周	4.28 ± 3.23*	2.64 ± 1.95*	3.77 ± 2.34*	10.53 ± 5.45*
	治疗 4 周	2.71 ± 2.33*△	1.42 ± 1.38*△	2.32 ± 1.45*△▲	6.26 ± 3.65*△
对照组	治疗前	7.45 ± 4.07	5.26 ± 2.46	6.52 ± 2.47	19.24 ± 6.20
	治疗 2 周	4.36 ± 3.03*	2.93 ± 1.79*	4.69 ± 2.45*	11.95 ± 5.34*
	治疗 4 周	3.00 ± 1.93△	1.77 ± 0.92△	3.45 ± 1.97△	8.23 ± 3.85△

注:与治疗前比较,*$P < 0.01$;与治疗后 2 周比较,△$P < 0.01$;与对照组比较,▲$P < 0.01$。

表 8-2　两组总有效率比较

组别	疗程	n	痊愈例数	显效例数	有效例数	无效例数	总有效率（%）
治疗组	治疗 2 周	47	3	18	18	8	82.98▲
	治疗 4 周	31	5	20	4	2	93.55
对照组	治疗 2 周	42	1	4	20	17	59.52
	治疗 4 周	22	0	10	10	2	90.91

注:与对照组比较,▲$P < 0.05$。

4. 结论

前列腺方治疗慢性前列腺炎(湿热蕴结型)疗效较好。

◆ 参考文献 ◆

[1] 章诚杰,赵建华,蒋健.前列方治疗慢性前列腺炎(湿热蕴结型)的临床疗效观察 [J].时珍国医国药,2010,21(12):3244-3245.

第三节 三七方治疗失眠

一、一般情况

三七方药物组成:酸枣仁 30g(制),鸡血藤 30g,三七粉 0.5g,小蓟 6g。将鸡血藤和酸枣仁放入约 500ml 冷水浸泡 30 分钟,文火煎成 1 杯水时放入小蓟浸泡 10 分钟,取药汁冲服三七粉。

方解:酸枣仁性平味甘酸,属阴柔之品,入心、肝二经,益肝血,养心阴宁心神;鸡血藤养血活血通络,助君药养血,又能化瘀血助血行;三七化瘀血而不伤新血,俾使心有所养而神安其内;小蓟凉血而不凝滞,使血静神安;四药共奏养血安神,活血凉血之功。

功能主治:养血安神,活血凉血。主治心虚瘀热内扰所导致的失眠。

专利:一种治疗失眠的中药复方及其制备方法(专利号:ZL200810200346.0)。

二、三七方治疗失眠症 36 例临床研究

1. 目的

评价三七方治疗失眠症的临床疗效。

2. 方法

采用开放、随机、对照试验设计,纳入研究的 80 例失眠患者均符合 CCMD-3 的诊断标准,匹兹堡睡眠质量指数(Pittsburgh sleep quality index,PSQI)评分 >

7分。69例患者随机分成两组,治疗组36例,睡前口服中药三七方,对照组33例,睡前口服复方枣仁胶囊,2周1个疗程,共2个疗程。每2周采用PSQI评定临床疗效。

3. 结果

(1)治疗组36例,男性10例,女性26例,年龄(44.92±13.46)岁,病程(5.19±8.69)年;对照组33例,男性5例,女性28例,年龄(46.67±10.58)岁,病程(3.62±4.09)年。治疗前两组患者在性别、年龄、病程、病情轻重情况、入睡时间、睡眠时间、睡眠效率、PSQI总分、PSQI量表各因子积分均无显著性差异($P > 0.05$),具有可比性。

(2)与治疗前比较,两组治疗2周、4周后的PSQI总分均明显降低($P < 0.01$),且治疗组治疗4周后的PSQI总分下降程度明显优于对照组($P < 0.01$),详见表8-3。

(3)与治疗前比较,两组治疗2周、4周后,PSQI因子睡眠质量、入睡时间、睡眠时间、睡眠效率和日间功能的积分均明显降低($P < 0.05$或$P < 0.01$);且治疗4周后,治疗组对睡眠时间和睡眠效率积分的改善程度明显优于对照组($P < 0.05$或$P < 0.01$),详见表8-4。

(4)治疗组与对照组均未出现不良反应。

表8-3　PSQI总分治疗前后比较($\bar{x} \pm s$)

组别	例数	治疗前	治疗2周	治疗4周
治疗组	36	14.03 ± 1.80	9.97 ± 3.92*	7.69 ± 3.64*△
对照组	33	14.21 ± 2.18	11.73 ± 3.3*	10.42 ± 3.37*

注:与治疗前比较,*$P < 0.01$;与对照组比较,△$P < 0.01$。

表 8-4 两组患者治疗前后的 PSQI 量表各因子积分比较（$\bar{x}\pm s$）

组别	疗程(例)	睡眠质量	入睡时间	睡眠时间	睡眠效率	睡眠障碍	日间功能
治疗组	治疗前(36)	2.64 ± 0.49	2.22 ± 1.10	2.61 ± 0.60	2.78 ± 0.60	1.19 ± 0.52	2.47 ± 0.97
	治疗 2 周(36)	1.92 ± 0.69**	1.56 ± 1.11**	1.61 ± 1.02**▲	1.83 ± 1.18**	1.14 ± 0.49	1.92 ± 1.05**
	治疗 4 周(36)	1.58 ± 0.65**△△	1.17 ± 1.11**△△	1.14 ± 1.02**△△▲▲	1.25 ± 1.30**△△▲▲	1.06 ± 0.41	1.17 ± 1.03**△△
对照组	治疗前(33)	2.51 ± 0.51	2.42 ± 0.97	2.73 ± 0.57	2.82 ± 0.64	1.27 ± 0.45	2.39 ± 0.90
	治疗 2 周(33)	2.03 ± 0.64**	2.09 ± 1.13*	2.18 ± 1.04**	2.30 ± 1.10**	1.18 ± 0.39	1.97 ± 0.88**
	治疗 4 周(33)	1.82 ± 0.58**△	1.30 ± 0.92**△△	1.94 ± 1.03**△	2.06 ± 1.14**	1.12 ± 0.33*	1.58 ± 0.83**△△

注：与治疗前比较，* $P < 0.05$，** $P < 0.01$；治疗 2 周与治疗 4 周比较，△ $P < 0.05$，△△ $P < 0.01$；治疗后组间比较，▲ $P < 0.05$，▲▲ $P < 0.01$。

4. 结论

三七方治疗失眠有效，并在提高睡眠效率、延长睡眠时间方面优于复方枣仁胶囊，且无明显毒副作用。

三、三七颗粒治疗失眠心虚瘀热内扰证随机双盲对照临床研究

1. 目的

评价三七颗粒（三七方颗粒剂）对于失眠症心虚瘀热内扰证的临床疗效。

2. 方法

采用随机、双盲、安慰剂对照试验设计，纳入研究的 80 例失眠患者均符合《中国精神障碍分类与诊断标准》（CCMD-3）的失眠诊断标准，且符合自拟心虚瘀热内扰证的辨证标准。80 例患者分成三七颗粒组（41 例）和安慰剂组（39

例),于临睡前30分钟分别以开水冲服1剂三七颗粒或安慰剂,2周为1个疗程,共治疗2个疗程,于治疗前、治疗2周、4周进行PSQI评分及中医证候积分评分,以评价三七颗粒对失眠症心虚瘀热内扰证的临床疗效。

3. 结果

(1)治疗前两组患者在性别、年龄、病程、入睡时间、睡眠时间、睡眠效率、PSQI总分及PSQI各因子积分均无显著性差异($P > 0.05$),具有可比性。

(2)与治疗前比较,两组治疗2周、4周后的PSQI总分均明显降($P < 0.01$),且治疗组治4周后的PSQI总分下降程度明显优于安慰剂组($P < 0.05$),详见表8-5。

(3)与治疗前比较,两组治疗2周、4周后的PSQI各因子睡眠质量、入睡时间、睡眠时间、睡眠效率和日间功能积分均明显降低($P < 0.05$ 或 $P < 0.01$);与治疗前比较,治疗组治疗2周、4周后的睡眠障碍积分降低($P < 0.05$),安慰剂组治疗4周后的睡眠障碍积分降低($P < 0.05$);组间比较,治疗2周后治疗组睡眠障碍和睡眠质量积分的改善优于安慰剂组($P < 0.05$),治疗4周后治疗组睡眠质量、睡眠时间、睡眠效率和睡眠障碍积分的改善均优于安慰剂组($P < 0.05$ 或 $P < 0.01$)(表8-6)。

(4)在改善中医证候总分方面,治疗组明显优于安慰剂组。

(5)两组均未出现不良反应。

表8-5 PSQI总积分治疗前后比较($\bar{x} \pm s$)

组别	例数	治疗前	治疗2周	治疗4周
治疗组	41	13.59 ± 2.80	11.29 ± 3.64**	9.19 ± 4.41** △△▲
对照组	39	14.05 ± 2.95	12.61 ± 4.18**	11.85 ± 4.66** △△

注:与治疗前比较,* $P < 0.05$,** $P < 0.01$;治疗2周与治疗4周比较,△ $P < 0.05$,△△ $P < 0.01$;治疗后组间比较,▲ $P < 0.05$,▲▲ $P < 0.01$。

表 8-6　两组患者治疗前后的 PSQI 量表各因子积分比较（$\bar{x}\pm s$）

组别	疗程	睡眠质量	入睡时间	睡眠时间	睡眠效率	睡眠障碍	日间功能
治疗组 （41 例）	治疗前	2.46 ± 0.50	2.46 ± 0.84	2.44 ± 0.81	2.17 ± 1.18	1.39 ± 0.54	2.66 ± 0.53
	治疗 2 周	2.00 ± 0.67**	2.17 ± 0.92**	1.98 ± 1.06**	1.66 ± 1.33**	1.29 ± 0.46	2.19 ± 0.68**
	治疗 4 周	1.63 ± 0.86**△△	1.83 ± 1.05**△△	1.44 ± 1.12**△△	1.37 ± 1.36**△	1.22 ± 0.42*	1.71 ± 0.98**△△
安慰 剂组 （39 例）	治疗前	2.61 ± 0.54	2.64 ± 0.71	2.46 ± 0.88	2.33 ± 1.13	1.59 ± 0.50	2.41 ± 0.88
	治疗 2 周	2.38 ± 0.85**▲	2.33 ± 0.84**	2.23 ± 1.04*	2.05 ± 1.25*	1.51 ± 0.51▲	2.05 ± 1.05**
	治疗 4 周	2.26 ± 0.91**▲▲	2.26 ± 0.91**	2.05 ± 1.19**△△▲	2.00 ± 1.32**▲	1.44 ± 0.50*▲	1.85 ± 1.09**△△

注：组内与治疗前比较，* $P < 0.05$，** $P < 0.01$；治疗 2 周与治疗 4 周比较，△ $P < 0.05$，△△ $P < 0.01$；治疗后组间比较，▲ $P < 0.05$，▲▲ $P < 0.01$。

4. 结论

三七颗粒对于心虚瘀热内扰型失眠具有一定的治疗作用且服用安全。

四、三七颗粒镇静催眠作用初步研究

1. 目的

评价三七颗粒的镇静催眠作用。

2. 方法

通过小鼠自主活动实验、对阈下剂量戊巴比妥钠致小鼠睡眠和对催眠剂量戊巴比妥钠小鼠睡眠时间实验，观察三七颗粒对小鼠自主活动的影响和与戊巴比妥钠的协同作用。

3. 结果

与空白对照组比较，三七方高剂量组小鼠自主活动次数减少，入睡率增加，睡眠时间延长（$P < 0.05$）；三七方低剂量组小鼠入睡率有增加的趋势，睡眠时间也有延长的趋势。

4. 结论

三七颗粒能减少小鼠的自主活动次数,提高小鼠戊巴比妥钠阈下剂量的入睡率,延长小鼠戊巴比妥钠催眠剂量的睡眠时间,缩短小鼠戊巴比妥钠催眠剂量的入睡时间,三七颗粒具有一定的镇静催眠作用。

五、三七方拆方研究

1. 目的

探讨三七方组方的合理性,分析方中各药味对全方镇静催眠作用的影响。

2. 方法

本研究在中医理论指导下采用撤药拆方法进行拆方研究,将小鼠随机分为空白对照组、全方组 $[0.767g/(kg \cdot d)]$、去酸枣仁组 $[0.517g/(kg \cdot d)]$、去鸡血藤组 $[0.433g/(kg \cdot d)]$、去三七组 $[0.683g/(kg \cdot d)]$ 和去小蓟组 $[0.667g/(kg \cdot d)]$。各组连续灌胃给药 11d,空白对照组予同容积的蒸馏水,第 11 天进行行为学测试(自主活动和与戊巴比妥钠的协同作用)。

3. 结果

与空白对照组比较,全方组和去鸡血藤组均能显著降低小鼠自主活动次数($P < 0.05$);全方组能显著增加小鼠的入睡率($P < 0.05$);去鸡血藤组和去小蓟组有增加小鼠入睡率的趋势;全方组($P < 0.05$)和去三七组($P < 0.01$)均能明显缩短小鼠的入睡时间,去小蓟组有缩短小鼠入睡时间的趋势;全方组、去小蓟组和去三七组均能显著增加小鼠的睡眠时间($P < 0.05$)。

4. 结论

三七方具有确切的镇静催眠作用,组方合理。酸枣仁(制)、鸡血藤、三七和小蓟均影响着全方镇静催眠作用的发挥,是三七方不可或缺的组成部分。

六、三七方镇静催眠作用机制研究

1. 目的

研究三七方镇静催眠作用的机制。

2. 方法

将小鼠随机分为三组,空白对照组、三七方组和复方枣仁胶囊组。各组连续灌胃给药 11 天,空白对照组予同容积的蒸馏水。末次给药后取材,采用高效液相 -EDC 法测定小鼠海马中 NE、多巴胺(dopamine,DA)和 5- 羟色胺的含量,采用逆转录聚合酶链反应(RT-PCR)测定小鼠海马 $GABA_A$ 受体和 TNF-α mRNA 表达的影响。

3. 结果

与空白对照组比较,三七方组小鼠海马中 NE 和 DA 的含量显著降低($P < 0.01$),$GABA_A$-α_1 和 TNF-α mRNA 的表达显著上调($P < 0.01$);复方枣仁胶囊组海马中 NE 和 DA 的含量显著降低($P < 0.01$),$GABA_A$-α_1 的表达显著上调($P < 0.01$),$GABA_A$-α_2 和 TNF-α mRNA 的表达有上调的趋势。

4. 结论

三七方镇静催眠作用与促进 $GABA_A$-α_1 和 TNF-α mRNA 的表达,降低 NE 和 DA 有关;三七方对 $GABA_A$-α_2mRNA 表达无影响,可能可以避免由其介导的认知功能损害。

◆ 参考文献 ◆

[1] 贺敏,曹在焕,蒋健 . 三七方治疗失眠症 36 例临床观察 [J]. 时珍国医国药,2009,20(12):3106-3107.

[2] 王之通,贺敏,蒋健 . 三七颗粒治疗失眠心虚瘀热内扰证随机双盲对照临床研究 [J]. 辽宁中医杂志,2010,37(12):2289-2292.

[3] 贺敏,金若敏,田雪松,等.三七颗粒镇静催眠作用的初步研究 [J]. 辽宁中医杂志,2009,36(8):1418-1419.

[4] 贺敏,金若敏,符胜光,等.三七方的拆方研究 [J]. 中国实验方剂学杂志,2013,19(9):253-255.

[5] 贺敏,王猛猛,过林,等.三七方对小鼠海马单胺类递质的影响 [J]. 辽宁中医杂志,2015,42(9):1796-1797.

[6] 贺敏,金若敏,符胜光,等.三七方对小鼠海马 γ- 氨基丁酸 A 受体 mRNA 表达的影响 [J]. 辽宁中医杂志,2011,38(9):1766-1768.

[7] 贺敏,金若敏,符胜光,等.三七方对小鼠海马 TNF-α mRNA 表达的影响 [J]. 辽宁中医杂志,2011,38(6):1218-1219.

第四节　灵通胶囊治疗头痛与痛经

一、一般情况

灵通胶囊药物组成:延胡索、五灵脂、乳香、没药、吴茱萸各等分。每粒胶囊含 0.5g,相当于生药 2.7g,由上海中医药大学附属曙光医院制剂室制备。疼痛时即时服用 2 颗。

方解:延胡索性温,味辛苦,入肝、脾二经,行血中气滞,气中血滞,"专治一身上下之疼痛";五灵脂性温,味苦甘,入心、肝二经,具有行血止痛之功;乳香性温,没药性平,两药味辛苦,入心、肝、脾二经,皆善利血脉而散瘀血;吴茱萸性热,味辛苦,入心、肝、脾二经,具有助阳散寒,温通血脉之功;五药共奏活血行气散瘀,温经通络止痛之功效。

功能主治:活血行气散瘀,温经通络止痛。瘀血阻滞脉络所致诸痛。

专利:一种治疗痛证的中药复方制剂及其制备方法(专利号:ZL200610014563.X)。

二、灵通胶囊治疗头痛的临床研究

1. 目的

观察灵通胶囊对无先兆性偏头痛和频发性紧张性头痛（frequent episodic tension-type headache，FETTH）的即时止痛疗效。

2. 方法

头痛患者共 95 例随机分配到灵通胶囊组和元胡止痛颗粒组，分别于疼痛时即时服用灵通胶囊 2 粒和元胡止痛颗粒 2 包。将疼痛程度分级采用疼痛视觉模拟评分法（visual analogue scale，VAS）量化，由患者记录服药前和服药后 2 小时内每 30 分钟时的疼痛程度，以服药后 2 小时疼痛减轻程度 ≥ 50% 作为有效。

3. 结果

（1）共纳入无先兆性偏头痛患者 53 例，FETTH 患者 42 例，其中灵通胶囊组无先兆性偏头痛患者 25 例和 FETTH 患者 25 例，元胡止痛颗粒组无先兆性偏头痛患者 28 例和 FETTH 患者 17 例。以上各组之间的年龄、病程及治疗前的疼痛程度均无显著性差异，具有可比性。

（2）无先兆性偏头痛患者，灵通胶囊组 25 例服药 51 例次，元胡止痛颗粒组 28 例服药 53 例次；FETTH 患者，灵通胶囊组 25 例服药 39 例次，元胡止痛颗粒组 17 例服药 27 例次。

（3）服药后 2 小时内，除元胡止痛颗粒组 FETTH 患者在 120 分钟时点外，两组无先兆性偏头痛和紧张型头痛患者各时点的疼痛评分均较 30 分钟前下降（$P < 0.05$）；且灵通胶囊组在服药 30 分钟后各时点的疼痛评分均显著低于元胡止痛颗粒组（$P < 0.001$）。

（4）灵通胶囊组缓解无先兆性偏头痛的有效率（68.6%）明显优于元胡止痛颗粒组（32.1%）（$P < 0.001$）；灵通胶囊组缓解 FETTH 的有效率（76.9%）优于元胡止痛颗粒组（59.3%）（$P < 0.05$）；灵通胶囊组缓解两种头痛的综合有效率（72.2%）明显优于元胡止痛颗粒组（41.3%）（$P < 0.001$）。

(5)灵通胶囊组缓解无先兆性偏头痛严重、中度疼痛的有效率分别为61.1%、78.6%,显著高于元胡止痛颗粒组的 5.0%、48.3%;灵通胶囊组缓解FETTH 中、轻度疼痛的有效率分别为 72.7%、100.0%,高于元胡止痛颗粒组的55.5%、66.7%,但无显著性差别。

(6)灵通胶囊组缓解无先兆性偏头痛(24 例次)的平均起效时间为(43.1 ± 25.2)分钟,显著快于元胡止痛颗粒组(18 例次)的(62.5 ± 27.6)分钟($P < 0.05$);灵通胶囊组缓解 FETTH(22 例次)的平均起效时间为(34.8 ± 15.2)分钟,显著快于元胡止痛颗粒组(13 例次)的(56.5 ± 23.0)分钟($P < 0.01$)。

(7)灵通胶囊组对头痛的伴随症状视力下降、眼花、烦躁、头昏的改善优于元胡止痛颗粒组。

(8)不良反应,灵通胶囊组出现胃部不适 1 例;元胡止痛颗粒组出现恶心 1 例,胃部不适 1 例。

4. 结论

灵通胶囊对两种头痛有明显的即时止痛疗效。

三、灵通胶囊治疗紧张型头痛随机双盲对照临床研究

1. 目的

观察灵通胶囊治疗紧张型头痛(tension-type headache,TTH)的临床疗效。

2. 方法

采用随机、双盲、安慰剂对照试验设计,88 名 TTH 患者随机分为灵通胶囊组和安慰剂组,分别于头痛时即刻服用灵通胶囊 2 粒和安慰剂胶囊 2 粒,28 天为 1 个观察治疗周期。采用疼痛视觉模拟评分法(visual analogue scale,VAS),患者于服药时及服药后 30 分钟、60 分钟、90 分钟、120 分钟进行疼痛评分,疼痛减轻的百分率 =(用药前 VAS 评分 – 用药后 VAS 评分)/用药前 VAS 评分 × 100%,疼痛减轻的百分率 100% 为"完全缓解";≥ 75% 为"基本缓解";≥ 50% 且 < 75% 为"显著缓解";≥ 25% 且 < 50% 为"部分缓解";< 25% 为"未

缓解"。总有效率=(完全缓解+基本缓解+显著缓解)的例次/总例次 × 100%。

3. 结果

(1)灵通胶囊组和安慰剂组各有 42 名患者完成了研究。

(2)灵通胶囊组总有效率(76.92%)明显优于安慰剂组(28.95%)($P < 0.01$);服药 60 分钟后,灵通胶囊组的止痛效果明显优于安慰剂组($P < 0.01$)。

(3)与服药前比较,灵通胶囊组服药 30 分钟后,头痛程度即有明显减轻($P < 0.05$),安慰剂组 120 分钟后头痛程度才有明显减轻($P < 0.05$)。灵通胶囊组服药 60 分钟及以后各观察时点,头痛减轻程度均优于安慰剂组($P < 0.01$),详见图 8-1。

(4)对于轻度头痛患者,与服药前比较,灵通胶囊组服药后各观察时点的疼痛程度均显著减轻($P < 0.05$ 或 $P < 0.01$);安慰剂组服药 60 分钟后各观察时点的疼痛程度均减轻($P < 0.05$ 或 $P < 0.01$);但灵通胶囊组服药 60 分钟后的疼痛减轻程度优于安慰剂组($P < 0.01$)。对于中度头痛患者:与服药前比较,灵通胶囊组服药后各观察时点的疼痛程度均有显著减轻($P < 0.05$ 或 $P < 0.01$);安慰剂组服药 120 分钟后,疼痛程度减轻($P < 0.05$);灵通胶囊组服药 60 分钟后疼痛减轻的程度优于安慰剂组($P < 0.01$),详见图 8-2。

(5)治疗前两组患者的伴随症状出现频度从高到低依次为头昏、焦虑、烦躁、紧张、心情抑郁、健忘、失眠、多梦、胁痛等,两组间差异无统计学意义,具有可比性。治疗后,灵通胶囊组头昏、失眠、多梦、健忘、烦躁的改善程度明显优于安慰剂组($P < 0.01$)。

(6)不良反应:灵通胶囊组出现胃部不适 1 例、恶心 1 例;安慰剂组出现恶心 2 例。

4. 结论

灵通胶囊对紧张型头痛即时止痛效果良好,不良反应少。

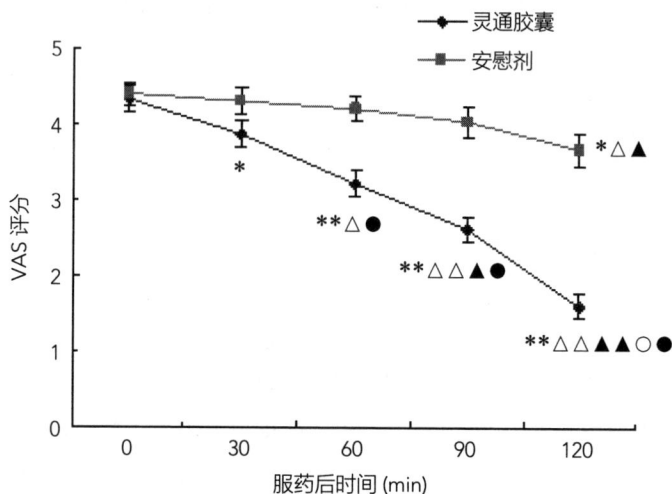

图 8-1　两组患者头痛疼痛程度 VAS 评分动态变化（$\bar{x} \pm$ SEM）

注：与本组 0 分钟比较，* $P < 0.05$，** $P < 0.01$；与本组 30 分钟比较，$\triangle$ $P < 0.05$，$\triangle\triangle$ $P < 0.01$；与本组 60 分钟比较，▲ $P < 0.05$，▲▲ $P < 0.01$；与本组 90 分钟比较，○ $P < 0.01$；与安慰剂组比较，● $P < 0.01$。

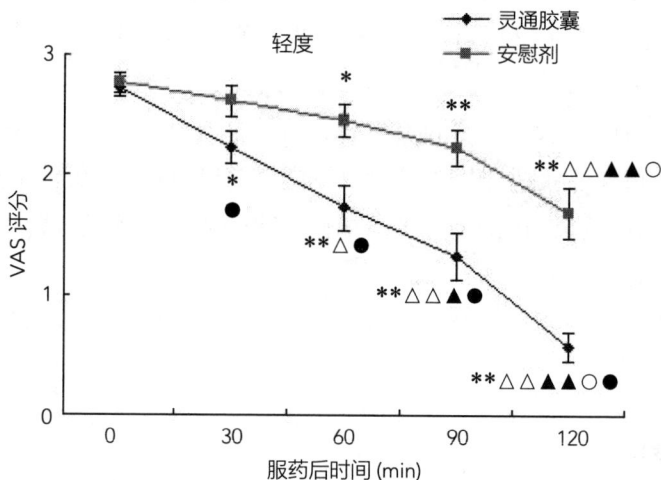

图 8-2　头痛疼痛程度对止痛效果的影响（$\bar{x} \pm$ SEM）

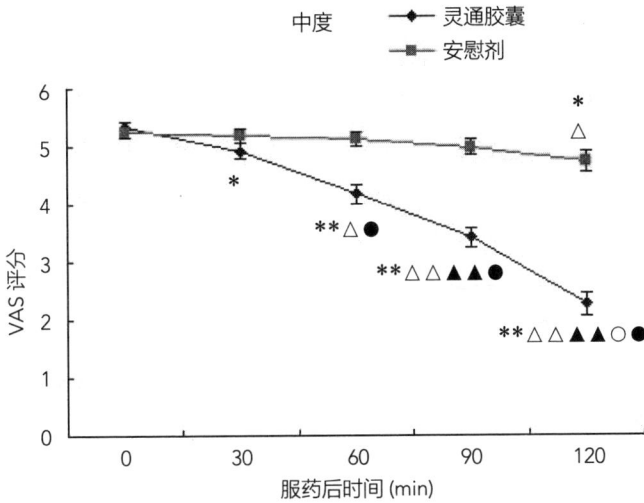

图 8-2（续）

注：与本组 0 分钟比较，* $P < 0.05$，** $P < 0.01$；与本组 30 分钟比较，△ $P < 0.05$，△△ $P < 0.01$；与本组 60 分钟比较，▲ $P < 0.05$，▲▲ $P < 0.01$；与本组 90 分钟比较，○ $P < 0.01$；与安慰剂组比较，● $P < 0.01$。

四、灵通胶囊治疗痛经的疗效观察

1. 目的

观察灵通胶囊治疗痛经的临床疗效。

2. 方法

将 141 例痛经患者随机分为两组，治疗组 64 例（112 例次）口服灵通胶囊治疗，对照组 77 例（135 例次）口服元胡止痛颗粒治疗，均为即时服用。

3. 结果

（1）口服灵通胶囊后 2 小时内，止痛效果随着时间延长而增强；服药 1 小时后，治疗组的止痛效果明显优于对照组（$P < 0.01$），详见表 8-7。

（2）对于中等以上疼痛程度的痛经，治疗组疗效优于对照组（$P < 0.05$）。

(3)治疗组的总有效率(74.1%)优于对照组(44.4%)($P < 0.01$)。

(4)两组痛经主要伴随症状出现频度依次为经血块(65.6%)、痛得热则舒(64.7%)、神疲乏力(63.7%)、腰部酸胀(59.5%)、痛喜按(54.9%)、面色苍白(42.8%)、乳房胀痛(40.9%)、肛坠感(36.7%)、腹泻(36.3%)、出冷汗(35.8%)、头痛(19.5%)。服药后,治疗组对头痛、出冷汗、肛坠感、面色苍白和腰部酸胀改善优于对照组($P < 0.05$)。

表 8-7　治疗前后疼痛评分的动态变化比较（$\bar{x} \pm s$）

组别	n	0 分钟	30 分钟	60 分钟	90 分钟	120 分钟
治疗组	64	5.43 ± 0.21	3.94 ± 0.24*	3.08 ± 0.23*△	2.46 ± 0.22*△▲●	2.02 ± 0.20*△△○□
对照组	77	5.18 ± 0.17	4.18 ± 0.18*	3.57 ± 0.18*△	3.28 ± 0.19*	3.10 ± 0.19*△△○

注:与本组 0 分钟比较,*$P < 0.01$;与本组 30 分钟比较,△$P < 0.01$;与本组 60 分钟比较,▲$P < 0.01$;与本组 90 分钟比较,○$P < 0.01$;与对照组 90 分钟比较,●$P < 0.01$;与对照组 120 分钟比较,□$P < 0.01$。

4. 结论

灵通胶囊具有活血行气、温经通络的功效,治疗痛经的疗效优于元胡止痛颗粒。

五、灵通胶囊治疗原发性痛经随机双盲对照临床研究

1. 目的

观察灵通胶囊治疗原发性痛经的临床疗效。

2. 方法

采用随机、双盲、安慰剂对照试验设计,125 名原发性痛经患者随机分为入灵通胶囊组和安慰剂组,分别于痛经时即刻服用灵通胶囊 2 粒和安慰剂胶囊 2 粒,于患者服药前及服药后 2 小时内每 30 分钟采用疼痛视觉模拟评分法(visual analogue scale, VAS)评价进行疼痛评分,以服药后 2 小时疼痛减轻程度≥50% 作为有效。

3. 结果

(1)灵通胶囊组和安慰剂组各有 59 名患者完成了研究。

(2)灵通胶囊组总有效率(69.49%)明显优于安慰剂组(20.34%)($P < 0.01$)。

(3)与服药前比较,灵通胶囊组服药 30 分钟后,疼痛程度即有明显减轻($P < 0.05$),安慰剂组服药 120 分钟后,疼痛程度才明显减轻($P < 0.05$)。灵通胶囊组服药 60 分钟及以后各观察时点,疼痛程度的缓解均明显优于安慰剂组($P < 0.01$),详见表 8-8。

(4)轻度痛经患者:与服药前比较,安慰剂组、灵通胶囊组服药后各个时点,痛经疼痛程度均有减轻($P < 0.05$ 或 $P < 0.01$),但灵通胶囊组的疼痛减轻程度较安慰剂组更为显著($P < 0.01$);与本组前一服药时间点比较,灵通胶囊组服药后各时间点疼痛程度均减轻($P < 0.05$)。中度痛经者:与服药前比较,灵通胶囊组服药 30 分钟后的疼痛程度显著减轻($P < 0.01$),安慰剂组服药 90 分钟后的疼痛程度减轻($P < 0.05$);与本组前一服药时间点比较,灵通胶囊组服药后各时间点的疼痛程度均减轻($P < 0.05$),且优于安慰剂组($P < 0.01$)。重度痛经者:与服药前比较,灵通胶囊组服药 60 分钟后的疼痛程度显著减轻($P < 0.01$),安慰剂组 120 分钟后的疼痛程度减轻($P < 0.05$);与安慰剂组同期比较,灵通胶囊组服药后60～120分钟的疼痛程度减轻更为显著($P < 0.01$);详见图 8-3。

(5)不良反应:灵通胶囊组出现胃部不适 2 例、月经量增多 1 例,恶心 1 例;安慰剂组出现恶心 2 例。

表 8-8　治疗前后疼痛评分的动态变化比较（$\bar{x} \pm s$）

组别	n	0 分钟	30 分钟	60 分钟	90 分钟	120 分钟
治疗组	59	5.20 ± 1.64	4.64 ± 1.73*	3.91 ± 1.83**△●	3.20 ± 2.01**▲●	2.47 ± 2.04**○●
安慰剂组	59	5.05 ± 1.58	4.98 ± 1.64	4.81 ± 1.66	4.58 ± 1.69	4.27 ± 1.72*

注:与本组 0 分钟比较,*$P < 0.05$,**$P < 0.01$;与本组 30 分钟比较,△$P < 0.05$;与本组 60 分钟比较,▲$P < 0.05$;与本组 90 分钟比较,○$P < 0.05$;与安慰剂组同期比较,●$P < 0.01$。

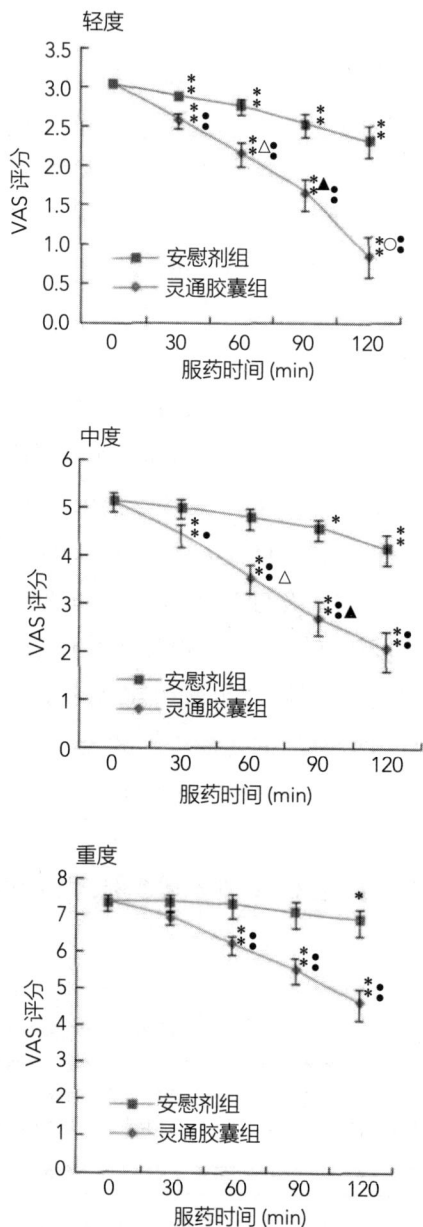

图 8-3　痛经疼痛程度对止痛效果的影响

注：与本组 0 分钟比较，*P < 0.05，**P < 0.01；与本组 30 分钟比较，△ P < 0.05；与本组 60 分钟比较，

▲ P < 0.05；与本组 90 分钟比较，○ P < 0.05；与安慰剂组同期比较，● P < 0.05，●● P < 0.01。

4. 结论

灵通胶囊对原发性痛经有明显的止痛效果。

六、灵通散主要药理作用研究

1. 目的

观察灵通散的抗痛经作用及探讨可能的作用途径。

2. 方法

(1)雌性小鼠随机分为正常对照组、模型对照组、灵通散低剂量组、灵通散中剂量组、灵通散高剂量组和月月舒组,采用抗缩宫素致小鼠痛经模型和抗 $PGF_{2\alpha}$ 致小鼠痛经模型,连续灌胃给药 5 天后,观察记录 30 分钟内小鼠扭体次数和扭体抑制百分率评价灵通散抗模型动物痛经的作用。

(2)雌性小鼠随机分为模型对照组、灵通散低剂量组、灵通散中剂量组、灵通散高剂量组和月月舒组,采用抗热板致小鼠疼痛模型和二甲苯致小鼠耳肿模型,连续灌胃给药 5 天后,测定小鼠痛阈值、耳肿胀度和肿胀抑制百分率评价灵通散镇痛抗炎作用。

(3)小鼠随机分为正常对照组、灵通散低剂量组、灵通散中剂量组、灵通散高剂量组和阿普唑仑组,采用与睡眠阈剂量戊巴比妥钠协同作用实验和与睡眠阈下剂量戊巴比妥钠协同作用实验,连续灌胃给药 7 天后,测定睡眠百分率和睡眠时间评价灵通散经的镇静作用。

(4)雌性大鼠随机分为正常对照组、模型对照组、灵通散低剂量组、灵通散中剂量组、灵通散高剂量组和月月舒组,采用缩宫素所致大鼠痛经模型,连续灌胃给药 7 天后,取材测定血栓的湿重和干重。

3. 结果

(1)与模型对照组比较,灵通散中剂量组缩宫素致痛经小鼠的扭体次数减少($P < 0.05$),灵通散低、高剂量组 $PGF_{2\alpha}$ 致痛经小鼠的扭体次数减少($P < 0.05$ 或 $P < 0.01$)。

(2)与模型对照组比较,灵通散中剂量组给药后 2 小时的痛阈值增加($P < 0.05$);与模型对照组比较,灵通散各剂量组小鼠的耳肿胀程度明显减轻($P < 0.01$)。

(3)与空白对照组比较,灵通散中、高剂量组的睡眠阈剂量戊巴比妥钠小鼠的睡眠时间明显延长($P < 0.05$ 或 $P < 0.01$);灵通散中剂量组睡眠阈下剂量戊巴比妥钠小鼠的睡眠发生率增加($P < 0.05$)。

(4)与模型对照组比较,灵通散中剂量组大鼠血栓湿重和干重均减轻($P < 0.01$)。

4. 结论

(1)灵通散对缩宫素或 $PGF_{2\alpha}$ 诱发的小鼠扭体反应有较好的对抗作用,对小鼠热板法所致物理性疼痛有较好的镇痛效果,对小鼠二甲苯法引起的炎症有抑制作用,与戊巴比妥钠有一定的协同作用,还能降低缩宫素致痛经模型大鼠体外血栓干重和湿重。

(2)灵通散治疗痛经作用显著,可能通过抗炎、镇痛、镇静及活血化瘀抗血栓形成发挥治疗作用。

七、灵通散对催产素致痛经大鼠的作用及机制研究

1. 目的

探讨灵通散治疗原发性痛经的作用机制。

2. 方法

(1)以催产素诱发大鼠离体子宫收缩,然后在浴槽内加入终浓度分别为低、中、高剂量的灵通散,月月舒颗粒剂和蒸馏水,观察子宫平滑肌收缩的幅度、频率、张力和活动力。

(2)雌性大鼠随机分为正常组、模型组、灵通散低剂量组、灵通散中剂量组、灵通散高剂量组和月月舒组,采用催产素致大鼠痛经模型,连续给药 7 天后,取材采用放免法检测大鼠子宫组织中内皮素(endothelin,ET)以及血清 E_2、孕

酮(progesterone,P)含量,硝酸还原法测定 NO 含量。

3. 结果

(1)与蒸馏水组比较,灵通散中、高剂量组的子宫平滑肌收缩幅度、频率、平均张力和收缩活动力均明显下降($P < 0.05$ 或 $P < 0.01$)。

(2)与模型组比较,灵通散低、中剂量组的 NO 含量升高($P < 0.05$),高剂量组的 ET、E_2 含量降低($P < 0.05$)。

4. 结论

灵通散治疗痛经可能与抑制子宫平滑肌痉挛性收缩,调节大鼠子宫组织中 ET、NO 含量和调节性激素水平有关。

◆ 参考文献 ◆

[1] 袁鸣芳,何世民,孙燕,等.灵通胶囊治疗头痛的临床研究 [J].中国疼痛医学杂志,2008,14(2):67-71.

[2] 候海慧,蒋健.灵通胶囊治疗紧张型头痛随机双盲对照临床研究 [J].中国疼痛医学杂志,2014,20(4):274-276.

[3] 袁鸣芳,孙燕,何世民,等.灵通胶囊治疗痛经的临床观察 [J].新中医,2007,39(5):32-33.

[4] 蒋健,李延辉.灵通胶囊治疗原发性痛经随机双盲对照临床研究 [J].中国中西医结合杂志,2014,34(4):439-441.

[5] 徐鸽,金若敏,蒋健,等.灵通散对催产素致痛经大鼠的作用及机制研究 [J].上海中医药大学学报,2008,22(6):39-42.

[6] 蒋健,金若敏,徐鸽,等.灵通散主要药理作用研究 [J].中国实验方剂学杂志,2008,14(9):55-58.

[7] 史万忠,李世芳,刘瑾,等.复方灵通胶囊稳定性试验中吴茱萸碱和吴茱萸次碱的含量变化 [J].中成药,2011,33(8):1356-1360.

[8] 何世民,蒋健.偏头痛与紧张型头痛的中医治疗综述 [J].中医药学刊,2006,24(8):

1469-1471.

[9] 孙燕,蒋健.痛经的中医治疗 [J].医药世界,2006,7(10):1077-1079.

[10] 孙燕,蒋健.疼痛评价体系概述 [J].中华现代中西医杂志,2005,3(5):406-407.

第五节　尿感方治疗尿路感染

一、一般情况

尿感方药物组成:马齿苋 70g,蒲公英 55g(申请专利剂量),放入约 500ml 冷水浸泡 30 分钟,文火煎沸 30 分钟后取汁,再加入冷水约 300ml,文火煎沸后取汁,两汁混合,每次服用 150ml,每日 2 次。

方解:马齿苋味酸、性寒,具有清热解毒、凉血止痢、除湿通淋的作用。蒲公英味甘、微苦,性寒,具有清热解毒、消肿散结,利湿通淋的作用。两药共奏清热解毒,除湿通淋,凉血化瘀之功。

功能主治:清热解毒,除湿通淋,凉血化瘀。主治湿热下注所致急慢性尿路感染(热淋)。

专利:一种治疗慢性尿路感染的中药组合物及其制备方法(专利号:ZL200910201845.6)。

二、尿感方治疗慢性尿路感染(下焦湿热证)的临床疗效观察

1. 目的

观察尿感方治疗慢性尿路感染(下焦湿热证)的临床疗效。

2. 方法

将 83 例患者随机分为尿感方治疗组、三金片对照组和乳酸左氧氟沙星(维

沙欣)对照组;治疗组予尿感方 1 日 1 剂,对照组分别采用三金片(每次 3 片口服,3 次 / 天)和乳酸左氧氟沙星(维沙欣)(每次 2 粒口服,2 次 / 天)治疗,疗程均为 10 天。

3. 结果

尿感方组的总有效率优于三金片对照组($P < 0.01$),与乳酸左氧氟沙星(维沙欣)对照组的差异无统计学意义;尿感方组对尿频尿急的改善优于三金片对照组和乳酸左氧氟沙星(维沙欣)对照组($P < 0.01$),对尿色黄赤的改善优于乳酸左氧氟沙星(维沙欣)对照组;三组的复发率差异无统计学意义;两对照组无明显不良反,尿感方组有 5 例在服药后 3 天内出现大便次数增多,随后自行缓解。

4. 结论

尿感方治疗慢性尿路感染(下焦湿热证)具有较好的临床疗效。

三、药效学研究

(一)尿感方治疗尿路感染的主要药效学研究

1. 目的

探讨尿感方治疗尿路感染的药效。

2. 方法

(1)将小鼠随机分为正常对照组、阳性药对照组(乳酸左氧氟沙星)、模型组、尿感方高剂量组、尿感方低剂量组。各组连续灌胃给药 7 天,空白对照组及模型组予同容积蒸馏水,第 7 天采用小鼠体内抗菌实验评价其体内抗菌作用。

(2)将小鼠随机分为正常对照组、阳性药对照组(吲哚美辛片)、模型组、尿感方高剂量组、尿感方低剂量组。给药方法同前,第 7 天通过对二甲苯致小鼠耳肿实验评价其抗炎作用。

（3）将尿路感染模型大鼠随机分为阳性药对照组（乳酸左氧氟沙星）、模型组、尿感方组，同时设正常对照组，给药方法同小鼠，第 7 天无菌取材观察尿液中的菌落数，并行肾病理组织学检查。

（4）将大鼠随机分为空白对照组、阳性药对照组（呋塞米片）、尿感方高剂量组、尿感方低剂量组，给药方法同小鼠，第 7 天计量大鼠 5 小时尿量并测定尿液中分泌型免疫球蛋白 A（secretory immunoglobulin A，sIgA）的水平。

3. 结果

（1）与模型组比较，尿感方高剂量组、维沙欣组、正常对照组的小鼠存活率明显提高（$P < 0.01$）。

（2）与模型组比较，尿感方高剂量组、尿感方低剂量组、吲哚美辛片组的小鼠耳肿胀程度明显减轻（$P < 0.01$ 或 $P < 0.05$）。

（3）与模型组比较，尿感方组尿菌落计数减少（$P < 0.05$），肾脏病理等级优于模型组（$P < 0.05$）；与模型组比较，乳酸左氧氟沙星组尿菌落计数明显减少（$P < 0.01$）、肾脏病理等级明显优于模型组（$P < 0.01$）。

（4）与正常对照组比较，尿感方高剂量组、呋塞米片组大鼠 5 小时尿量及尿 sIgA 的含量明显增多（$P < 0.01$）。

4. 结论

尿感方可从抗菌抗炎、利尿、增强局部免疫等多方面起效，具有治疗尿路感染的作用。

（二）尿感方体外抗菌活性的初步研究

1. 目的

初步探讨尿感方的体外抗菌活性。

2. 方法

（1）运用二倍稀释法测定尿感方对 12 菌株 [标准菌株：大肠杆菌

ATCC25922、大肠杆菌 ATCC35218、粪肠球菌 ATCC29212、金黄色葡萄球菌 ATCC29213、铜绿假单胞菌 ATCC27853,临床菌株:大肠杆菌(ESBL 阴性)、大肠杆菌(ESBL 阳性)、屎肠球菌、鹑鸡肠球菌、变形杆菌、铜绿假单胞菌、肺炎克雷伯菌] 的最低杀菌浓度(minimum bactericidal concentration,MBC)及杀菌曲线。

(2)大肠杆菌标准菌株(ATCC25922)经尿感方干预 4、24 小时后,与 T24 细胞混合培养 4 小时,培养结束通过测定黏附在 T24 细胞上的细菌个数来评价尿感方对细菌黏附力的影响,通过锥虫蓝染色评价经尿感方作用的大肠杆菌标准菌株 ATCC25922 对 T24 细胞活力的影响。

3. 结果

(1)铜绿假单胞菌临床菌株对尿感方最为敏感,MBC 值为 0.316g/ml,其余各菌株 MBC 值均为 1.265g/ml;尿感方 1.265g/ml 对变形杆菌临床菌株的杀菌速度优于乳酸左氧氟沙星 1.333mg/ml。

(2)大肠杆菌标准菌株 ATCC25922 经尿感方高剂量组分别作用 4、24 小时后,对 T24 细胞的黏附数,与模型组比较明显减少($P < 0.01$);经过锥虫蓝染色检测,各组的活细胞率均为 83.00% 以上,组间无明显差异。

4. 结论

尿感方具有一定的体外抗菌、降低细菌黏附力作用。

(三)尿感颗粒治疗慢性尿路感染的药效学研究

1. 目的

研究尿感颗粒治疗慢性尿路感染的药效作用。

2. 方法

通过体外抗菌实验、二甲苯致小鼠耳肿实验、角叉菜致大鼠足跖肿胀实验及大鼠利尿实验,研究尿感颗粒的药效作用。

3. 结果

尿感方在体外对大肠杆菌标准菌株、金黄色葡萄球菌标准株、临床大肠杆菌（ESBL 阴性）、临床大肠杆菌（ESBL 阳性）、临床粪肠球菌有不同程度的抑制作用；尿感方显著抑制二甲苯所致小鼠的耳肿胀（ESBL 阴性）（$P < 0.05$）和角叉菜所致的大鼠足跖肿胀（$P < 0.05$），并能增加大鼠的排尿量（$P < 0.05$）。

4. 结论

尿感颗粒有一定的抗炎、利尿和体外抗菌作用。

四、尿感颗粒治疗尿路感染的作用机制研究

（一）尿感方对大肠杆菌生物膜形成及与毒力基因 *fim*、*usp*、*hlyA* 表达的影响

1. 目的

研究尿感方对大肠杆菌细菌生物膜、黏附力及毒力基因 *fim*、*usp*、*hlyA* 表达的影响。

2. 方法

（1）通过酶标法、电镜法观察尿感方原液，尿感方含药血清、含药尿液对大肠杆菌细菌生物膜黏附的影响。

（2）通过 RT-PCR 法测定尿感方原液，尿感方含药血清、含药尿液对大肠杆菌毒力基因 *fim*、*usp*、*hlyA* 基因表达的影响。

3. 结果

与空白对照组比较，尿感方原液与尿感方含药尿液能抑制大肠杆菌细菌生物膜的形成与黏附作用（$P < 0.05$）；与空白对照组比较，尿感方原液能抑制大肠杆菌毒力基因 *fim*、*usp* 的表达（$P < 0.05$）；与空白尿液组比较，尿感方含药尿液能抑制大肠杆菌毒力基因 *fim*、*usp*、*hlyA* 表达（$P < 0.05$）。

4. 结论

尿感方原液与含药尿液能抑制大肠杆菌黏附,且能抑制大肠杆菌致病毒力基因的表达,从而降低大肠杆菌的致病力。

(二)尿感方对小鼠抗炎与免疫调节作用及对大鼠黏膜免疫的影响

1. 目的

研究尿感方对小鼠的抗炎与免疫调节作用以及对大鼠的黏膜免疫作用。

2. 方法

酶标法测定尿感方对二甲苯致炎小鼠血清 PGE_2、SOD、丙二醛(malondialdehyde,MAD)、NO 含量的影响;观察尿感方各剂量组对环磷酰胺造模小鼠免疫脏器指数的影响;酶标法测尿感方对大鼠尿液 sIgA 含量的影响;逆转录 PCR 法测定尿感方对大鼠膀胱组织分泌片段(SC)基因表达的影响。

3. 结果

与模型组比较,尿感方能增加致炎小鼠血清 SOD 含量,降低血清 MAD 含量($P < 0.05$),增加免疫低下小鼠的脾脏指数与胸腺指数($P < 0.05$)。与空白组比较,尿感方能增加大鼠尿液中 sIgA 含量($P < 0.05$),增加大鼠膀胱组织中 SC 基因的表达($P < 0.05$)。

4. 结论

尿感方的抗炎作用与调节炎症因子水平有关;尿感方具有一定的免疫调节作用,能增加大鼠尿液中 sIgA 含量和上调膀胱组织中 SC 基因的表达,以增强尿道防御外来致病菌侵袭的能力。

(三)尿感方对尿道致病性大肠杆菌感染膀胱上皮细胞感染早期分泌 IL-6、IL-8 的影响

1. 目的

观察尿感方对尿道致病性大肠杆菌(uropathogenic Escheriehia coli,UPEC)感染人膀胱上皮细胞(bladder epithelial cells,BECs)感染早期分泌 IL-6、IL-8 的影响。

2. 方法

通过 UPEC 感染人膀胱癌细胞 5637(human bladder cancer cell 5637,HTB-9 细胞)模型,采用酶联免疫吸附法,观察尿感方(原药、大鼠含药尿液、健康人含药尿液)对 BECs 感染早期分泌 IL-6、IL-8 的影响。

3. 结果

UPEC 感染 BECs 1 小时后,与模型组比较,尿感方原药组受感染 BECs 分泌的 IL-6($P < 0.01$)、IL-8($P < 0.05$)均明显增多;与模型组和大鼠空白尿液组比较,尿感方大鼠含药尿液组受感染 BECs 分泌的 IL-6($P < 0.01$)、IL-8($P < 0.01$)均明显增多;与模型组和健康人空白尿液组比较,尿感方健康人含药尿液组受感染 BECs 分泌的 IL-6($P < 0.01$)、IL-8($P < 0.01$)均明显增多。

4. 结论

尿感方能促进 UPEC 感染早期的 BECs 分泌 IL-6 和 IL-8。

(四)尿感方对 BECs 天然免疫应答受体 TLR4 表达的影响

1. 目的

观察尿感方对 BECs 天然免疫应答受体 TLR4 表达的影响。

2. 方法

予尿感方原液、尿感方大鼠含药尿液、尿感方健康人含药尿液干预HTB-9 细胞,采用免疫印迹法(Western blot)观察尿感方对未经脂多糖(lipopolysaccharide,LPS)激活状态下 BECs TLR4 蛋白表达的影响。

3. 结果

经预处理 HTB-9 细胞 12 小时后,与未干预组和空白大鼠尿液组比较,尿感方组 TLR4 的蛋白表达显著上调($P < 0.01$);经预处理 HTB-9 细胞 24 小时后,与未干预组和空白健康人尿液组比较,尿感方健康人含药尿液组 TLR4 的蛋白表达显著上调($P < 0.01$);经预处理 HTB-9 细胞 24 小时后,与未干预组比较,尿感方原药组 TLR4 的蛋白表达上调($P < 0.05$)。

4. 结论

尿感方能够上调 BECs 天然免疫应答受体 TLR4 的蛋白表达。

(五)尿感方抗 UPEC 侵袭 BECs 的作用研究

1. 目的

观察尿感方抗 UPEC 侵袭 BECs 的作用,并从 TLR4/cAMP 信号传导通路探讨其作用机制。

2. 方法

(1)通过 UPEC 感染 HTB-9 细胞侵袭模型,测定细菌入侵率,观察尿感方含药尿液保护 BECs 抗 UPEC 侵袭的作用;同时采用 Western blot 法、ELISA 等多种分子生物学技术,观察其对 TLR4、腺苷酸环化酶 3(adenylate cyclase 3,AC3)、cAMP、蛋白激酶 A(protien kinase A,PKA)和 Rac-1 的影响。

(2)通过 UPEC 感染 HTB-9 细胞模型,测定胞吐率观察尿感方含药尿液清除受感染 BECs 胞内 UPEC 的作用;同时采用 Western blot 法、ELISA 等多种分子生物学技术,观察其对 TLR4、AC3、cAMP、PKA、肌球蛋白Ⅶa 和 Rab 蛋白相互作用蛋白（myosin VIIA and Rab interacting protein, MyRIP）、Rab27b 和小窝蛋白 1（caveolin-1）的影响。

3. 结果

（1）与大鼠空白尿液高剂量组比较，尿感方大鼠含药尿液高剂量组的细菌入侵率降低；与模型组比较，大鼠空白尿液组的细菌入侵率无显著性差异。与大鼠空白尿液高剂量组比较，尿感方大鼠含药尿液高剂量组增加了 TLR4、AC3 蛋白的表达及胞内 cAMP 的水平，促进了 PKA 活化，抑制了 Rac-1 的活性。

（2）与大鼠空白尿液高剂量组比较，尿感方大鼠含药尿液高剂量组的细菌胞吐率增加。与大鼠空白尿液高剂量组比较，尿感方大鼠含药尿液高剂量组增加了 TLR4、AC3 蛋白的表达及胞内 cAMP 的水平，促进了 PKA 活化，增加TLR4、AC3、MyRIP、Rab27b 和 caveolin-1 蛋白的表达。

4. 结论

尿感方具有一定的抗 UPEC 侵袭 BECs 和清除受感染膀胱上皮细胞胞内UPEC 的作用，其作用机制与 TLR4/cAMP 信号传导通路有关。

（六）尿感方对膀胱上皮屏障及关键连接蛋白表达的影响

1. 目的

观察尿感方对膀胱上皮屏障完整性和通透性的影响，并从其对关键连接蛋白表达影响的角度，探讨其作用机制。

2. 方法

采用 Transwell 小室建立单层 BECs UPEC 感染模型，通过菌落检出数量化穿过单层细胞的细菌数量和酚红透过率的方法，观察尿感方含药尿液对细胞屏障完整性和通透性的影响，并运用 Western blot 法检测关键连接蛋白（ZO-1、occludin 和 E-cadherin）的表达。

3. 结果

与正常对照组比较,模型组的菌落检出数和酚红透过率明显增加($P < 0.01$),关键连接蛋白(ZO-1、occludin 和 E-cadherin)的表达明显下调($P < 0.01$);与模型组比较,大鼠空白尿液高、低剂量组的菌落检出数、酚红透过率和关键连接蛋白(ZO-1、occludin 和 E-cadherin)的表达均无显著性差异;与大鼠空白尿液高剂量组比较,尿感方大鼠含药尿液高剂量组的菌落检出数和酚红透过率降低($P < 0.05$),ZO-1、occludin 和 E-cadherin 的表达上调($P < 0.05$);与大鼠空白尿液低剂量组比较,尿感方大鼠含药尿液低剂量组的酚红透过率降低($P < 0.05$)、ZO-1 和 E-cadherin 的表达上调($P < 0.05$)。

4. 结论

尿感方对 UPEC 所导致的膀胱上皮屏障损伤有一定的修复作用,其作用机制与影响关键连接蛋白表达有关。

(七)基于 UPEC 毒力因子 FimH 探讨尿感方抗 UTI 的作用机制

1. 目的

观察尿感方对 UPEC 毒力因子 FimH 的作用和对 UPEC 侵袭力的影响,并从 FimH/ 整合素(integrin)α3、β1/FAK 信号传导通路探讨其作用机制。

2. 方法

UPEC 分别经含空白尿液、尿感方含药尿液的培养基和空白培养基(无干预组)预处理后,观察 UPEC 毒力因子 FimH 表达的情况,并通过 UPEC 感染细胞模型,评价其侵袭力所受到的影响,同时运用 RT-PCR 法、Western blot 法和 ELISA 法等测定 integrinα 3、integrin β1、磷酸化黏着斑激酶(phospho-focal adhesion kinase,p-FAK)、p-Src、p-PI3K 和 p-αPAK 的蛋白表达,Rc1 和 Cdc42 的活性,三磷酸肌醇的含量,integrin α3、integrin β1 和细胞骨架蛋白(纽蛋白、踝蛋白、桩蛋白、F- 肌动蛋白和 α- 辅助肌动蛋白)mRNA 的表达。

3. 结果

与无干预组比较,大鼠空白尿液组和健康人空白尿液组 FimH mRNA 的表达和 UPEC 的入侵率无显著性差异,integrin α3、β1 mRNA 和蛋白的表达,p-FAK、p-Src、p-PI3K 和 p-αPAK 的蛋白表达,Rc1 和 Cdc42 的活性,三磷酸肌醇的含量,细胞骨架蛋白 mRNA 的表达均无显著性差异。与大鼠空白尿液组比较,大鼠含药尿液组 FimH mRNA 的表达下调,UPEC 的入侵率降低,integrin α3、β1 mRNA 和蛋白的表达下调,p-FAK、p-Src、p-PI3K 和 p-αPAK 的蛋白表达下调,Rc1 和 Cdc42 的活性降低,三磷酸肌醇的含量降低,细胞骨架蛋白 mRNA 的表达下调($P < 0.05$ 或 $P < 0.01$);与健康人空白尿液组比较,健康人含药尿液组 FimH mRNA 的表达下调,UPEC 的入侵率降低,integrin α3、β1 mRNA 和蛋白的表达下调,p-FAK、p-Src、p-PI3K 和 p-αPAK 的蛋白表达下调,Rc1 和 Cdc42 的活性降低,三磷酸肌醇的含量降低,细胞骨架蛋白 mRNA 的表达下调($P < 0.05$ 或 $P < 0.01$)。

4. 结论

尿感方能影响 UPEC FimH 的表达,减弱 UPEC 的侵袭力,其作用机制与 FimH/integrin α3、β1/FAK 信号传导通路有关。

◆ 参考文献 ◆

[1] 周贤慧,孙怡婕,高建东,等 . 尿感方治疗慢性尿路感染(下焦湿热证)的临床疗效观察 [J]. 时珍国医国药,2010,21(3):688-689.

[2] 孙怡婕,贺敏,金若敏,等 . 尿感方治疗尿路感染的主要药效学研究 [J]. 中国实验方剂学杂志,2011,17(12):144-146.

[3] 高建东,赵晓燕,孙怡婕,等 . 尿感方抗尿道致病性大肠杆菌的试验研究 [J]. 上海中医药大学学报,2011,25(5):83-85.

[4] 孙怡婕,贺敏,张珏,等 . 尿感方体外抗菌活性的初步研究 [J]. 时珍国医国药,2012,23(3):625-626.

[5] 洪婷,缪萍,林云,等 . 尿感方对大肠杆菌生物膜形成及与毒力基因 *fim*、*usp*、*hlyA*

表达的影响 [J]. 辽宁中医杂志,2012,39(11):2319-2323.

[6] 洪婷,缪萍,林云,等.尿感颗粒治疗慢性尿路感染的药效学研究 [J]. 辽宁中医杂志,2012,39(9):1724-1726.

[7] 洪婷,缪萍,崔晨,等.尿感方对小鼠抗炎与免疫调节作用及对大鼠黏膜免疫的影响 [J]. 上海中医药杂志,2013,(47):66-69.

[8] 吴雨,蒋健,贺敏,等.尿感方清除受感染膀胱上皮细胞内尿道致病性大肠杆菌的作用 [J]. 中成药,2017,39(12):2469-2475.

[9] 吴雨,蒋健,贺敏,等.尿感方对尿道致病性大肠杆菌感染膀胱上皮细胞感染早期分泌 IL-6、IL-8 的影响 [J]. 中华中医药杂志,2018,33(2):534-538.

[10] 吴雨,蒋健,张磊阳,等.尿感方对膀胱上皮细胞天然免疫应答受体 TLR4 的影响 [J]. 辽宁中医杂志,2018,45(4):858-860.

[11] 吴雨,蒋健,贺敏,等.尿感方抗尿道致病性大肠杆菌侵袭膀胱上皮细胞的作用研究 [J]. 中草药,2018,49(9):2084-2090.

[12] 朱盼盼,蒋健,陈君灏,等.尿感方对膀胱上皮屏障及关键连接蛋白表达的影响 [J]. 中成药,2022,44(10):3307-3310.

[13] 朱盼盼,蒋健,陈君灏,等.基于毒力因子 FimH 探讨尿感方抗尿道致病性大肠杆菌的作用机制研究 [J]. 中成药,2023,45(1):217-222.